MA SCHULT
TISCH AUTO

CLAASSEN

The freedom in any society is equivalent to the freedom it concedes to art.

Die Freiheit jeder Gesellschaft ist so groß wie die, die sie ihrer Kunst gibt.

In action art, the picture no longer operates on the wall. Instead, it spreads out as an all-embracing collage made up of mis-en-scène and facts between reality and dreams, in our world of everyday events. Actions are experienced pictures.

Between the 14th and the 24th of April 1989 HA Schult took on the theme of the fetish car during one of the most spectacular art actions of our time.

For ten days and nights five hundred thousand visitors came to experience for themselves the incomparable carpet of different art events put up between the cathedral, the museum landscape, the main train station and in the midst of Cologne's roaring traffic.

Ten tableaus, all centering around the theme of the car, had been woven together to form a drama of actions being staged on the waters of the Rhine, over the roofs of Cologne, and in the clouds above the cathedral. Time was accelerated and suspended; movement was frozen, enclosed in walls or turned into marbel. An archeological field of our present had been installed among the findings of Roman times . . .

In der Aktionskunst findet das Bild nicht mehr an der Wand statt, sondern es breitet sich als allumfassende Collage aus Realität und Inszenierung zwischen Wirklichkeit und Traum, in unserer alltäglichen Erlebniswelt aus.

Aktionen sind erlebte Bilder.

Vom 14. bis 24. April 1989 setzte sich HA Schult in einer der spektakulärsten Kunstaktionen unserer Zeit mit dem Fetisch Auto auseinander. In zehn Tagen und Nächten strömten fünfhunderttausend Besucher über einen unvergleichbaren Ereignisteppich der Künste zwischen Kölner Dom, Museumslandschaft, Hauptbahnhof und Verkehrsschluchten.

Zehn Bild-Tableaus zum Thema Auto fügten sich zusammen zu einem Aktions-Drama, das auf den Wellen des Rheins, über den Dächern von Köln und in den Wolken über dem Dom spielte. Zeit wurde beschleunigt und gedehnt. Bewegung wurde eingefroren, eingemauert und zu Marmor. Ein archäologisches Feld der Gegenwart fand sich wieder zwischen Fundstücken aus Römischer Zeit ...

HA SCHULT

FETISCH AUTO

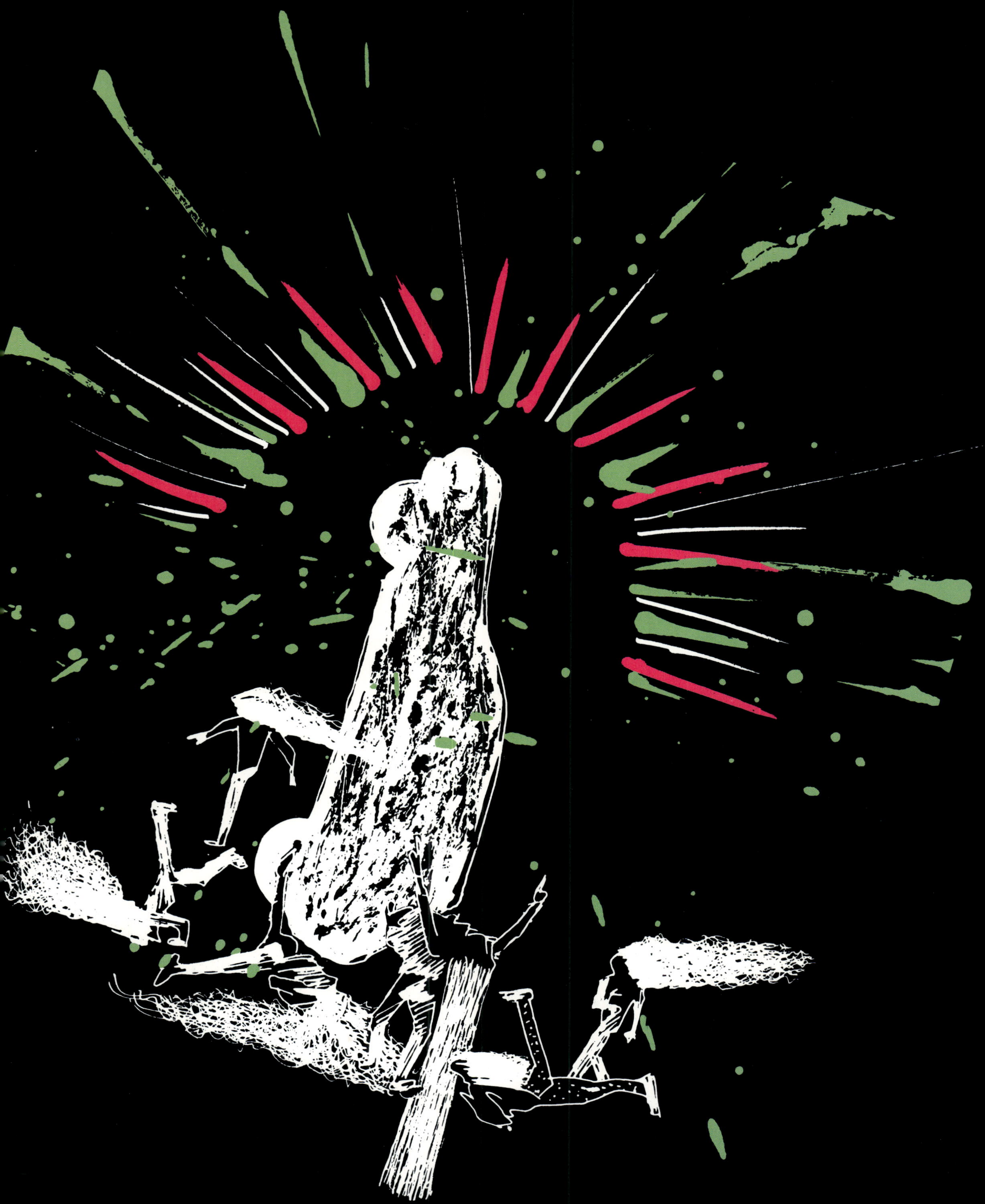

CONTENTS

INHALT

DER

TEXT BY

MACHER

KLAUS HONNEF

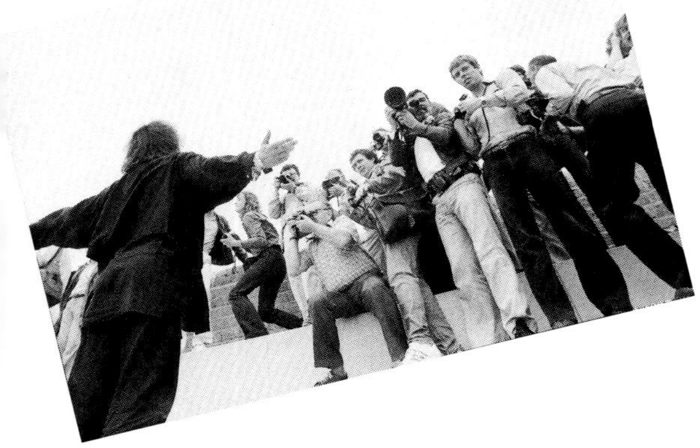

The name HA Schult has become well-known in the contemporary art world. To the disapproval of some. Others owe him unforgettable artistic experiences. He can count on a regular crowd of sworn enthusiasts. Their numbers are steadily increasing. They represent nearly every section of society – not only of the Federal Republic of Germany. From worker to senior citizen, from doctor to industrialist, from clerk to politician.
But his relentless opponents, guardians of an especially noble idea of art, also remain. Supporters of 'pure art'. But HA Schult doesn't mind because he has divided opinions ever since he first appeared in the art world.
And they can be called 'appearances' with complete justification, if one disregards the early attempts at exhibitions when he was still searching for a conclusive artistic concept. His art has a proclaiming character. An art for the public in public by the public. Schult stepped into the spotlight of the public in 1969 with an attack. In a literal sense. The media seized hold of him and has not let go since. At the same time, however, he seized hold of the media and has since played on its keyboard like a virtuoso.
A mutual agreement.

★

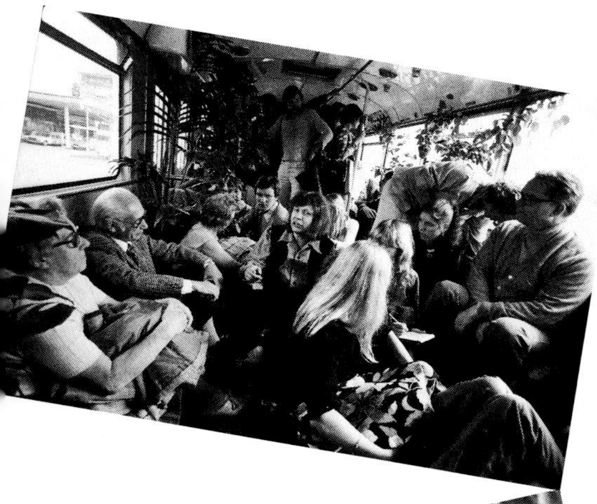

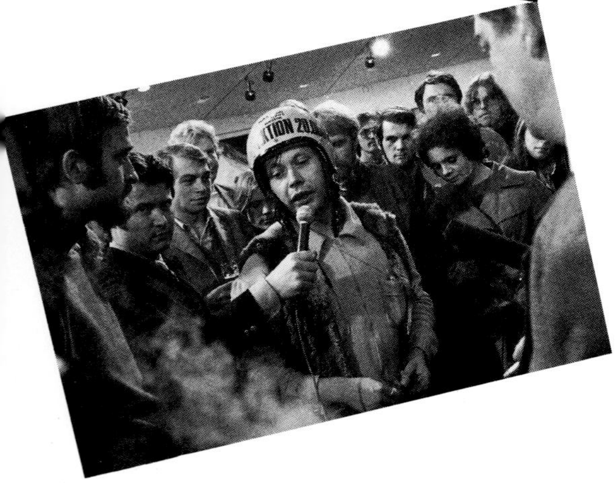

One beautiful Sunday morning, on June 15, 1969, the inhabitants of Munich's Schackstraße discovered it in an extremely changed form. Unidentified people had filled the street with five tons of wastepaper, had plastered it with doormats onto tar, and printed the 'endlessly repeated word' (police report) 'jetzt' (now) in white paint on it. They did not remained unidentified for long; anonymity was not in their interest. They were the artists HA Schult, Ulrich Herzog, and Günter Saree. They were already sufficiently well-known in the alternative art scene in Munich. "The *Situation Schackstraße* will function as a trigger. Its continuation will be found in the behaviour of every passers-by, in the conduct of the authorities," they had proclaimed. The reactions of the inhabitants and the passers-by were quite varied; many understood what the artists intended. The authorities prosecuted. The court proceedings that followed completed the artistic project in the public spotlight. This had been planned from the start.
An artistic act, not a prank. Many had suspected and, without thinking, simply accused the artists of cooking up a spectacle for the media in order to get attention and to sneak into the established art world on the tail of the mass media, but this was not true either. Still the reputation sticks to Schult like pitch, tarred and feathered. It does not disturb him. Schult's artistic intentions and goals immunize him against such prejudices. He is someone who has raised art to a public issue again. In this way he is similar to Joseph Beuys (even if the author might incur the wrath of the self-appointed high priests of a flawless Beuys doctrine with this comment). The work of the two is distinguished by the aesthetic forms and not as much by the artistic ideas, intentions, and strategies.

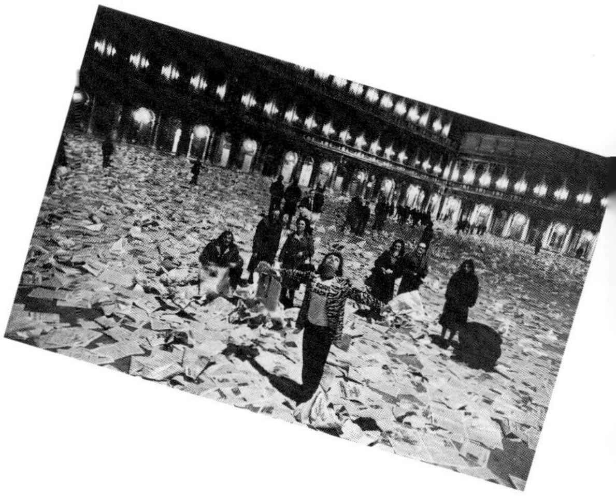

Der Name HA Schult ist zum Begriff geworden im zeitgenössischen Kunstgeschehen. Manchen zum Mißfallen. Andere verdanken ihm unvergeßliche künstlerische Erlebnisse. Er kann auf einen Stamm verschworener Enthusiasten zählen. Deren Kreis hat sich zunehmend erweitert. Sie verkörpern beinahe die gesamte Bevölkerungsstruktur – nicht nur der Bundesrepublik Deutschland. Vom Arbeiter zum Rentner, vom Mediziner zum Unternehmer, vom Beamten zum Politiker.

Aber geblieben sind auch die unerbittlichen Gegner, Gralshüter zumeist einer besonders hehren Vorstellung von Kunst. Anhänger der 'reinen Kunst'. Allerdings ist ihm das ganz recht, denn HA Schult hat die Meinungen immer geteilt, seit er das erste Mal im Kunstgeschehen aufgetreten ist.

Und von Auftritten kann man mit Fug reden. Sieht man von frühen Versuchen im Ausstellungsbetrieb ab, die ihn noch auf der Suche sahen nach einem schlüssigen künstlerischen Konzept. Seine Kunst hat proklamatorischen Charakter. Eine Kunst für die Öffentlichkeit in der Öffentlichkeit durch die Öffentlichkeit. Mit einem förmlichen Anschlag trat Schult anno 1969 ins Scheinwerferlicht derselben. Im buchstäblichen Sinne. Die Medien bemächtigten sich seiner. Und haben ihn nicht mehr losgelassen. Doch zugleich bemächtigte er sich der Medien und spielt seither virtuos auf ihrer Klaviatur. Ein Geschäft auf Gegenseitigkeit.

★

Eines schönen Sonntags morgens, am 15. Juni 1969 war es, fanden die Anrainer der Münchener Schackstraße diese in kraß veränderter Form vor. Unbekannte hatten die Straße mit 5 Tonnen Altpapier angefüllt, mit Fußmatten auf Teer gepflastert und mit dem 'endlos wiederholten Wort' (Polizeiprotokoll) 'jetzt' in weißem Farbaufstrich bedruckt. Die Unbekannten ließen sich rasch ermitteln, Anonymität stand nicht in ihrem Interesse. Es waren die Künstler HA Schult, Ulrich Herzog und Günter Saree. Hinlänglich bereits im alternativen Kunstbetrieb Münchens ausgewiesen. "Die *Situation Schackstraße* ist ein Auslöser. Sie wird ihre Fortsetzung finden im Verhalten eines jeden einzelnen Passanten, im Verhalten der Behörden", hatten sie proklamiert. Die Anrainer und Passanten reagierten durchaus unterschiedlich; viele begriffen, was die Künstler wollten. Die Behörden erstatteten Anzeige. Das folgende Gerichtsverfahren vollendete das künstlerische Projekt im Scheinwerferlicht der Öffentlichkeit. Dieses war von vornherein einkalkuliert gewesen.

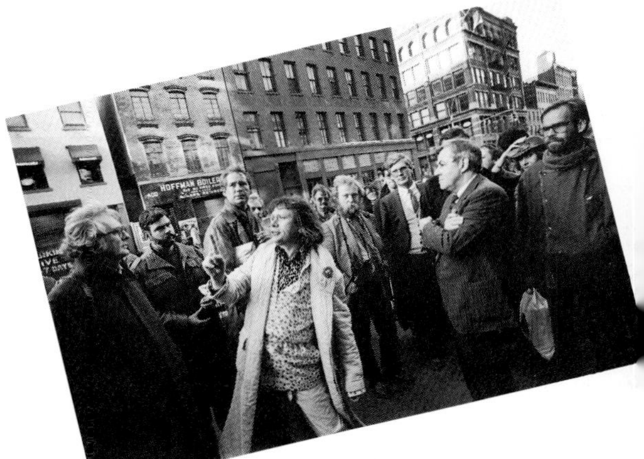

Eine künstlerische Handlung, kein Schabernack. Auch nicht, was viele argwöhnten und den Künstlern ohne nachzudenken einfach unterstellten: daß sie sich ein medienträchtiges Spektakel ausgedacht hätten, um sich Aufmerksamkeit zu verschaffen und gleichsam durch den Rückenwind der Massenmedien in den etablierten Kunstbetrieb einzuschleichen. Der Ruch haftet Schult immer noch an wie Pech: geteert und gefedert. Doch das stört ihn nicht. Gegen derlei Vorurteile immunisieren Schult seine künstlerischen Absichten und Ziele. Er ist einer, der Kunst wieder zur öffentlichen Frage erhoben hat.

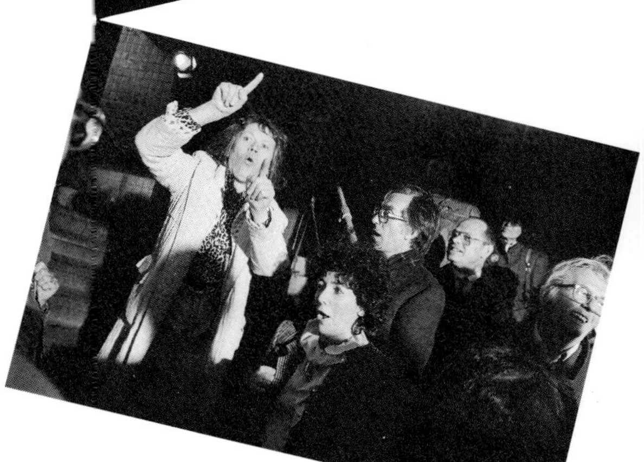

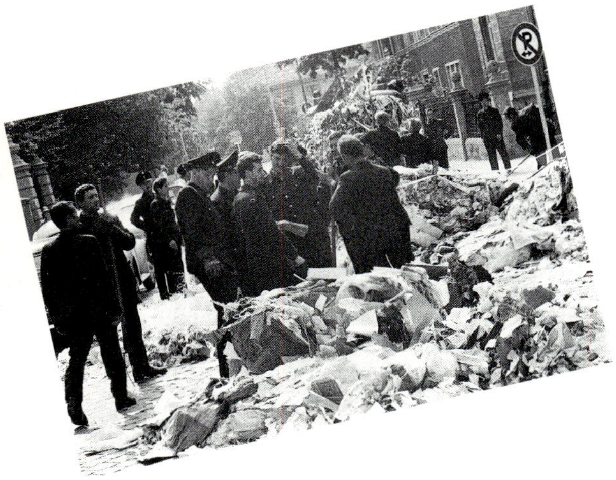

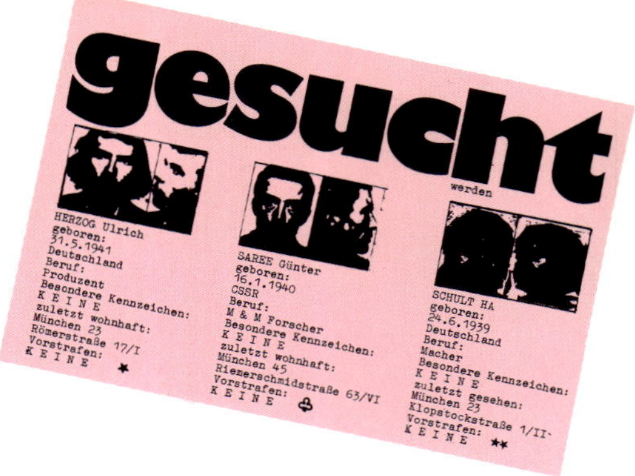

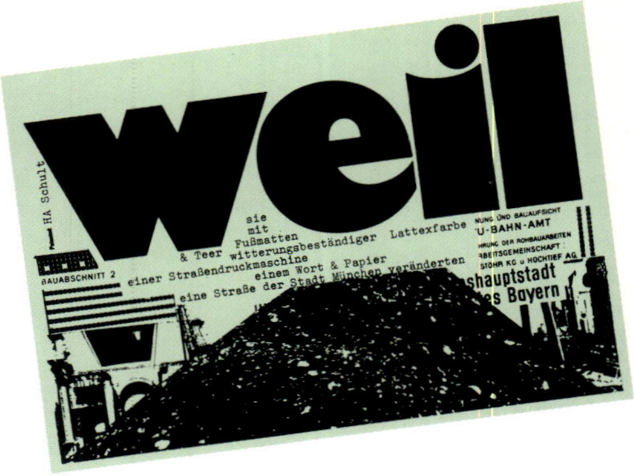

In the circle of those in Munich who thought the purely immanent concept of art out-dated, Schult had already gained artistic prestige through his intelligent and provocative installations. The decisive impetus to upset this concept came from art itself. These impulses were strengthened by the revolts of the youth in the middle of the sixties, which, however, had by that time already passed their peak. The artistic impetus had unexpectedly received political contures and social force. Not only the bourgeois concept of art, with its postulate of the artwork's autonomy, but also the institutions of art as a whole, with all its mechanisms and its societal gears, were suddenly up for discussion. It was therefore no coincidence that an exhibition in 1968, which Schult participated in and helped to initiate, bore the title *"sub art"*. The term comes from the word 'subversion'. The artist arranged *"HA Schult's Materialshow"* that same year in the underground parking lot of the shopping area in Cologne. Certainly no contemplative temple of the muses.

Munich June 15, 1969

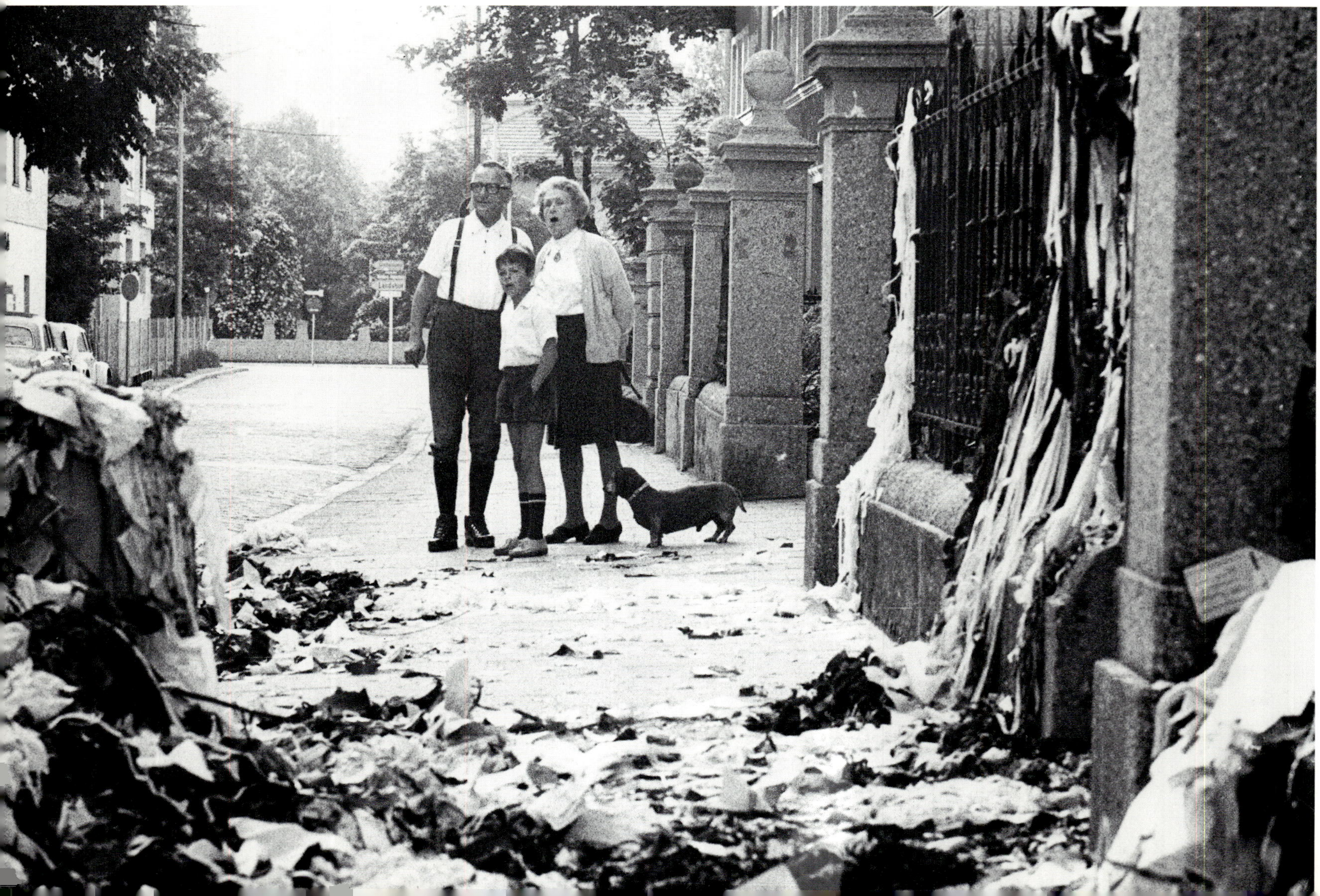

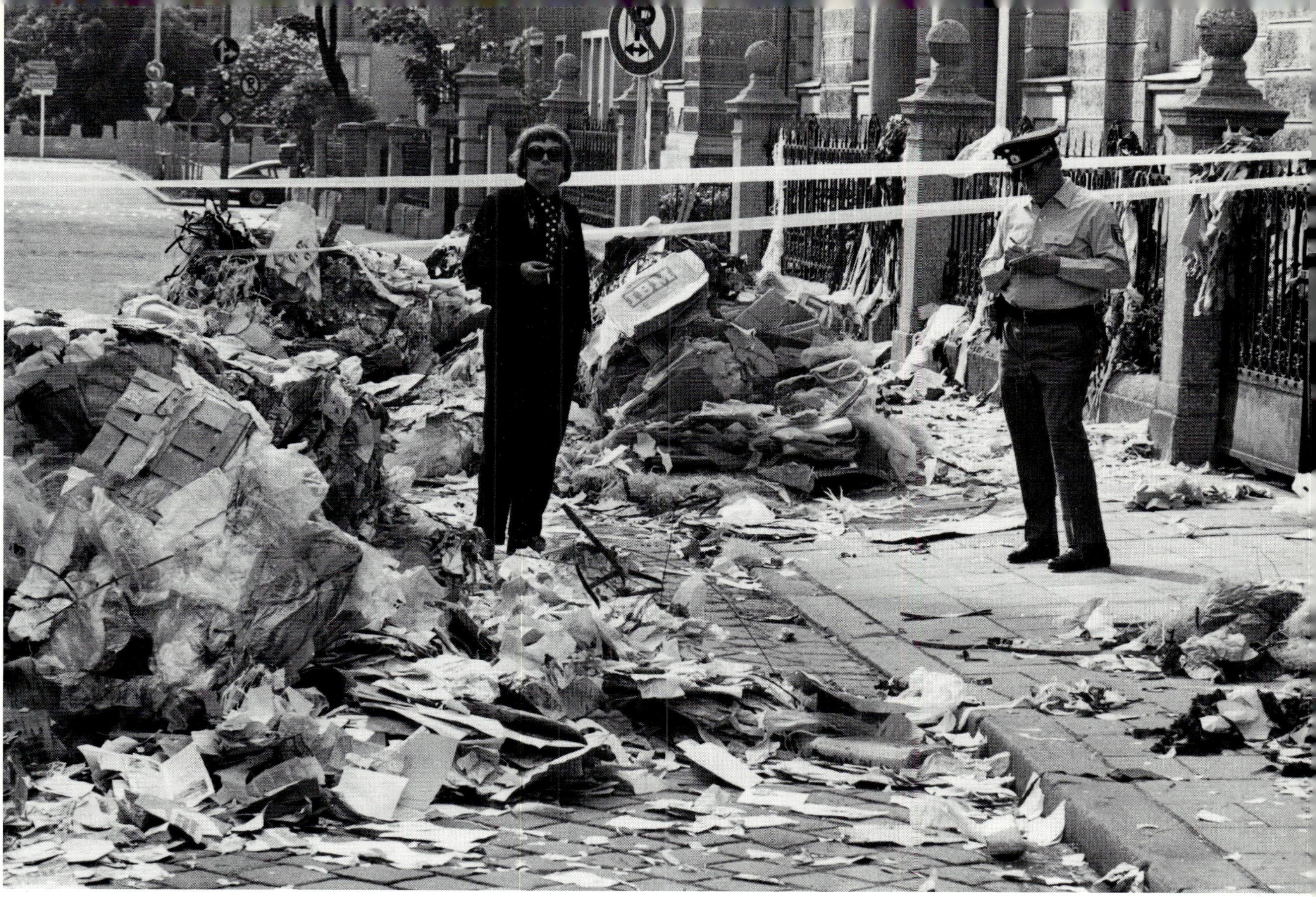

Darin Joseph Beuys gleich (auch wenn sich der Autor mit dieser Bemerkung den Zorn der selbsternannten Hohenpriester einer makellosen Beuys-Lehre zuziehen mag). Es sind die ästhetischen Formen, die beider Werk unterscheiden, nicht so sehr die künstlerischen Vorstellungen, Intentionen und Strategien.

In München hatte sich Schult bereits durch intelligente und zugleich provozierende Installationen im Kreis derjenigen künstlerischen Kredit erworben, die einen auf pure Immanenz fixierten Kunstbegriff für überholt hielten. Aus der Kunst selbst waren die entscheidenden Anstöße gekommen, diesen zu erschüttern. Verstärkt wurden die Impulse durch die Revolte der Jugend Mitte der 60er Jahre, die allerdings ihren Höhepunkt schon überschritten hatte. Unversehens hatten die künstlerischen Anstöße politische Konturen und gesellschaftliche Brisanz erhalten. Nicht allein der bürgerliche Kunstbegriff mit seinem Postulat der Autonomie des Kunstwerks stand auf einmal zur Debatte, sondern die Institution Kunst im ganzen mitsamt ihren Mechanismen und ihrem gesellschaftlichen Getriebe. Kein Zufall also, daß eine Münchener Ausstellung im Jahr 1968, an der Schult sich auch als einer der Initiatoren beteiligte, den Titel *"sub art"* trug. Von dem Wort 'Subversion' leitet sich die Bezeichnung her. Im gleichen Jahr veranstaltete der Künstler *"HA Schult's Material Show"* in der Tiefgarage der Kölner Ladenstadt. Beileibe kein beschaulicher Musentempel.

"Situation Schackstraße"

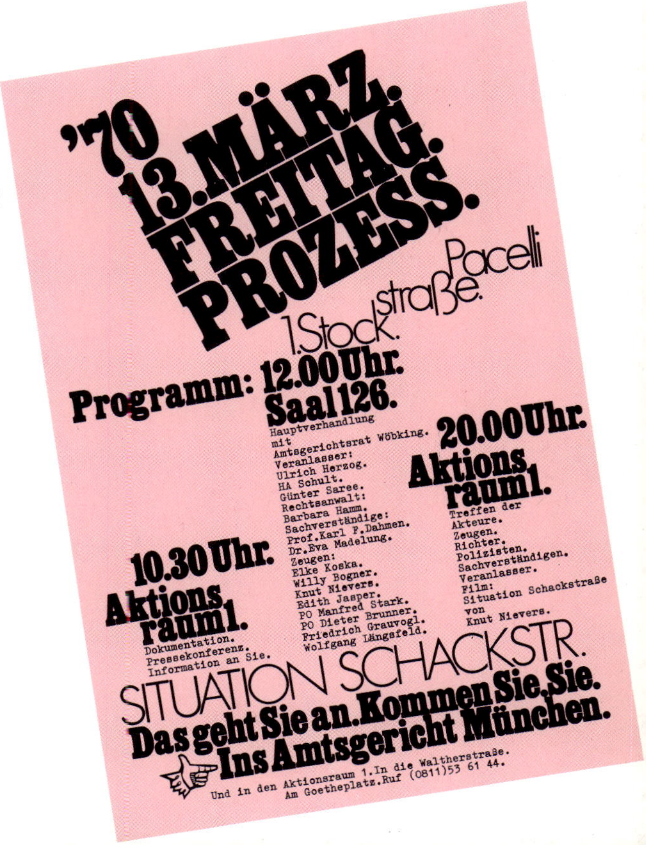

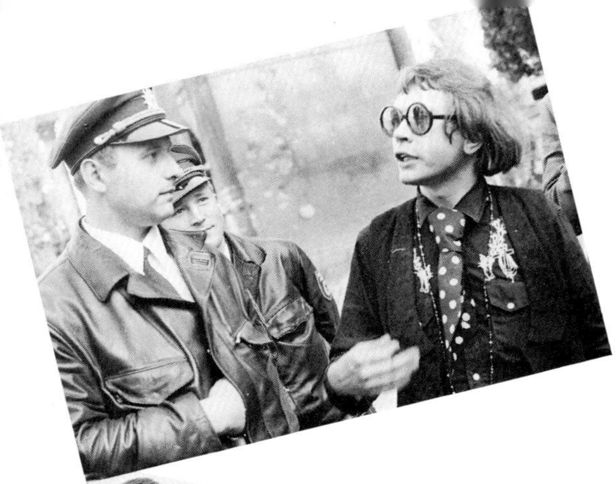

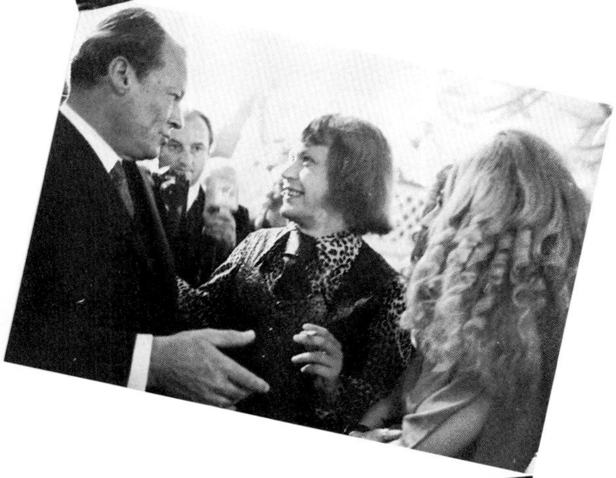

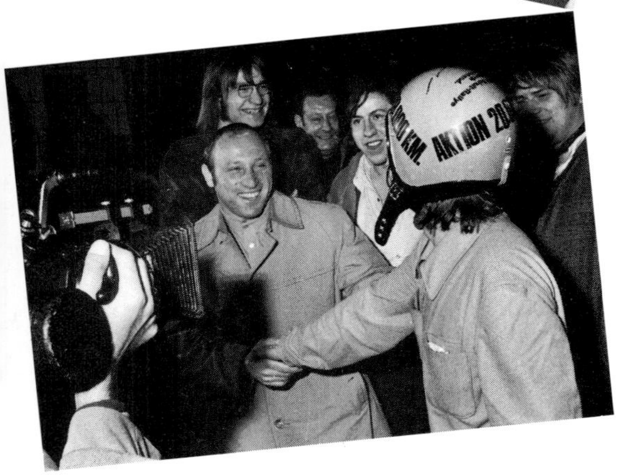

Who is this HA Schult and what is he? We have referred to him as an artist. He was educated as an artist. He completed his studies at the Art Academy in Düsseldorf. He called himself a 'Macher', a term that would soon become standard. Later a particular caste of politicians were branded 'Macher'. If proof of Schult's effect on the public were needed, then this would be perhaps the most convincing point. There can in fact be no doubt that Schult is a veritable artist. He is an artist of a type that reminds one less of the artistic representatives of the 20th century avant-garde than of the great artists of past eras. Artists for whom art is a means to an end and not an end in itself, artists who want to develop definite effects and even cause psychological and physical reactions with their works. To excite passions, to move emotions, to arouse actions. The majority of them were to be found at the Renaissance and baroque courts. They directed splendid processions and celebrations for their lords, sometimes designed war machines or distinguished themselves by building fortifications, and did not shy away from political dealings. All artists of high standing who have made art history.

"Only with the cessation of assistance does the artist become an outsider of society, a special being. The lofty honors that were granted him at court still cling to him as attributes but without being substantially supported or legitimized. The avant-garde of the modern era did not simply accept the new role in which the artists remained after their release from the protection of the court into the world of bartering. They also changed it productively and used their position as outsiders as a platform for critical introspection. In historical perspective. . .art can not forgive bourgeois society that it had to come to its higher destiny at court."

Martin Warnke, whose introduction to his book 'Court Artists' is quoted here, gave the book the symptomatic subtitle 'On the prehistory of the modern artist.'

★

HA Schult is, of course, a modern artist. Nothing could be further from his mind than to cultivate past ways of life in nostalgic transfiguration. No artist uses the possibilities of modern technology to such an extensive and congenial degree. He accordingly proclaims his art to be 'action art', an art of constant changes, whose tools are not paintbrush and drawing pencil but the products of advanced technology. Automobiles, mass media, and the electronic possibilities of telecommunications. They undoubtedly have a fascination for him. Still Schult is no technology freak. The products of modern technology are both instruments and subjects of his art. Despite his fascination, he also sees their dark sides. He sees how high the price is that he has to pay for their use. And with his artistic ventures, he directs attention towards the visible consequences of technical civilization, sharpens awareness of the latent, hidden conflicts, which only become visible after decades when the damage can hardly be repared. If at all. The visible results are manifested in trash, in the enormous

Wer ist dieser HA Schult und was ist er? Als Künstler haben wir ihn apostrophiert. Als Künstler ist er ausgebildet worden. An der Kunstakademie in Düsseldorf absolvierte er ein Studium. Er selbst hat sich einen 'Macher' genannt, eine Bezeichnung, die alsbald zum geflügelten Wort wurde. Später wurde eine bestimmte Kaste von Politikern dadurch abgestempelt. Wenn es eines Beweises für seine Wirkung in der Öffentlichkeit bedarf, dann ist dies vielleicht der schlagendste. Tatsächlich leidet es keinen Zweifel, daß Schult ein veritabler Künstler ist. Ein Künstler von Geblüt, in dem sich jedoch ein Künstlertypus zu erkennen gibt, der weniger an die künstlerischen Repräsentanten der Avantgarde im 20. Jahrhundert denken läßt, vielmehr die großen Künstlergestalten vergangener Epochen in Erinnerung ruft. Künstler, denen die Kunst auch ein Mittel zum Zweck war, nicht Selbstzweck, Künstler, die mit ihren Werken ganz konkrete Wirkungen entfalten, ja, die Reaktionen in psychischer und physischer Hinsicht erzeugen wollten. Leidenschaften erregen, Gemüter bewegen, Handlungen entfachen. Sie waren in der Mehrzahl an den Höfen der Renaissance und des Barock tätig. Sie inszenierten im Auftrage ihrer Herrschaften prächtige Umzüge und Feste, entwarfen gelegentlich auch Kriegsmaschinen oder zeichneten sich als Erbauer von Befestigungen aus und scheuten auch die politischen Händel nicht. Alles Künstler von Rang, die Kunstgeschichte geschrieben haben. "Erst mit dem Wegfall der Hilfe wird der Künstler zu einem Außenseiter der Gesellschaft, zu einem Sonderwesen, dem die höheren Weihen, die ihm einst am Hofe zuteil geworden waren, noch attributiv anhaften, ohne jedoch substantiell gestützt und legitimiert zu sein. Die Avantgarden der Moderne hatten die neue Rolle, welche den Künstlern nach ihrer Aussetzung aus dem Hofschutz in die Welt des Tauschverkehrs verblieben war, nicht nur akzeptiert, sondern produktiv gewendet und die Außenstellung als Plattform kritischer Introspektion genutzt. Aus der historischen Perspektive . . . kann die Kunst der bürgerlichen Gesellschaft gleichsam nicht verzeihen, daß sie einmal am Hofe zu ihrer höheren Bestimmung kommen mußte." Martin Warnke, aus dessen Einleitung zu seinem Buch 'Hofkünstler' wir hier zitieren, hat das Buch mit dem symptomatischen Untertitel 'Zur Vorgeschichte des modernen Künstlers' versehen.

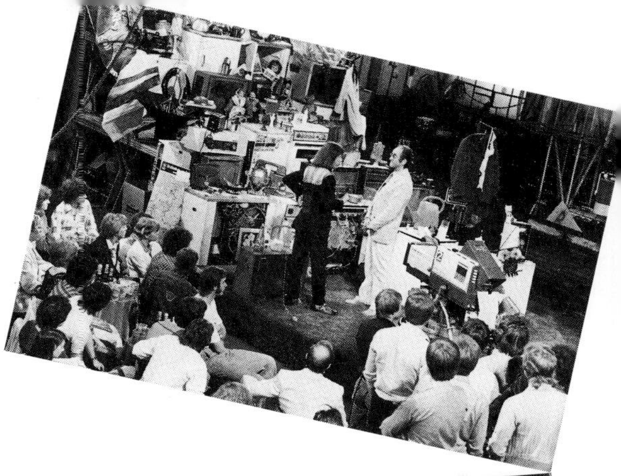

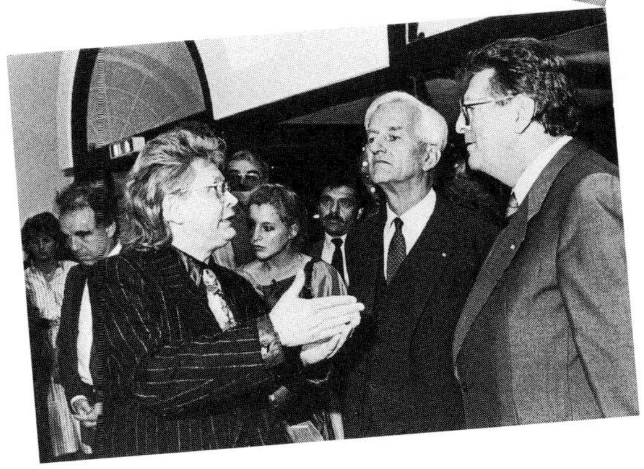

★

Selbstverständlich ist HA Schult ein moderner Künstler. Nichts liegt ihm ferner, als vergangene Lebensformen in nostalgischer Verklärung zu kultivieren. Kein Künstler landauf, landab nutzt die Möglichkeiten moderner Technik in solch extensivem und kongenialem Maße wie er. Dementsprechend flaggt er seine Kunst auch als 'Aktionskunst' aus. Als Kunst beständiger Veränderungen, deren Werkzeuge nicht Pinsel und Zeichenstift sind, sondern die Produkte der avanciertesten Technik. Automobile, Massenmedien sowie die elektronischen Möglichkeiten der Telekommunikation. Sie üben

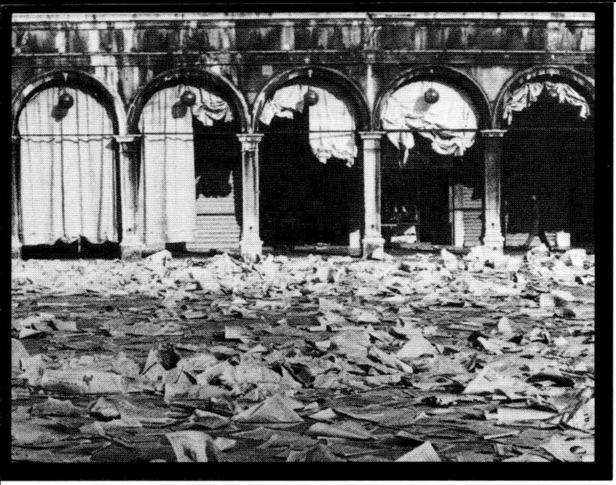

waste disposal sites that circle the big cities and little towns of the world. Trash is also subject and instrument of Schult's artistic endeavours: Trash, which civilized people produce, indeed positively excrete, the flood of used, rotted, empty, thrown out things from wrecked cars to yesterday's newspaper with news that are already overtaken by today's news that will in turn soon be yesterday's news. Bulging with events and pseudo-events which usually only their originator needs to know. Trash to clog people's minds. Schult carted this trash one Sunday morning to the doors of the inhabitants of Munich's Schackstraße.

Trash is an artistic material for him, as paint is for a painter. He once let an airplane, a black Cessna, go down on the sprawling trash fields near Mahattan's proud towers – *"Crash!"* (1977). It was carried out in coordination with 'documenta 6' and sent via satellite to the screens in the Hercules over Kassel. The ruined earth suddenly became his canvas and the airplane became his paintbrush, drenched in color. It dived into the earth to wed it. In HA Schult's art the wedding was performed by the bulldozers. They moved in as soon as the Cessna had crashed and leveled it into the trash field. The mystical act of painting in the version of the age of technology.

Piazza S. Marco   March 10, 1976

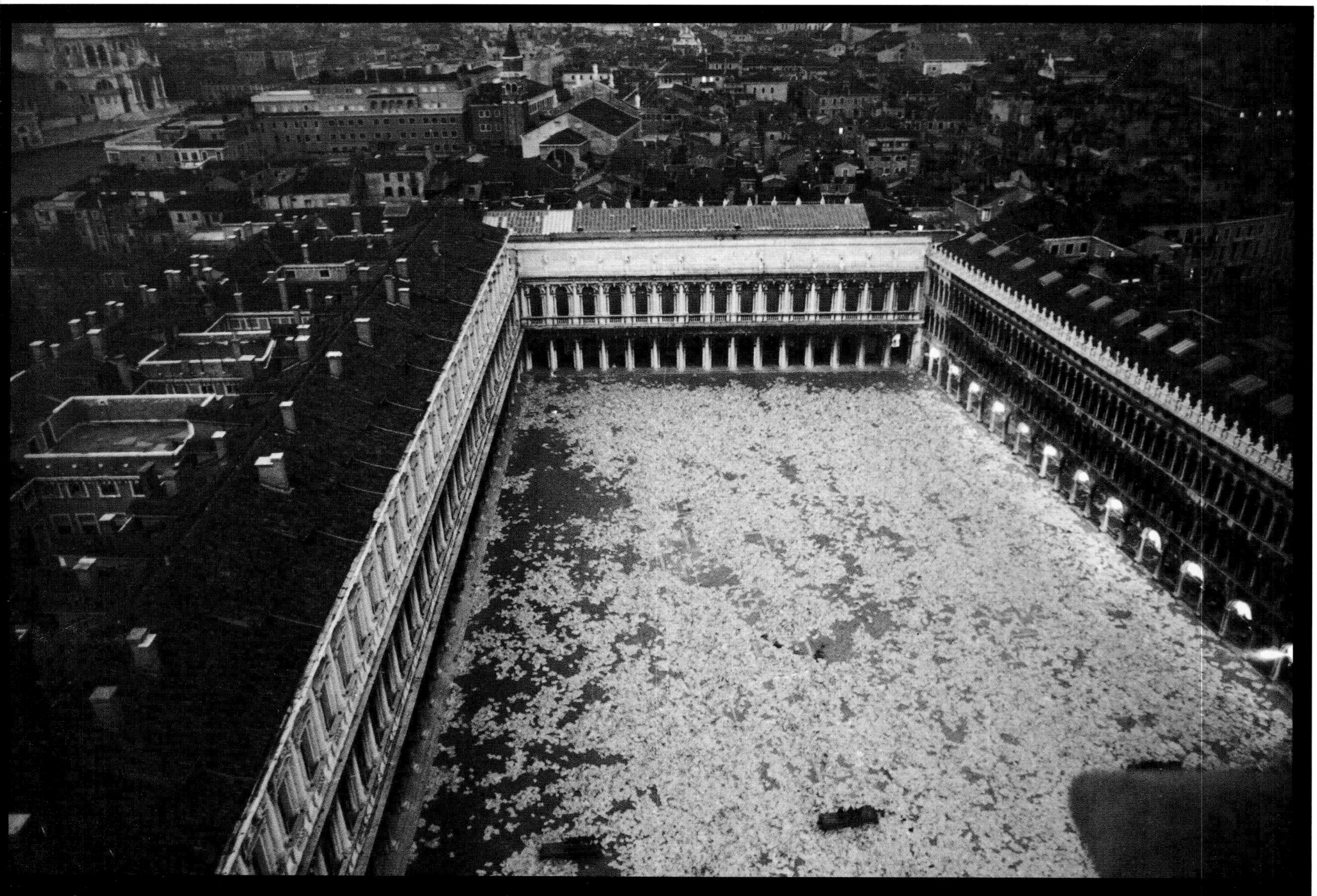

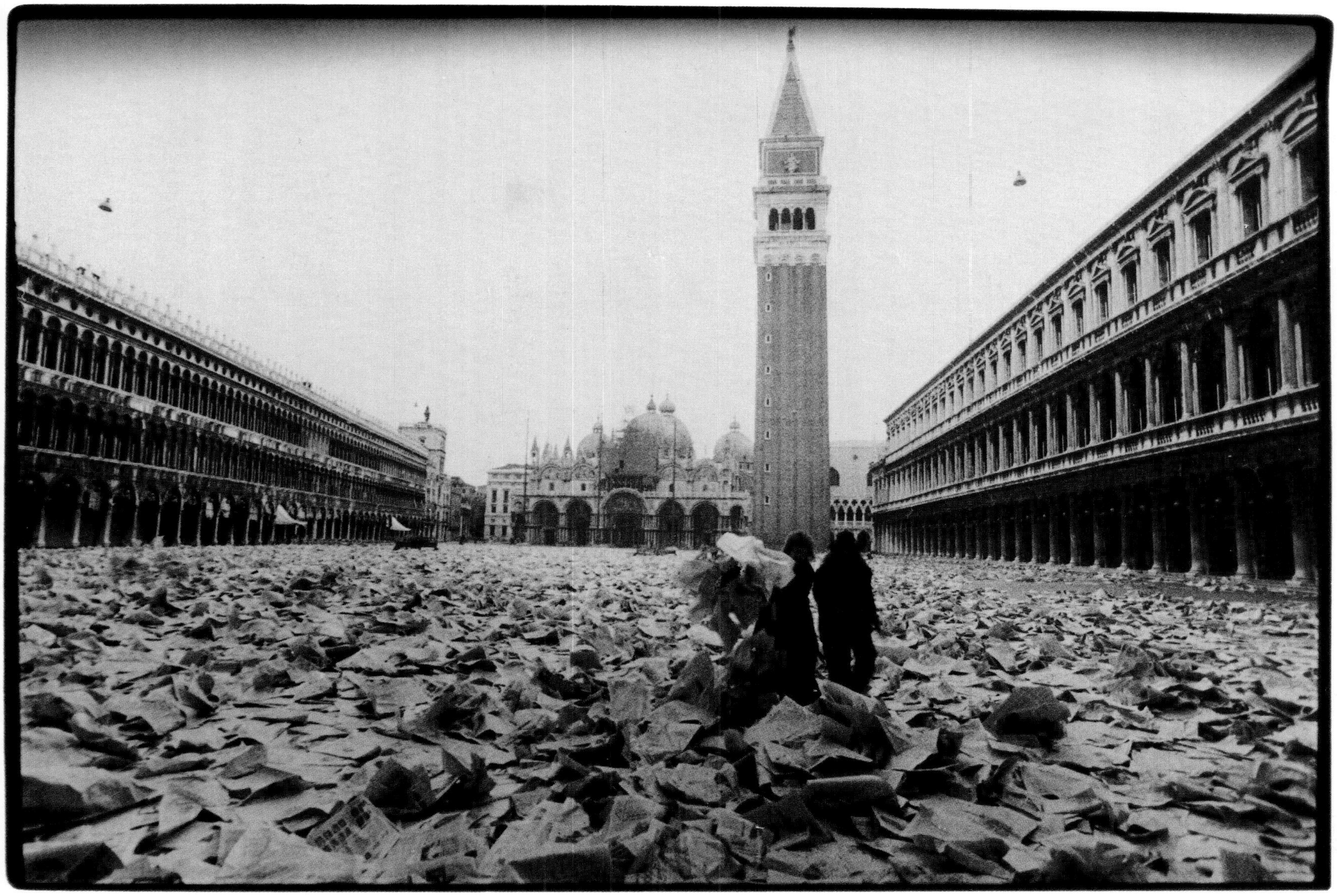

fraglos eine Faszination auf ihn aus. Dennoch ist Schult kein Technik-Freak. Die Erzeugnisse der modernen Hoch-Technologie sind Instrument und Gegenstand seiner Kunst in einem. Unbeschadet seiner Faszination sieht er auch ihre Schattenseiten. Sieht, wie hoch der Preis ist, den es für ihre Nutzung zu entrichten gilt. Und er lenkt mit seinen künstlerischen Unternehmungen das Augenmerk auf die sichtbaren Konsequenzen der technischen Zivilisation, schärft das Bewußtsein für die latenten, die verborgenen Konflikte, die sichtbar werden erst nach Jahrzehnten, wenn man das Unheil kaum noch reparieren kann. Im Müll manifestieren sich die sichtbaren Folgen, in den riesigen Mülldeponien rings um die Groß- und Kleinstädte der Welt. Auch der Müll ist Gegenstand und Instrument seiner künstlerischen Bestrebungen. Der Müll, den die Zivilisationsmenschen Tag für Tag absondern, den sie förmlich ausscheiden, die Flut der abgebrauchten, verrotteten, entleerten, weggeschmissenen Dinge, vom zerbeulten Autowrack bis zur gestrigen Tageszeitung mit Nachrichten, die längst durch neue Nachrichten in den Tageszeitungen von heute überholt sind, die ihrerseits schon bald wieder gestrig sind. Prall gefüllt mit Ereignissen und Pseudoereignissen, von denen Kenntnis zu besitzen sich zumeist nur für ihre Urheber lohnt. Müll für die Köpfe der Menschen, der den Geist verstopft. Schult hat diesen Müll eines Sonntags morgens den Anrainern in der Münchener

"Venezia vive"

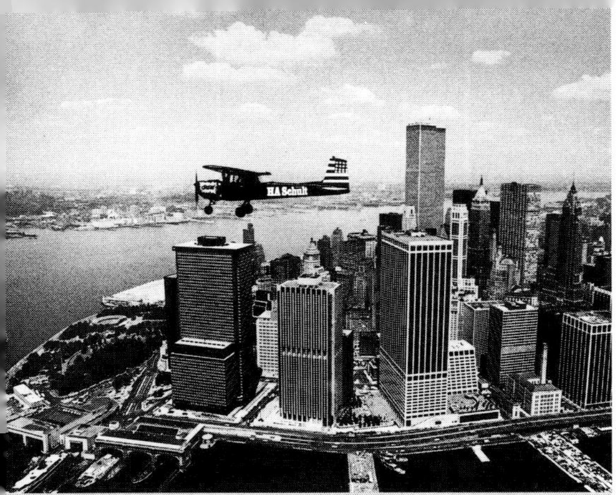

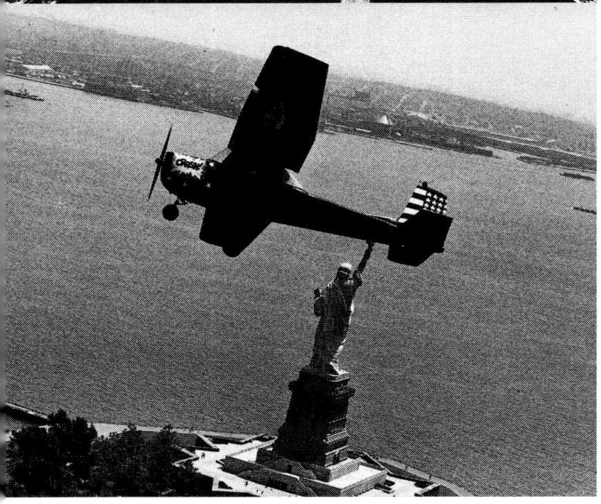
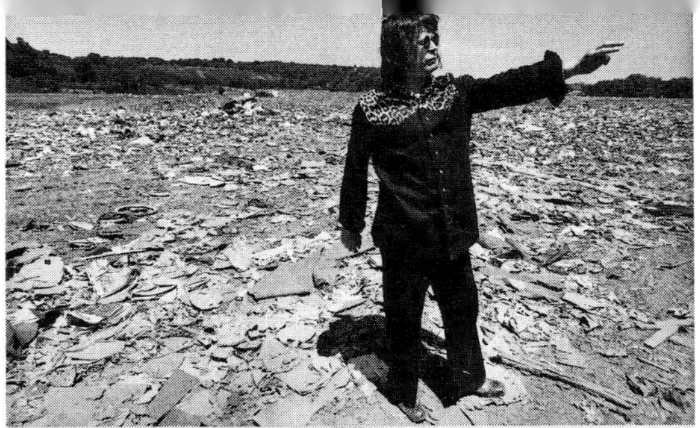
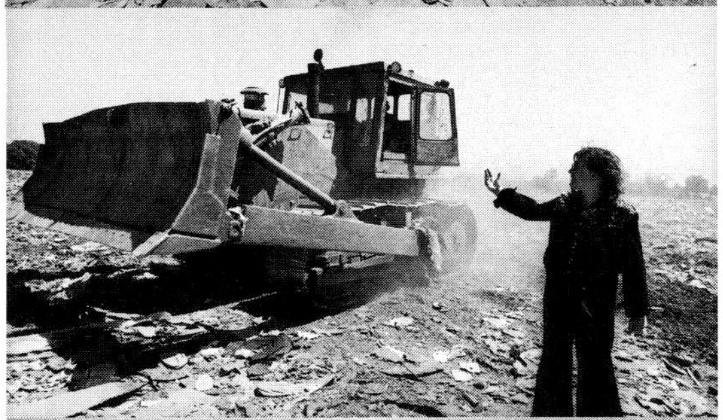
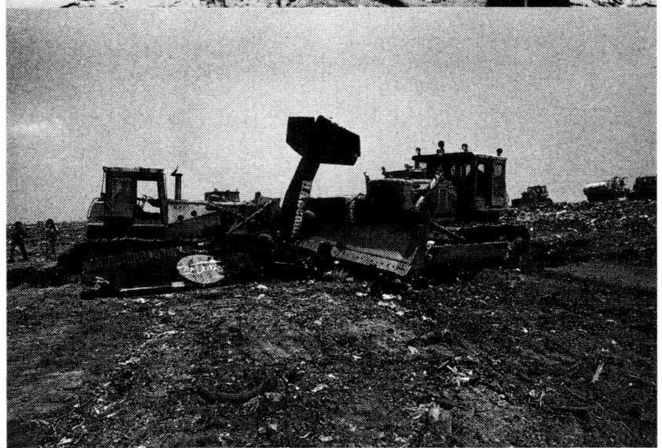
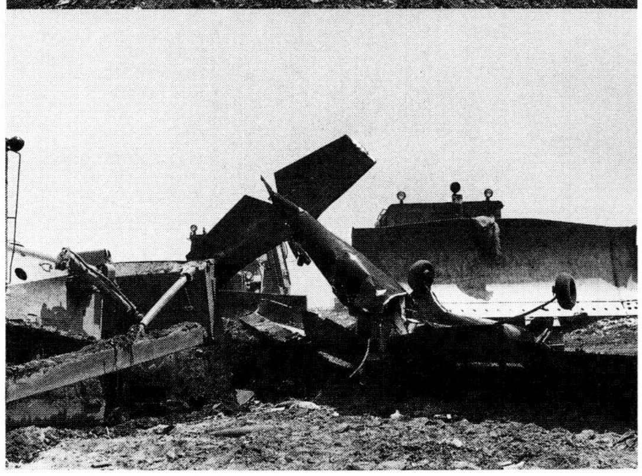
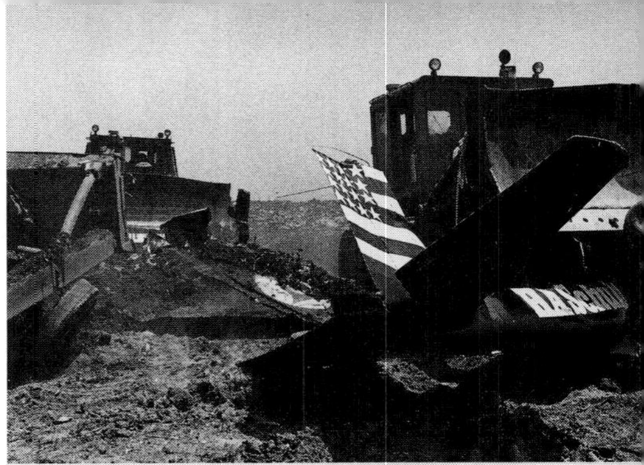
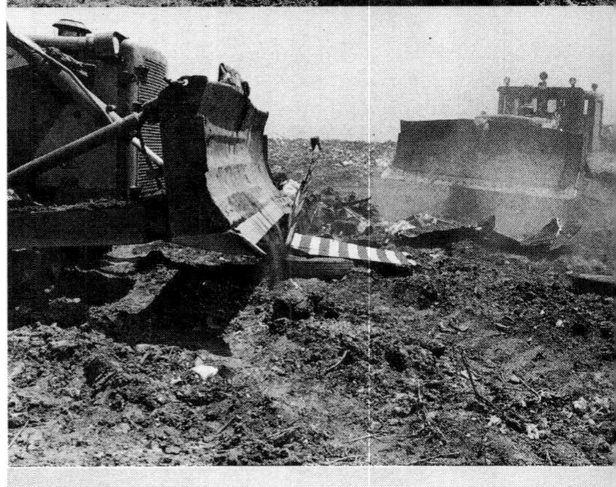
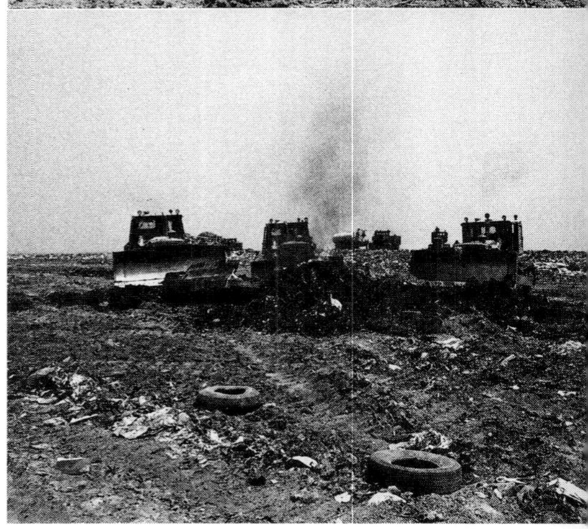

New York June 23, 1977

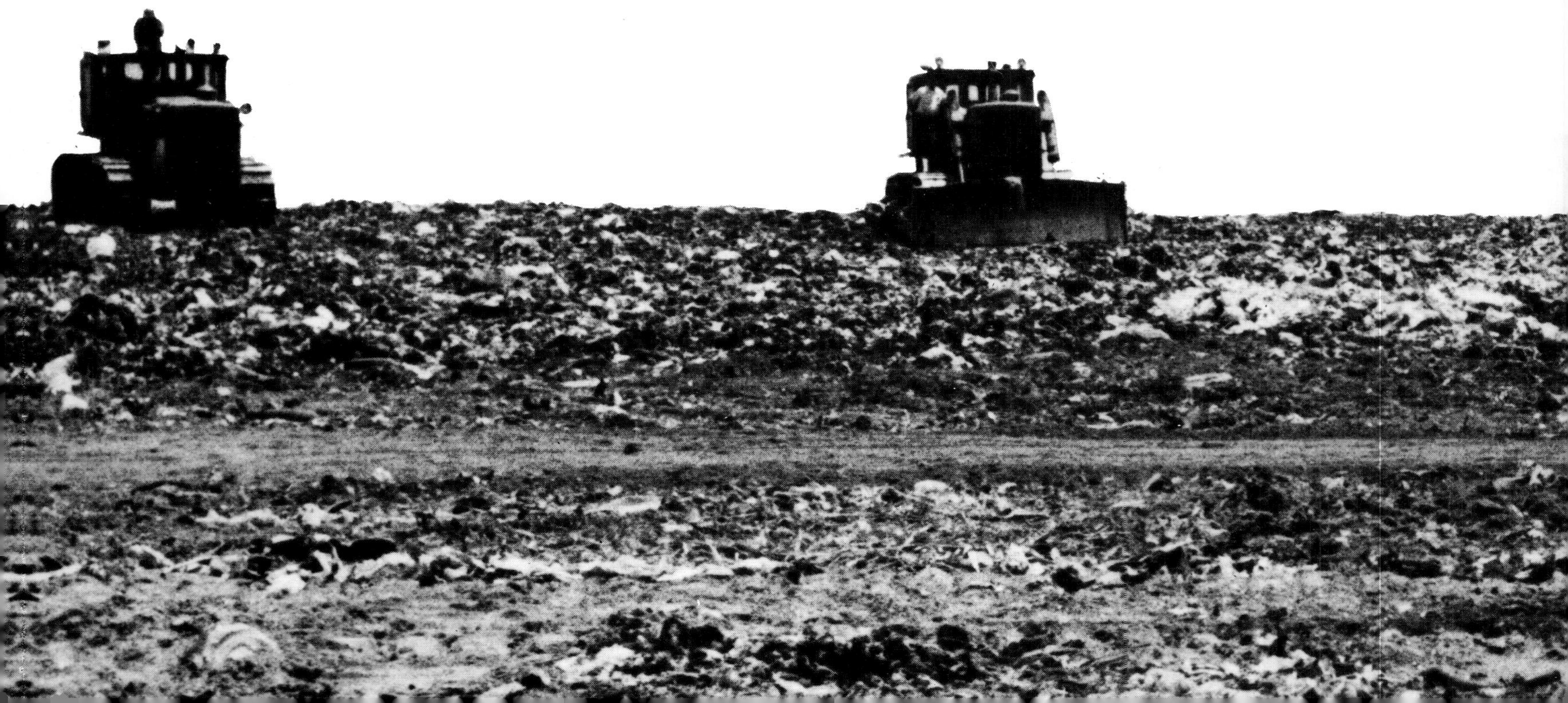

Schackstraße vor die Türe gekarrt. Der Müll ist ihm auch künstlerisches Material; wie dem Maler die Farbe. Einmal ließ er eine Flugmaschine, eine schwarze Cessna, auf die weitläufigen Müllfelder vor den stolzen Türmen Manhattans niedergehen – *"Crash!"* (1977). Im Zusammenhang mit der 'documenta 6' realisiert und per Satellit nach Europa geschickt auf die Bildschirme im Herkules über Kassel. Die versaute Erde geriet ihm unversehens zur Leinwand, und das Fluggerät zum Farbe getränkten Pinsel, der in sie eintauchte, um sich mit ihr zu vermählen. In der Kunst von HA Schult besorgten die Vermählung die Bulldozer. Sie rückten sofort an, nachdem die Cessna aufgeschlagen war, und planierten sie ins Müllfeld. Der mystische Akt der Malerei in der Version des Zeitalters der Technik.

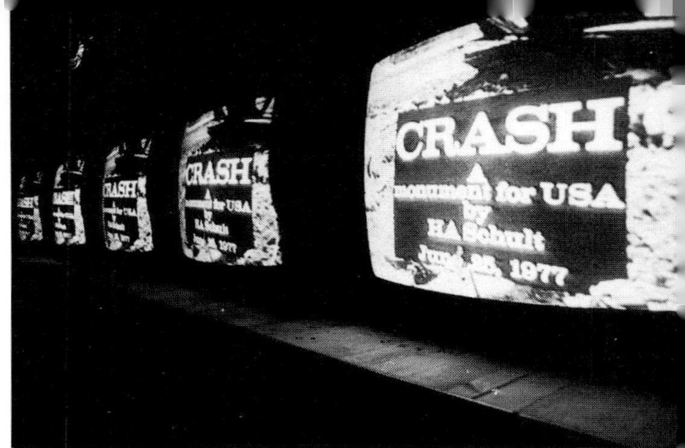

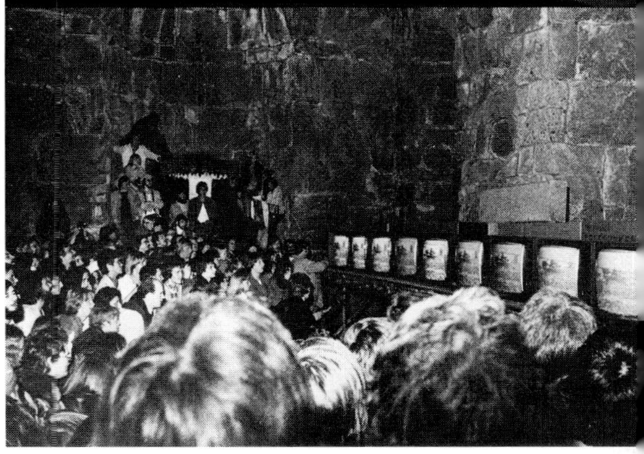

"CRASH!" 1:15 p.m.

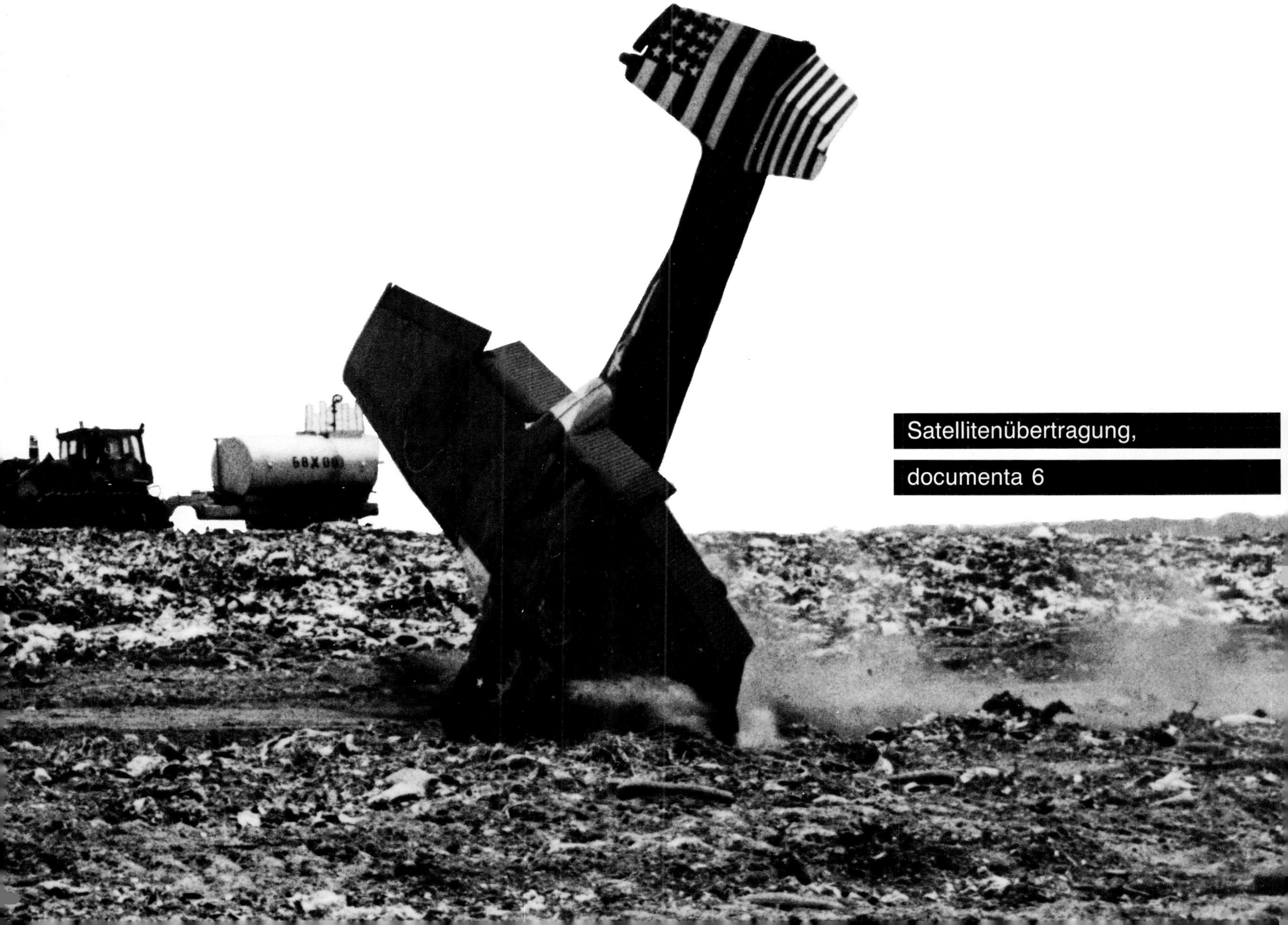

Satellitenübertragung,

documenta 6

DIREZIONE ☆ REDAZIONE ☆ AMMINISTRAZIONE 30100 Venezia, Calle delle Acque 5016, telefoni: 26.250/55 29.213, 26.785 C/c post. 9/6001 * 00186 Roma, Via del Corso 184, telef. 679.22.12. PREZZI D'ABBONAMENTO — Italia: sei numeri settimanali ann. 40.000 * sem. 21.000 * trim. 11.000 * sette numeri: ann. 46.500 * sem. 24.500 * trim. 12.800. Estero: sei num. ann. 63.500 * sem. 32.750 * trim. 16.900; sette num.: ann. 73.500 * sem. 38.000 * trim. 19.550. * Un numero arretrato trecento lire.

IL GAZZETTINO

ANNO 89 - NUMERO 60 - Spedizione abbonamento Gr. 1/70 — FONDATO NEL 1887 — VENERDI' 12 MARZO 1976 - LIRE 150

APERTO A FIRENZE IL CONGRESSO DEL PSDI

Tanassi contestato acclamazioni a Saragat

L'intervento dell'ex presidente della Repubblica ha impedito che il clima di tensione facesse fallire l'assise - La relazione del segretario uscente: «No» senza asprezze al Pci, mano tesa al Psi, modus vivendi con la Democrazia cristiana

Dal nostro inviato

FIRENZE, 11 marzo

Senza attendere le conclusioni dei lavori l'assise socialdemocratica riunita a Firenze ha, di fatto, chiamato già oggi, in apertura del XVII congresso, Giuseppe Saragat alla guida del Psdi in sostituzione del segretario uscente Mario Tanassi vivacemente contestato dall'uditorio. Questa assemblea sarebbe degenerata fin dalle prime battute in una vera rissa se l'ex presidente della Repubblica non l'avesse presa, per così dire, sotto la sua tutela politica e morale, trasformando in entusiasmo unitario un'atmosfera estremamente tesa. Saragat ha parlato prima e dopo Tanassi, leggendo con enfasi un messaggio a Leone e un saluto di Pertini. Tanassi, dal canto suo, ha potuto tenere la sua relazione anche perchè ha tentato di esporre tesi sulle quali tutto il partito è d'accordo; è stato comprensivo, ma fermo nei confronti del Pci, ha teso la mano — pur con riserve — al Psi; alla Dc ha rivolto molti rimproveri evitando però i toni aspri. Il Psdi, insomma, sembra riconoscersi già in una «area socialista, laica e democratica» che aspira a totalizzare un terzo dei suffragi elettorali, autonoma dalla Dc ma molto più guardinga verso il Pci di quanto lo sia il Psi.

Il clima è divenuto carico di elettricità

Luigi Dell'Aglio

(SEGUE IN SECONDA PAGINA)

Una finta soluzione

La relazione congressuale di Tanassi è intonata all'autodifesa. Il clima del congresso, l'applausometro ed i conciliaboli di corridoio danno per spacciato il segretario socialdemocratico e per certa la sua sostituzione con Saragat. E' facile fare dell'ironia sulle necessità di rinnovamento del Psdi e sul ritorno al timone del suo fondatore quasi settantottenne. Ma se questo sta per accadere è per ragioni profonde, strettamente connesse ai risultati elettorali del 15 giugno ed alla scontata prospettiva di una anticipata consultazione politica. Ecco perchè è semplicistico scaricare tutto su Tanassi, anche se oggi egli si trova di fatto nella scomoda situazione del parafulmine.

Le elezioni regionali hanno segnato l'eclissi dei partiti minori e più di tutti ha pagato il Psdi. Successivamente, lungo il corso della formazione delle giunte, si sono verificate fughe dal partito, principalmente a Milano e a Roma. Infine, dalla stessa corrente di Tanassi si sono allontanati Orlandi e altri, facendogli così mancare la maggioranza nel partito. Oggi si dice che non è tanto in discussione la linea politica, quanto la conduzione che ne è stata fatta appunto dal segretario uscente. E che egli abbia usato la mano forte si sa. Però è anche vero che la globale elaborazione politica socialdemocratica non è andata oltre l'invenzione dell'«area socialista e laica», avviandosi così, anche se per via surrettizia, ad una riunificazione col Psi. Il Psdi si sente debole e in pericolo, stretto tra forze politiche polarizzanti e, come ultima spes, s'affida a Saragat, ad una personalità che può coagulare le rivalità interne e gestire un'accoppiata coi socialisti senza che l'abbraccio possa risultare mortale.

Tanassi ha detto che per ripararsi dal riemergere dell'egemonia della Dc e dal sorgere di un'egemonia del Pci non c'è che l'«area socialista». Ma è una finta soluzione, un sostanziale parcheggio in vista della ricalibratura elettorale; dopo della quale (il Psdi la da' per assai vicina) compiere le vere scelte di campo. Tanassi rivendica giustamente il merito di avere facilitato la soluzione alla più recente crisi di governo, ma mette in guardia sulla precarietà del risultato, come pure sul vuoto di potere che potrebbe realizzarsi fino al sorgere di quella nuova politica di alternativa socialista che strategicamente si propone il Psi. Nella «transizione» che si fa? Ecco perchè la linea del Psi è giudicata «incompleta» e «manchevole di proposte concrete».

Questo vuoto Tanassi cerca di colmare affermando che è «pura illusione» rivendicare l'autonomia sia dalla Dc che dal Pci senza averne le forze per farlo. L'area socialista può essere un polo di attrazione, un avvio; ma nel frattempo occorre governare. E qui Tanassi indirettamente ripropone il discorso con la Dc quando esclude che al governo si possano portare i comunisti. Un discorso con una Dc che ha perduto la egemonia (e sulla quale scarica semplicisticamente tutte le colpe degli insuccessi del centrosinistra), che ha rinunciato alla pretesa di conciliare tutti i contradditori interessi presenti nella società e che deve compiere delle scelte precise.

Sui contenuti il discorso della socialdemocrazia si presenta senza innovazioni di rilievo.

Paolo Scandaletti

LA STRETTA ECONOMICA NAZIONALE

Oggi il Cip decide: carburanti più cari

Come previsto, benzina super a 350 lire, normale a 335, gasolio a 146 (per riscaldamento 105) - Perplessità del ministro Sarti per le conseguenze negative sul turismo

Dalla nostra redazione

ROMA, 11 marzo

La situazione economica costringe il Governo a consultarsi sempre più frequentemente per definire le misure più appropriate a ridurre in particolare il pesante deficit della bilancia dei pagamenti. A sole 24 ore di distanza, Moro ha presieduto oggi un'altra riunione alla quale hanno partecipato i ministri economici e finanziari. Intanto sono stati convocati ufficialmente per domani il comitato per la programmazione economica (Cipe) e il comitato prezzi (Cip) che dovranno occuparsi, rispettivamente, delle modifiche al metodo seguito per la determinazione dei prezzi dei prodotti petroliferi e l'entità e la decorrenza degli aumenti della benzina e del gasolio.

L'incontro di Palazzo Chigi, durato più di tre ore, non è stato conclusivo. «Sono stati discussi gli stessi problemi affrontati nella riunione di ieri», ha detto il ministro del Tesoro, Colombo, aggiungendo che un'altra riunione si terrà nei prossimi giorni, compatibilmente con gli impegni del presidente del Consiglio. Stammati, ministro delle Finanze, ha fatto intendere che il proseguimento della discussione è imminente: «Vorrei fare un bel fine settimana — ha aggiunto — ma non so se ci riuscirò». Brevi dichiarazioni sono state rilasciate ai giornalisti anche dai ministri del Lavoro, Toros, e delle Partecipazioni statali, Bisaglia. Nessuno è entrato nel merito degli argomenti esaminati, che devono essere stati comunque tanti: dalle misure per risanare il deficit a quelle per accrescere le entrate tributarie, dai provvedimenti per la cassa del Mezzogiorno (che saranno presentati quanto prima da Andreotti in Parlamento) a quelli per la riconversione industriale, dai ritocchi alle aliquote Iva su alcuni prodotti di lusso al tema tanto discusso delle compatibilità da osservare nei rinnovi contrattuali.

Nel corso della riunione si è parlato anche dei prossimi aumenti della benzina e del gasolio. Non tutti i ministri sono d'accordo sull'opportunità del provvedimento, ma ormai il dado è tratto e domani il Cip lo renderà esecutivo. Le previsioni della vigilia confermano quanto da noi anticipato nei giorni scorsi: benzina super a 350 lire, normale a 335, gasolio da autotrazione a 146, gasolio per il riscaldamento a 105. Domani il Cip si pronuncerà definitivamente anche sulle nuove tariffe telefoniche.

Uno dei ministri non troppo convinto dei benefici che potrà avere l'aumento della benzina sulla bilancia dei pagamenti è il titolare del dicastero del Turismo, Sarti: «Ritengo, e lo sosterrò domani nel corso della riunione del Cipe — ha detto —, che il rincaro della benzina può provocare reazioni negative nei confronti del turismo estero in Italia. Inoltre — ha aggiunto — il provvedimento avrà ripercussioni sicure sulla tenuta del turismo interno, già colpito da un rallentamento che potrebbe diventare pericoloso, influendo negativamente sulla occupazione in questo importante settore proprio alla vigilia del rinnovo del contratto in scadenza a giugno».

Ma la riduzione del deficit è una delle condizioni essenziali poste dalla Comunità europea e dagli Stati Uniti per la concessione di ulteriori prestiti al nostro Paese. L'aumento del prezzo della benzina dovrebbe, nelle in-

(SEGUE IN SECONDA PAGINA)

Dollaro a 802
Rincarano le derrate

Nuovo record negativo della lira sul dollaro: ieri la quotazione è stata di 802 lire (mentre si è registrato un recupero sul franco francese e sulla sterlina). Inoltre, per effetto della svalutazione, in sede comunitaria, della lira verde, si prevedono a più o meno breve scadenza, forti rincari dei prezzi dei prodotti alimentari.

PAGINA 2

CONCLUSA LA DISCUSSIONE IN SEDE DI GRUPPO

Punto fermo per la Dc: l'aborto è sempre reato

Approvato all'unanimità un odg unitario, che esprime anche il rifiuto del referendum - Il documento sarà sottoposto a tutti i parlamentari dc

Dalla nostra redazione

ROMA, 11 marzo

L'aborto è un reato. La Dc è contraria al referendum e quindi favorevole a una nuova disciplina legislativa che modifichi le vigenti norme penali finalizzate nel codice Rocco alla tutela dell'integrità della stirpe. Il testo approvato nel dicembre scorso dalle commissioni giustizia e sanità della Camera riunite in sede referente va al di là della sentenza della Corte costituzionale e conduce a una sostanziale liberalizzazione dell'aborto, perciò è inaccettabile per la Dc.

Questi i punti fondamentali su cui si basa l'ordine del giorno messo a punto dai deputati democristiani nel corso dell'odierna riunione del gruppo parlamentare che ha in pratica esaurito il dibattito sulla strategia che il partito adotterà nella discussione sulla proposta di legge, lunedì prossimo di nuovo all'esame dell'assemblea di Montecitorio. All'ordine del giorno unitario, che sarà votato entro le 12 del 18 marzo (nel pomeriggio dello stesso giorno prende l'avvio il congresso democristiano) con il deposito della firma da parte di tutti i deputati dello scudo crociato, si è giunti dopo una lunga discussione dalla quale sono emersi diversi atteggiamenti nei confronti del delicato problema.

Due, in particolare, si sono concretizzati nella mattinata in altrettanti ordini del giorno. Il primo, fatto proprio dagli on. Scalfaro, Dell'Armellina, Marzotto, Caotorta e Fusaro, privilegiava una linea più rigida in tema di aborto richiamandosi esplicitamente alla proposta di legge già formulata dal gruppo dc dopo il dibattito svoltosi mesi fa in sede di direzione del partito. Il secondo, firmato dall'on. Mazzola, pur salvaguardando il principio della reità dell'aborto, lasciava aperto un margine alla trattativa con i partiti laici. La discussione sulle due tesi si è protratta per ore; si è cercato di giungere a un accordo che consentisse una votazione immediata. Ma, nonostante i tentativi esperiti dal capogruppo on. Piccoli, la pausa della colazione vedeva i due schieramenti attestati su posizioni ancora molto distanti.

Nella seduta pomeridiana le divergenze sembravano accentuarsi con la presentazione di altri tre ordini del giorno che divergevano dai precedenti non tanto sulla sostanza, cioè sul fatto di considerare l'aborto un reato, quanto su accentuazioni diverse di questo o quel principio. A questo punto l'on. Piccoli, allo scopo di avvici-

Fabrizio Sala

(SEGUE IN SECONDA PAGINA)

E ADESSO SI CERCANO LE RESPONSABILITA'

Tre inchieste a Cavalese per spiegare la tragedia

La Procura di Trento ha emesso sette comunicazioni giudiziarie - Sorge qualche dubbio sulla efficacia dei controlli periodici cui era sottoposto l'impianto

Dal nostro inviato

CAVALESE, 11 marzo

Una fatalità, d'accordo. Nessuno coscientemente favorisce eventi spaventosi come quello di Cavalese. Ma qui non siamo di fronte a una calamità naturale, bensì a un fatto tecnico, il cui manifestarsi implica dunque a priori quanto meno l'ignoranza della possibilità che esso si verifichi. Una responsabilità colposa, quindi. E questo pomeriggio sono partite dalla Procura di Trento le prime sette comunicazioni giudiziarie. Un provvedimento di carattere formale (e precauzionale) per poter aprire ufficialmente l'istruttoria. Saranno notificate all'ing. Arturo Tanesini, responsabile dell'esercizio della funivia, al capo servizio Rinaldo Oristè, al manovratore Carlo Schweirer, all'ing. Ghedina progettista degli impianti per conto della Holzl, all'ing. Grassani della Falck, al presidente della società della Funivia, Seno, e al titolare della Holzl.

Quarantadue persone sono morte perchè si è spezzato il cavo portante della funivia che le trasportava. E' accaduto martedì, nel tardo pomeriggio. Il dolore e l'unanime cordoglio gravano ancora sulla Val di Piemme, ma non per ciò deve sembrare inopportuno questo discorso, che a nulla tende se non ad evitare che il manto della pietà seppellisca, con le vittime, anche un comprensibile anelito di giustizia.

Il tipo di cavo teso tra Cavalese e la vetta del monte Cermis è fatto — dicono i tecnici — in modo che non si rompa. Sottolineano e ribadiscono — gli italiani lo hanno sentito anche ieri sera dalla televisione — che quel cavo «non può rompersi». La disarmante ingenuità di simile affermazione è a dir poco sconsolante. Il cavo è lì, sfilacciato e tranciato, e i corpi inanimati di quarantadue persone ne costituiscono la [illegible] conseguenza. Il [illegible] su cui era stato applicato avevano quindi un intrinseco — seppur remoto — tallone d'Achille.

Ora bisognerà stabilire perchè quel «tallone» non è stato scoperto in tempo e su chi grava tale inadempienza. E' il fine che si prefiggono le tre commissioni di inchiesta già costituite, una per la parte giudiziaria, una altra per quella tecnica e la terza per quella amministrativa. Dall'estero ci guardano e l'occhio non è benevolo.

La cronistoria dell'impianto è in breve riassumibile. L'11 maggio 1966 c'è stato il parere favorevole della commissione; il 10 agosto dello stesso anno si è approvato il progetto e il 14 febbraio 1967 è avvenuto il collaudo. Il cavo ha una lunghezza di 2586 metri e copre un dislivello di 1300 metri, con una pendenza media del 12 per cento e una massima del 28 per cento. Il collaudo è avvenuto per un peso a pieno carico di 4900 chilogrammi, per una velocità normale di 8 metri al secondo e per una velocità eccezionale di 10. La capacità di trasporto in una ora, su un unico senso, era di 420 persone.

L'ing. Dario Panizzi, direttore dell'Ispettorato provinciale dei trasporti di Trento, fornisce alcuni chiarimenti. Si è rotta la fune portante — afferma — probabilmente sul sostegno del primo pilone. Il progetto di costruzione è stato rispettato ed è da escludersi un errore nella sua elaborazione, dal momento che era passato al vaglio degli uffici provinciali competenti e della commissione del ministero dei Trasporti. Anche il collaudo è stato regolare e quindici giorni fa era stato effettuato un esame magneto - induttivo, che tuttavia, debbo precisare non arriva sino alla «scarpa» cioè a quella specie di corridoio in bronzo che si trova sul pilone e sul quale poggia il cavo. In questa ultima occasione, il direttore d'esercizio della funivia del Cermis, ing. Arturo Tanesini, ha disposto anche che il cavo sia lubrificato e girato, invertendo la parte d'acciaio sottoposta all'attrito. I 248 fili che intrecciandosi costituiscono un'unica fune dello spessore di 52 millimetri, sono uno diverso dall'altro, perchè, nell'eventualità di una rottura, si sfilacciano, come purtroppo è avvenuto l'altro giorno. La durata era prevista per trent'anni».

Naturalmente ci sono delle norme che regolano il funzionamento delle funivie, ma a quanto pare anche in questo settore la legislazione lascia margine a una vaga discrezionalità. La norma dice che, per una funivia della capacità di 18 persone, il peso convenzionale per ciascuna di queste è di 80 chilogrammi; se la capacità di trasporto è superiore (come nel caso del Cermis) la portata massima va riferita a 180 chilogrammi fissi, più 70 chilogrammi per persona.

La funivia di Cavalese aveva una portata di 32 quintali per cui, stando alla legge, avrebbero potuto salirvi più di 40 persone e infatti, al momento della disgrazia, a bordo ce n'erano 43. C'è da considerare, inoltre, che tra i passeggeri c'erano molti bambini e giovanetti, che pesavano meno di 70 chili.

Ci si chiede se la valutazione della portata sia affidata «all'occhio» dell'accompagnatore. Evidentemente è così.

L'ing. Panizzi soggiunge che per la funivia del Cermis era prevista la resistenza a una tensione pari a 251 mila chilogrammi, mentre al momento della sciagura non si raggiungevano i 68 mila.

Ma allora cosa può essere accaduto? L'ing. Panizzi allarga sconsolatamente le braccia.

Sergio Gervasutti

Carta alta a Venezia

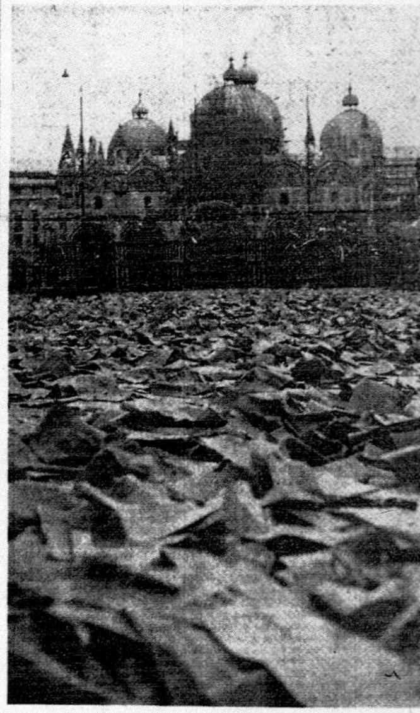

Piazza San Marco sepolta sotto i giornali di Ha Schult. Quindici mila chili di carta straccia che l'estroso tedesco con una spesa di sessantamila marchi (18 milioni e mezzo) ha trasportato con otto barche e disseminato tra le Procuratie per celebrare a suo modo la Biennale 1976. (SERVIZIO A PAGINA 3)

Non si trova la salma del veneziano Rustia

Dal nostro inviato

CAVALESE, 11 marzo

Fabio Rustia, il veneziano scomparso nella tragedia del Cermis, è ancora vivo? Sfuggito per un miracoloso contrattempo all'appuntamento con la cabina della morte, sta vagando disperato tra i boschi della Val di Fiemme senza darsi pace? C'è chi giura di sì. Chi assicura d'averlo visto piangere sul prato della tragedia indicando i rottami, chi ancora assicura d'avergli sentito dire in un albergo di Salanzada, a quota 1278: «Laggiù c'è mia moglie e i miei figli». Poi più nulla. Per tutta la giornata di oggi di lui s'è continuato a parlare al condizionale. «Sarebbe rimasto» tagliato fuori dalla corsa maledetta, «avrebbe rassicurato» la moglie e i ragazzi prima di lasciarli partire in vetta; poi, ancora, dopo le prime notizie sul disastro, si sarebbe gettato con gli sci ai piedi verso il fondo valle come altri scampati.

E' possibile? L'ipotesi è tenuta tanto in considerazione che per tutta la notte pattuglie dei carabinieri, Fiamme gialle della scuola alpina di Predazzo e Fiamme oro di Moena hanno ripercorso e battuto metro per metro tutte le piste del Cermis. Di lui non s'è trovata traccia, nemmeno un bastoncino, lo spezzone di uno sci, un oggetto qualunque. E' finito in un crepaccio? Non si sa.

Ma che possa in qualche modo essere scampato al groviglio di lamiere che hanno stroncato la moglie Adriana e i figli Alessandro e Lorenzo è una voce che desta parecchio credito tra i valligiani.

Solo tra loro? Questa mattina all'alba, appena la luce è spuntata sul Cermis, il carosello dei soccorritori è ripreso instancabile. Alle 7 una pattuglia di carabinieri si è presentata a Villa Katy, dove il trentasettenne gestore della Standa del Lido di Venezia passava le sue vacanze ormai da tre anni. Un sottufficiale ne è uscito con un pigiama di Fabio Rustia, lo ha fatto annusare ad un pastore tedesco che è partito scodinzolando verso il fondo valle e il grèto dell'Avisio. Una traccia? Non si sa, ma di cani che annusavano i prati con uomini in divisa vicino se ne sono visti molti per tutto il giorno, e tre elicotteri si sono avvicendati dall'alto senza interruzione. E' un filo esilissimo di speranza, il desiderio di scandagliare fino in fondo questa assenza misteriosa che sembra pesare sulle coscienze di tutti.

La processione dei conoscenti arrivati nella tarda serata di ieri da Venezia non ha dato alcun risultato. Il dott. Tosatto, gestore della Standa di Mestre, ha scosso la testa decisamente. Altrettanto hanno fatto questa mattina altri amici, compreso un giornalista veneziano che lo conosceva bene, e il fratello Giorgio Rustia, appena arrivato da Milano.

«Non c'è, non l'ho visto. Non voglio sperare che sia vivo — ha continuato a ripetere —, ma lo riconoscerei tra mille, e non l'ho visto».

Com'era vestito Fabio Rustia? Dalla casa di via Dardanelli del Lido s'era portato molta roba, però la mattina del 9 marzo la signora Katy Demattio l'ha visto bene prima che sparisse con la macchina verso la stazione della funivia. «Indossava un maglioncino blu, poi un maglione beige e una giacca a vento azzurra. Aveva i pantaloni chiari». Non è molto; comunque nessuno ha visto un uomo vestito così, alto un metro e 83 centimetri, vagare, fare discorsi sconnessi o cercare di nascondersi. Nessuno ha saputo fornire tracce precise.

Un mistero senza soluzione? Più passano le ore e più il giallo del disperso del Cermis si infittisce di notazioni fantastiche. Non è mancato neppure il particolare che lo sfortunato gerente della Standa possa essere precipitato dalla cabina mentre questa tornava indietro prima di staccarsi e sia piombato così nell'Avisio. Il fiume l'avrebbe trascinato a valle fino al lago. Può essere? Chi conosce le abitudini del fiume, chi soprattutto è andato a vederlo da vicino adesso, alza le spalle. L'acqua è troppo bassa, e le testimonianze che la cabina, cadendo, abbia intrappolato tutti fino allo schianto finale sono anche troppe.

Rimane soltanto un'altra possibilità. E' la meno credibile di tutte, ma ancora non è stato possibile smentirla. Fabio Rustia è rimasto intrappolato «sotto» i rottami della cabina e per questo ancora nessuno si è accorto di lui.

Di certo, tra tante supposizioni sullo scomparso del Cermis, c'è soltanto che Fabio Rustia è sparito nel nulla. Non è vivo e non è morto. Non è sceso almeno con i suoi sci fino a valle perchè i suoi Morotto li han trovati nel mucchio con quelli dei figli.

Orazio Carrubba

LOGICA CONCLUSIONE D'UNA TREGUA PRECARIA

Colpo di stato nel Libano Il potere ai militari

Costituito un governo provvisorio - Estromessi il Presidente Franjeh e il Premier Karame - Gheddafi ha espulso tremila egiziani

Nostro servizio

BEIRUT, 11 marzo

Un colpo di stato militare è stato annunciato stasera nel Libano dalla radio. L'esercito, dunque, ha fatto seguire alle parole i fatti. La situazione esplosiva determinata dalle scorribande incontrastate dei disertori e degli ammutinati in questi ultimi giorni è sfociata così nel putsch. L'esercito libanese può contare su circa 18 mila uomini. Dando l'annuncio, il governatore della regione militare di Beirut, il generale Aziz A-

(SEGUE IN SECONDA PAGINA)

Oggi si apre a Verona la Fiera dell'agricoltura

A pag. 2 il servizio di Gino Colombo

Bixby Smith interrogato per quattro ore e mezzo a Parigi

A pag. 15 il servizio di Marino Marin

Biennale: (a sua insaputa) vernice in notturno

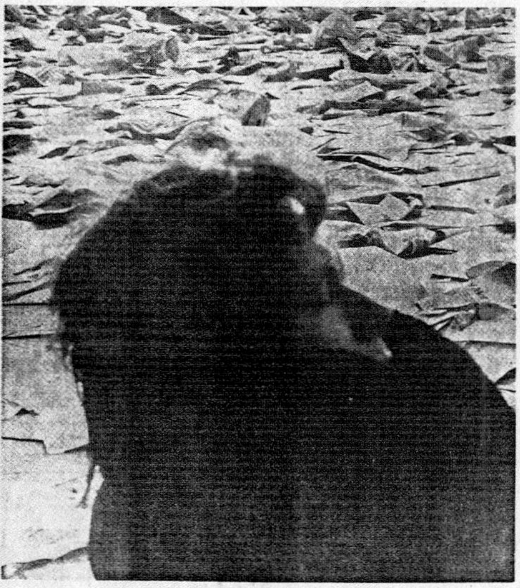

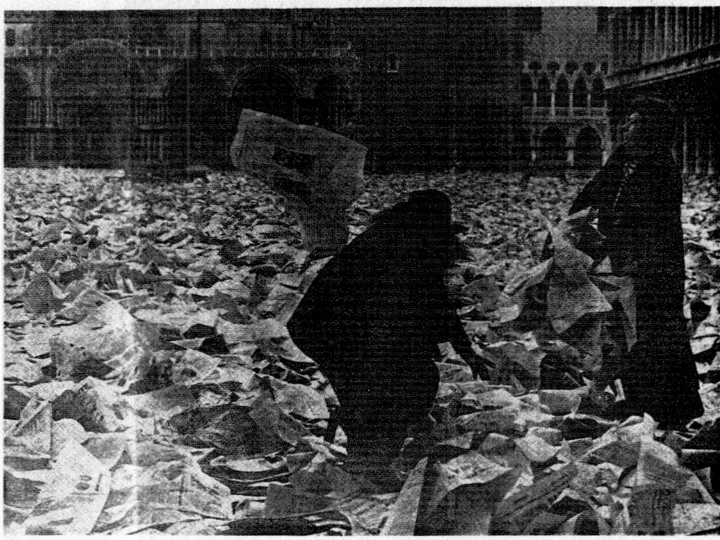

Alla maniera di Lee Masters nella sua famosa «Antologia di Spoon River», che ogni tanto ritorna nei versi dei poeti contemporanei, e addirittura in teatro, come insegna la contaminazione operata da Sbragia nel suo bizzarro montaggio di «Piccola città», dove alla fine vince proprio la cadenza liricamente struggente delle epigrafi... Dormiva il nobile presidente Carlo Ripa di Meana, dormiva il flautato segretario generale Floris Ammannati, dormiva l'austero e serioso conservatore Vladimiro Dorigo, dormivano gli introvabili direttori dei vari settori, dormivano gli infaticabili adetti dell'inesistente ufficio stampa, dormivano gli autorevoli membri del consiglio direttivo, insomma tutti i dirigenti più rappresentativi della Biennale dormivano, in riva alla laguna increspata da un vento scomposto, che sapeva d'inverno e insieme di primavera.

Eppure a loro insaputa la rinnovata istituzione veneziana stava finalmente inaugurando la prima pagina del capitolo che passerà agli annali con la data 1976, in modo festoso, giovanile e nello stesso tempo segreto. Non per niente agli stupiti visitatori che, superato un primo attimo di esitazione, si tuffavano dentro l'acqua alta cartacea che aveva invaso il magico salotto di piazza San Marco, veniva distribuito un volantino dal titolo «Venezia vive», nel quale era scritto a chiare lettere che l'evento rappresentava la partecipazione non ufficiale di Ha Schult alla rassegna tornata finalmente agli auspicati Giardini. Il protagonista ed i suoi collaboratori che incuranti del morso freddo stavano mulinando in aria i quindicimila chili di giornali trasportati su barche, decisi a far capire che ormai l'artista «deve abbandonare il suo studio per lavorare sulle strade e piazze con lo scopo di provocare la discussione» sembravano dei fantasmi, degli angeli librati in uno spazio astratto. Ma con il trascorrere dei minuti, anzi delle ore, dato che l'impresa era iniziata al calare delle ombre, qualche indiscrezione è trapelata. Si è saputo che Schult ha appena trentasei anni e deve la sua notorietà all'esposizione di un soldato vivo alla mostra documento di Kassel. Che inoltre nel '74 ha trafugato il secchio delle immondizie di un celebre divo dello sport, il mediano Franz Beckenbauer della nazionale tedesca, e l'ha esposto, su fondo di velluto nero, al museo Lenbachhaus di Monaco di Baviera. A dire il vero, fissandolo in volto mentre impartiva ordini, richiamava il cane impazzito di gioia, trascinava gli stanchi collaboratori distratti dagli operatori della televisione straniera, veniva di scatto alla mente la ferrigna immagine di un grande elettore medievale del Brandeburgo al seguito dell'imperatore alemanno, risoluto a strappare con la forza l'investitura papale. Solo che la chioma scomposta, la durezza dei lineamenti, il corrugare della fronte, il lampo dello sguardo, non si conciliavano con l'aria festosa, piena di fantasia che aleggiava dovunque.

Per fortuna una ragazza chiaramente appartenente alla razza delicata degli hippyes ha intuito la nostra improvvisa perplessità, e agitando la lunga criniera dei capelli biondi ha subito precisato che giunto nella Marca trevigiana, il grande elettore durante un banchetto rallegrato dalle musiche dei goliardi padovani e dal vino lucente dei colli di Valdobbiadene, si era addormentato. In preda a un sonno così profondo che gli altri erano andati avanti, affidandolo alle mani, per una volta pietose, della sorte, la quale al suo risveglio, avvenuto dopo alcuni secoli, l'ha fatto imbattere in un angelo preoccupato delle sorti di Venezia e dell'arte. Udire la nuova e muoversi alla volta della capitale lagunare per l'impetuoso Schult è stato l'imbarazzo di un attimo. Deposta l'armatura e indossate le vesti stravaganti dell'artista, ha chiamato a raccolta i suoi fidi, organizzato la flotta delle barche, acquistato il tappeto bianconero di carta straccia, con il fermo proposito di inaugurare la Biennale all'insegna della giovinezza e del coraggio. In una maniera nuova, aperta, vivace, senza la rituale bardatura di autorità e d'intellettuali «in fregola» di riconoscimenti ufficiali. Al vederlo spuntare dal mare dei quotidiani trasformati in aquiloni svolazzanti, in omaggio alla formula dell'oggetto-quadro ambientale, i soliti tradizionalisti hanno cominciato a protestare contro la dissacrazione. Per fortuna il buio ormai fondo e la favola dei brutti incontri che si possono fare di notte nel dedalo delle calli, inventata per zittire i bambini cattivi, li ha fatti precipitosamente rincasare, mentre spuntavano dai portici schiere di giovani convinti che Ha Schult con la sua iniziativa, definita «evento», si proponeva d'invitare ad una meditazione più approfondita dei fenomeni ambientali odierni. In breve la piazza ha cambiato volto, è divenuta un'altra cosa, che, vista da un lato, con l'arte nulla ha da spartire, e invece da un altro diametralmente opposto, suggerisce più di una utile riflessione sulle possibilità offerte a chi si muova da battitore libero.

Insomma per tutta la notte il fenomeno dell'acqua alta cartacea, arrivata a livelli assai più alti della famosa alluvione, ha richiamato folle di curiosi che hanno festeggiato la straordinaria «vernice in notturna» della Biennale 1976. La festa è durata sino alle prime ore del mattino, quando armati di scope sono apparsi gli spazzini, i quali alla vista dello spettacolo hanno dato vita ad una «sceneggiata» sulla triste realtà dei fanciulli dei fiori e del loro capo ormai estenuato, protestando di non essere disposti a muovere un dito senza prima aver consultato il direttivo. «Roba da mati», era il commento ricorrente sulle loro labbra. Mentre se ne andavano al grido «Ciamemo el capo», il gruppo dei giovani tedeschi che ha collaborato con Ha Schult ha posato per la foto ricordo dell'apertura ufficiosa della nuova Biennale. Poi ha cominciato freneticamente a raccogliere gli infiniti tasselli del mosaico di carta. Un compito in apparenza disperato. Invece al ritorno degli spazzini la piazza era quella di sempre, e la gente ignara camminava senza sapere che durante la notte era accaduto un fatto straordinario, degno di un racconto di Hofmannstahl.

G. A. Cibotto

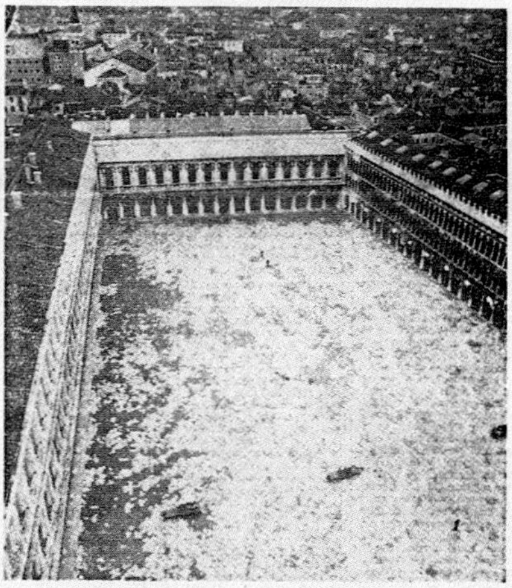

Nelle foto: il riposo dell'artista; gli ultimi ritocchi assieme alla moglie; l'«opera» come si presentava dal campanile alle prime luci dell'alba.

(Foto Afi di Paolo Ciardi)

...il resto del programma

NON E' facile districarsi dalle parole: sono come quelle alghe vischiose che ti si appiccicano sulle braccia mentre nuoti. «Voglio solo fatti, cose, non parole», dico tutto d'un fiato a Gregotti, gran manager della Biennale-Esposizione. Al tavolino accanto, il presidente Ripa di Meana sta infilandosi dentro al tubo lungo lungo delle parole, mentre una giornalista succhia avidamente, soprappensiero, la penna blu. «Mi dica, come sarà questa Biennale, Gregotti». «Mah, la decisione finale deve ancora prenderla il Consiglio: sabato...». Sbotto: «Ma non sarà mica tabù questa Biennale! Mi dica quale minestrone è in pentola oggi».

E così, s'è alzato il coperchio del minestrone. Quel gentiluomo che è Gregotti («caro Rizzi, le confesso, anche a me la pittura piace tanto: l'ha vista la mostra di Fuseli? Che pittore!») mi ha snocciolato il programma attesissimo: un programma che dovrebbe avere almeno novanta probabilità su cento di essere realizzato 'in toto'. Certo, se le baruffe tra comunisti e socialisti si rinnoveranno nel Consiglio comunale di Venezia potrebbe andare tutto a catafascio. Ma mi si dice — è molto probabile. Una figura come non la vuol fare nessuno. «Io me ne scapperei subito in Africa dalla vergogna», dice spaventato Gregotti. Perchè poi in Africa?

Dunque: il piatto forte sarà, come noto, la Biennale-Esposizione, con ritorno ai vituperati Giardini, riapertura dei padiglioni (meno uno: la Spagna), gran parata delle nazioni, vernice internazionale, inaugurazione ecc. Le buon'anime di Fradeletto e Selvatico fremono di gioia. Ci sarà la tradizionale mostra storica nel padiglione centrale; e ci sarà anche il non meno tradizionale fuoco d'artificio 'extra moenia': una mostra internazionale nientemeno che a Palazzo Ducale. Qua e là per la città, poi, quattro mostre di contorno. Un patetico «ritorno all'ordine»? un festival delle buone intenzioni? Chiudo gli occhi e, per un attimo, rivedo ambasciatori in tight che fanno il baciamano alle signore, tra un concerto di barbuti gentiluomini.

In realtà, ci saranno soltanto i barbuti (anche Gregotti è barbuto). Se il contenitore resterà tale e quale, il contenuto — cioè il minestrone — sarà tutta un'altra cosa. Nessuna illusione, per quelli di palato vecchio. In poche parole: quadri ai Giardini non se ne vedranno, o saranno ben pochi, quasi degli intrusi, dei sopportati. Ma — si dirà — le nazioni «serie», quelle dei frontoni corinzi, come la Russia? che faranno? avanguardia concettuale coatta? No, vi sarà semplicemente un ribaltamento di piani. Dico a Gregotti: «Vuoi vedere che americani e tedeschi saranno stavolta la retroguardia, e russi e ungheresi l'avanguardia?». Mi risponde serio: «E' proprio quello che penso.

Il tema dell'ambiente — tema in realtà vago, prima bocciato e poi ridiscusso e rientrato dalla finestra — dovrebbe aver scavalcato la vecchia 'querelle' avanguardia-retroguardia. Che cos'è questo «ambiente»? una specie di ecologia da università popolare? Ogni nazione, cioè ogni padiglione, lo interpreterà a modo suo. Esempi. Gli Stati Uniti manderanno quattro artisti, uno dei quali (Heizer) agisce solitamente su larga scala (land art)) mentre gli altri rientrano, più o meno, nella sfera della scultura, o almeno dell'oggetto o dell'accumulazione di oggetti (Morris, Serra, Carl Andrè). La Germania punterà su Beuys, il gran pompiere dell'arte concettuale (che è già venuto a Venezia e sta progettando un suo ambiente con implicazioni socio-politiche) e su Rutenbeck e Gerz. La Gran Bretagna invierà un solo artista: Richard Long, che fa solitamente una specie di scultura antropologica, fondata sull'analisi dei «segni» dell'uomo. E questi sono i tradizionalisti, cioè gli artisti legati al concetto della avanguardia, più o meno nella linea land art-arte concettuale.

L'altra fetta della Biennale dovrebbe aver già inghiottito il rospo: niente arte, o comunque niente arte come oggetto estetico. L'Olanda presenterà la mostra didattica «Habitat e partecipazione», imperniata sulla collaborazione tra artisti e architetti. La Svezia (che fin dal '68 era salita sull'Aventino contestando la sorpassata concezione della Biennale) tornerà ai Giardini con «Ararat», un curioso gruppo di artisti e scienziati che lavora in una dimensione ecologica. La Cecoslovacchia tenterà, con Svoboda, di impostare un discorso sul teatro: un esperimento di continua reinvenzione di un nuovo tipo di ambiente. La stessa Urss presenterà (così assicura Gregotti) una mostra sull'ambiente di lavoro, cioè sulle componenti estetiche nella progettazione di fabbriche, scuole, officine.

Come si vede, siamo nel campo dello studio delle componenti estetiche dell'ambiente. Il discorso del quadro e della scultura è superato. Soltanto la vecchia concezione capitalistica dell'avanguardia (ma non era morta?) insiste sulla mitizzazione del demiurgo (il Beuys di turno) dell'arte. Vediamo piuttosto, con semplicità, come si può rendere più bello il mondo, senza salire per forza sul piedestallo dell'arte. Che Biennale nuova! Rischia di somigliare alle vecchie Triennali milanesi.

E l'Italia? Qui ci siamo. Che cosa distingue oggi il nostro bel Paese? Una particolare tensione politica nel dibattito sulla difesa dell'ambiente. Speculazione edilizia, baraccopoli, Santa Ninfa, ghetti di periferia, disgregazione familiare, nuova «specie» dell'aterom, e così via. L'angolazione della sezione italiana, dice Gregotti, non potrà che essere sociologico-politica. Ci sono dei gruppi di lavoro che stanno raccogliendo materiale in questo senso. Esempi: Dalisi a Napoli sta facendo uno studio sui bambini e la creatività infantile; Boriani analizza il comportamento sociale e familiare di un nucleo di operai di Sesto San Giovanni; alcuni sociologi romani esaminano le condizioni socio ambientali del Testaccio; Mari ha raccolto esempi di creatività spontanea; La Pietra analizza da tempo l'architettura di recupero fatta con materiali di rifiuto (le baracche); ci sono alcuni studi in atto sul comportamento di comunità hippies. Ebbene, la sezione italiana, curata da Crispolti e De Grada, raccoglierà documentazioni (non opere d'arte!) di questo tipo.

Non è finita: sempre ai Giardini, nel tempio già sacro dell'arte di élite, troveranno posto una mostra storica dell'ambiente e la famosa mostra spagnola. La prime esibirà (finalmente!) anche quadri, pochi ma veri quadri, con tela dipinta e cornice: sarà un excursus sul contributo di artisti e architetti al rinnovamento del concetto di ambiente, da El Lissitsky (presente con uno dei famosi proun, capostipiti del nuovo plasticismo astratto) e Kandinsky (di cui si spera di portare a Venezia la «sala della musica», ora a Parigi) fino alla strategia gestuale di Pollock e ai gabinetti pop di Oldenburg.

Quella sulla Spagna sarà una mostra essenzialmente politica. Gregotti mi assicura che il punto focale sarà «l'interazione tra ambiente sociale e arti visive». Ne dubito. Già sono indicativi i titoli dei quattro capitoli: 1) la cultura della Repubblica; 2) la cultura falangista; 3) il conflitto tra cultura di regime e istanze nuove; 4) la «scommessa con il futuro». Difficile saperne di più. La mostra è impostata nettamente in direzione antifranchista, ma i sottocanali della diplomazia biennalesca stanno lavorando per evitare una rottura dei ponti con il governo di Madrid. Una storia riservata di compromessi. E il padiglione spagnolo? Resterà davvero chiuso? o non vi sarà qualche «spiacevole sorpresa»?

Mostre extra-moenia. Non la sconfessione patente dei postulati della nuova biennale democratica, antifascista e aperta al popolo. In realtà, quanto possa essere aperta al popolo la mostra di Palazzo Ducale, è da vedere. Essa radunerà gli exempla più significativi dell'arte d'avanguardia (diciamo così) degli ultimi quattro anni, '72-'76. Ottanta artisti internazionali, ognuno con 4-5 opere. Sede: l'appartamento del Doge, dove sono state allestite in passato le grandi mostre d'arte antica (ultima: Bisanzio). Per dare un'idea, ecco le cinque «aree» della mostra: arte pura, cioè la cosidetta neo-pittura o nuova astrazione; rapporto con la realtà, cioè realismi e iper-realismi di varia specie; arte concettuale (ricordate il mongoloide di De Dominicis?); nuovi media, soprattutto video-tapes; arte di comportamento. Perchè Palazzo Ducale? Forse perchè il gregge dei turisti fa sempre la coda davanti a Palazzo Ducale: mille ingressi al giorno sono sicuri.

Le altre quattro mostre in città saranno tutte di architettura: fotografie, gigantografie, pannelli e qualche plastico. L'ubicazione non è ancora ben definita. Comunque, stando a Gregotti, le sedi dovrebbero essere: 1) ex chiesa di San Lorenzo: «Razionalismo e architettura italiana tra le due guerre» (mostra imperniata ovviamente su Terragni, Figini, Pollini ecc., quindi sulla «Casa del fascio» di Como e sui primi esempi di architettura razionalista in Italia negli anni Trenta); 2) Fondazione Cini: mostra del Comité international architecture moderne, il famoso Ciam, cui aderirono i vari Le Corbusier, Gropius, Mies ecc., tra il 1927 e il 1958; 3) Magazzini del sale o Saloni, alle Zattere: «Europa - America», emblematico confronto tra dodici architetti americani e dodici europei; Museo d'arte moderna di Ca' Pesaro: «Werkbund», duecento oggetti documentanti le origini dell'arte applicata pre-Bauhaus.

La data? E' stata già fissata al 13 giugno. Non dovrebbe slittare, dice Gregotti, anche se le «baruffe in famiglia» e la valanga di parole hanno già portato gravi ritardi. In verità, due mostre, almeno, dovrebbero venire posticipate a fine luglio: quella del Ciam e quella dell'Europa-America. Qualcuno dice che anche la mostra di Palazzo Ducale dovrà essere rinviata. Si cerca di tener su il baraccone. In fondo, i soldi ci sono (anche se Gregotti non si fida delle promesse) e l'impegno è stato già preso da tempo. Se avvenisse il crack, sarebbe un brutto colpo — forse il decisivo — al prestigio di Venezia.

Paolo Rizzi

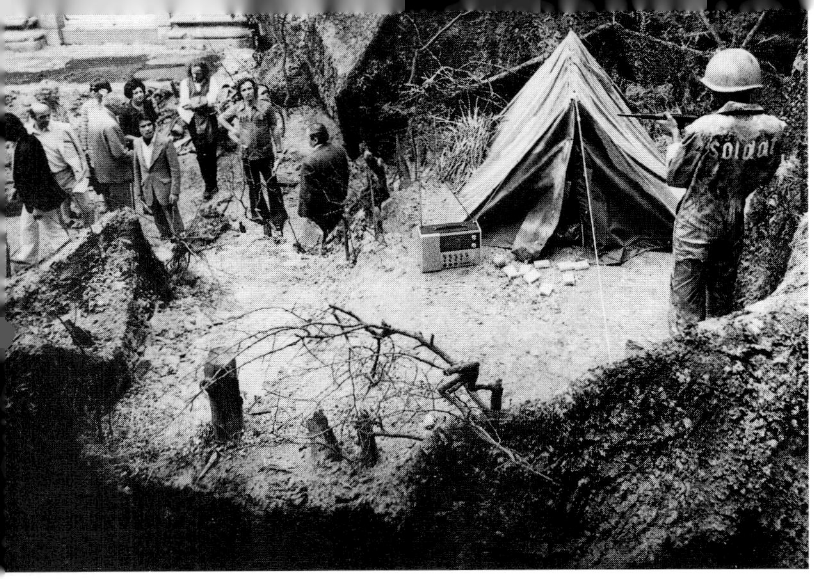

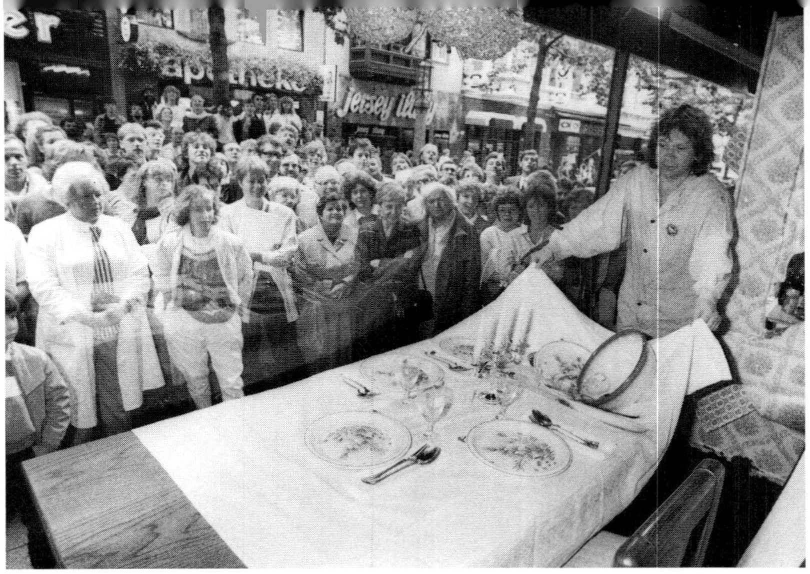

Schult would not be Schult if he did not want his art to be a provocation. Each of his artistic actions contains a whole load of provocation. An 'agent provocateur' with clear ideas and intentions. In Monschau, a small, idyllic town in the west Eifel which is overrun with tourists from spring to fall, he drove around in a car, armed with a loudspeaker, and abused the passersby. "You are tourists, you are tourists. . .You live from tourists. Look like tourists. Live like tourists. Live through tourists. Walk like tourists. . . You there. You are a tourist. Artists make beautiful houses. Decorate houses for tourists. Tourist artists. Art tourists. Beautiful. Beautiful. Makers of beauty. Beautifiers. For tourists. Tourists. You love tourists. . ."*Umweltakzente*" was the name of the event, the first extensive exhibition of art in the Federal Republic of Germany that took place outside the protective walls of galleries and museums. In 1970. The passersby felt irritated, attacked, and challenged by Schult's address over the loudspeaker. The atmosphere became tense very quickly. If the police had not intervened and ended his action, the tension might have vented itself in rough attacks aginst the artist. And yet Schult had only rubbed salt into an open wound. He had exposed a connection that secretly neither artists nor organizers, neither art critics nor art tourists denied but that no-one wanted to admit: the – inevitable? – complicity between art and commerce, between art und spectacle. Now, almost 20 years later, it is no topic for discussion anymore. Schult, too, is and was involved in it. He has, however, always stated it directly. An 'agent provocateur' with moral standards.

No provocation just for the sake of provocation: Whoever stirs up the hornets' nest as precisely as Schult does, must use provocation as a vehicle for larger plans. Simultaneously, however, in the secure terrain of contemporary art. Peter Handke insulted his audience in the theater. Bert Brecht had remarked boorishly years ago: Don't stare like that. The spirit of Dadaism, the rebellious spirit of the early surrealists, before they let themselves be caught by the dissembling world of dreams, lives on in these actions. The anti-bourgeois attitude of the bohème in 19th century Paris flares up again – 'epater le bourgeois'. The accusation that Schult is only a noisy self-producer does not affect the artist. At best it reveals a lack of knowledge about the diverse possibilities of artistic practice.

"Biokinetische Landschaft und Soldat"
documenta 5, 1972

"Zerbrochene Träume"

Bonn, 1984

Schult wäre nicht Schult, wollte er mit seiner Kunst nicht provozieren. Jede seiner künstlerischen Aktionen enthält eine geballte Ladung Provokation. Ein 'agent provocateur' indes mit klaren Vorstellungen und Absichten. In Monschau, einem idyllischen Städtchen der westlichen Eifel, vom Frühjahr bis Herbst von Touristen überschwemmt, fuhr er mit einem Lautsprecherbewaffneten Automobil herum und beschimpfte die Passanten. "Ihr seid Touristen, ihr seid Touristen, . . . ihr lebt von Touristen. Seht aus wie Touristen. Lebt wie Touristen. Lebt durch Touristen. Geht wie Touristen . . . Du da. Du bist ein Tourist. Künstler machen schöne Häuser. Schmücken Häuser für Touristen. Touristenkünstler. Kunsttouristen. Schön. Schön. Schönmacher. Verschönerer. Für Touristen. Touristen. Ihr liebt Touristen . . ." *"Umweltakzente"* hieß die Veranstaltung, die erste umfassende Ausstellung von Kunst im öffentlichen Korridor, außerhalb der schützenden Galerie- und Museumswände, die in der Bundesrepublik Deutschland stattfand. Im Jahre 1970. Die Passanten fühlten sich von Schults lautstarker Adresse belästigt, attackiert, herausgefordert. Die Atmosphäre spannte sich nach kurzer Zeit. Und hätte sich wohl in ruppigen Angriffen auf den Künstler entladen, wäre die Polizei nicht eingeschritten, um seine Aktion zu beenden. Dabei hatte Schult nur Salz in eine offene Wunde gerieben. Er hatte einen Zusammenhang aufgedeckt, den insgeheim weder Künstler noch Veranstalter, weder Kunstkritiker noch Kunsttouristen bestritten, den andererseits aber auch niemand eingestehen wollte.
Die – unvermeidliche? – Komplizenschaft von Kunst und Kommerz, von Kunst und Politik, von Kunst und Spektakel. 20 Jahre später ist es kein Thema mehr. Auch Schult ist und war darin verwickelt. Doch er hat es stets direkt gesagt. Ein Provokateur mit Moral.

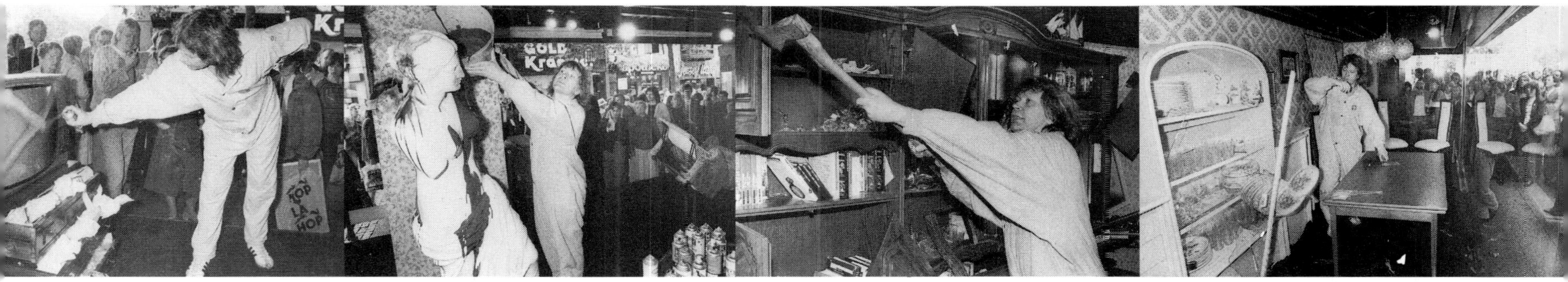

Keine Provokation also um der puren Provokation willen: Wer so präzis ins Wespennest sticht wie HA Schult, der macht sich die Provokation zum Vehikel übergreifender Pläne. Aber zugleich bewegt er sich ebenfalls auf gesichertem Terrain der zeitgenössischen Kunst. Peter Handke beschimpfte sein Publikum im Theater. Bert Brecht hat Jahre zuvor gerüpelt: Glotzt doch nicht so. In diesen Aktionen lebt der Geist des Dadaismus fort, der aufmüpfige Geist der früheren Surrealisten, ehe sie sich von der gleisnerischen Welt der Träume einfangen ließen. Da flackert die bürgerfeindliche Einstellung der Bohème im Paris des 19. Jahrhunderts auf 'Epater le bourgeois'. Der Vorwurf, Schult sei lediglich ein marktschreierischer Selbstinszenator, trifft den Künstler nicht. Entlarvt allenfalls mangelndes Wissen um die vielfältigen Möglichkeiten künstlerischer Praxis.

Schult is admittedly a director. He literally stages his artistic vision. He lets people and objects act following a plot that he works out. Schult designs and develops plots of a special kind. Plots which become events. It would be incorrect to interpret these events as pure art events. Schult does not stage his artistic plots in the sealed room of the theater's proscenium but rather in locations of the real world of societal life, in the streets and squares of the rampant cities and karstic industrial landscapes. They can only be defined as art events because they are conceived as art events. The scenery of his productions are definite reality. Just once, for a 90 minute show for German television in the National Studios on 42 Street in Manhattan, he built a world of artificial scenery: *"Ereignisraum New York"* (1983).

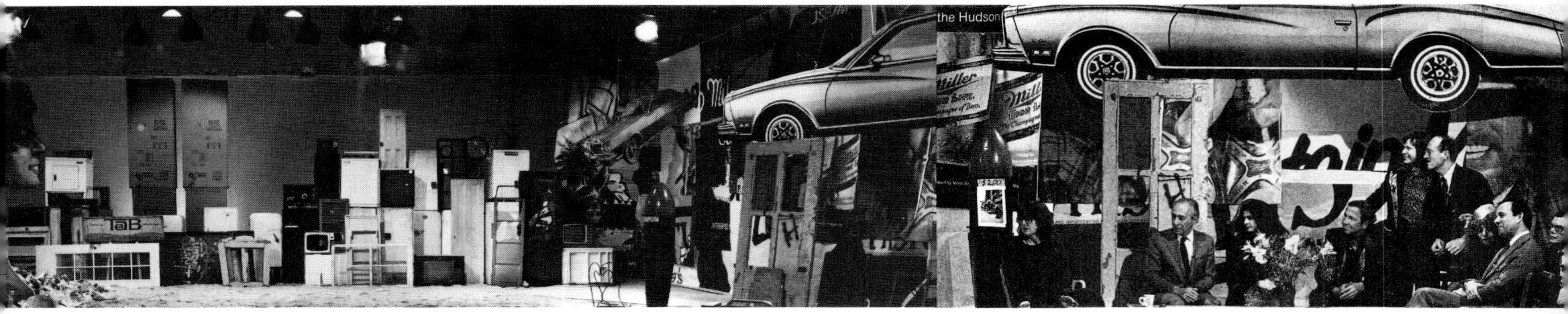

The setting of his art is the world. Schackstraße, then the Federal Republic of Germany, the Ruhr area, the Rhineland, Venice, Berlin and New York, and sometimes a transplanted monument of one city in another: the Wall and the Brandenburger Gate, two notorious symbols of Berlin, all of Berlin, to New York. With the demanding hypothesis: *"New York is Berlin"* (1985/86). Some call him a 'gigantomaniac', a lover of gigantic events. His artistic projects do in fact go way beyond the small, petty scope of the usual in art. Is Christo less 'gigantomanic' than Schult? Since when have dimensions been the decisive categories for our artistic judgement? Schult chooses the settings where he might be able to awaken interest in his art, where it is assured a lot of attention. But these settings are also the subjects of his artistic work, not simply forums that supply the background for the spectacle which the artist lets publicly unfold. Schult has picked only a small part of the public himself. And this part functions in his play with reality as an artistic ensemble, comparable to the chorus in antique drama. This public is initiated in the plans of the artist, is affirmative but not a claque. The rest of the public is usually unprepared for Schult's settings and plays. No-one can say how they will react. Whether aggressive or interested, whether disapproving or approving. Schult has, however, not intended this part of the audience to take a passive role. The role of the actual protagonist falls to this audience in his artistic concept. It is transformed from a passive public to groups of active participants in Schult's play. It experiences the changes that Schult wants to initiate with his artistic acts for itself. In his art, the audience is addressee, subject, and means of artistic practice. Georg F. Schwarzbauer has described the multiformed process that the viewer goes through during HA Schult's actions:

"Ereignisraum New York"

Nationalstudios, New York, 1983

"Berg der Höchsten Harmonie"

Projekt für Peking

Ein Regisseur freilich ist Schult. Er setzt seine künstlerische Vision buchstäblich in Szene. Er läßt Menschen und Dinge agieren. Nach einem Handlungsrahmen, den er absteckt. Aber Schult entwirft und entwickelt künstlerische Handlungen besonderer Art. Handlungen, die zu Ereignissen werden. Es wäre falsch, diese Ereignisse nur als Ereignisse der Kunst zu interpretieren, denn Schult setzt seine künstlerischen Handlungen nicht im abgeschotteten Raum der Guckkastenbühne des Theaters in Szene, sondern vor Ort, in der faktischen Welt des gesellschaftlichen Lebens, auf den Straßen und Plätzen der wuchernden Städte und verkarsteten Industrielandschaften. Als Ereignisse der Kunst definieren sie sich allein deshalb, weil sie als solche konzipiert worden sind. Die Kulissen seiner Inszenierung sind echt, konkrete Wirklichkeit. Nur in den Nationalstudios auf Manhattans 42. Straße West baute er für eine 90-Minuten-Show des Deutschen Fernsehens eine Welt aus künstlichen Kulissen auf: *"Ereignisraum New York"* (1983).

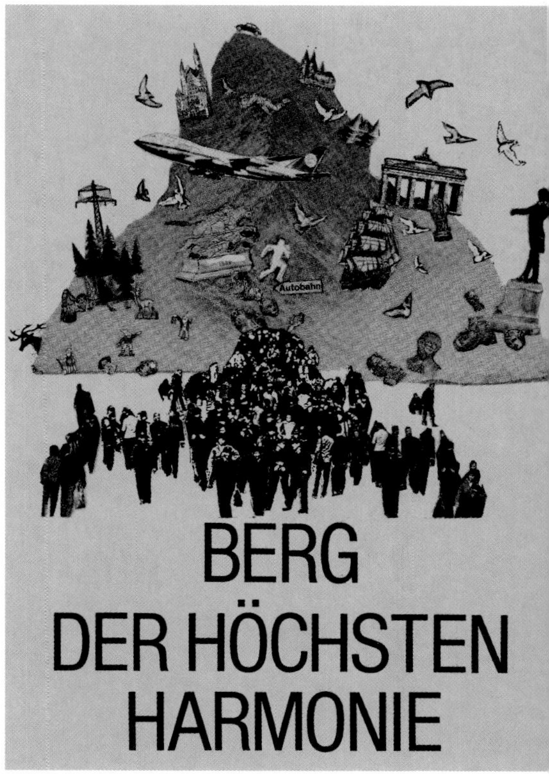

★

Der Schauplatz seiner Kunst ist die Welt. Die Schackstraße, dann die Bundesrepublik Deutschland, das Ruhrgebiet, das Rheinland, Venedig, Berlin und New York, und mitunter verpflanzte er Monumente der einen Stadt in eine andere: Mauer und Brandenburger Tor, zwei notorische Wahrzeichen Berlins, des gesamten Berlins, nach New York. Mit der anspruchsvollen These *"New York ist Berlin"* (1985/86). Manche apostrophieren ihn deswegen als Gigantomanen. In der Tat sprengen seine künstlerischen Projekte das kleinliche Raster des Gewohnten in der Kunst. Verhält sich Christo weniger gigantomanisch als Schult? Aber seit wann liefern die Dimensionen die ausschlaggebenden Kriterien für das Kunsturteil? Schult sucht die Schauplätze auf, wo er Interesse für seine Kunst zu wecken vermag. Wo ihr – selbstredend – große Aufmerksamkeit sicher ist, doch diese Schauplätze sind stets auch die Gegenstände seiner künstlerischen Arbeit, nicht bloße Foren, die den Hintergrund liefern für die Spektakel, die der Künstler coram publico abrollen läßt. Nur den geringsten Teil des Publikums hat Schult ausgewählt. Und dieser Teil fungiert in seinen Spielen mit der schieren Wirklichkeit als künstlerisches Ensemble, vergleichbar dem Chor im antiken Drama. Dieses Publikum ist eingeweiht in die Pläne des Künstlers, verhält sich ihm gegenüber affirmativ, jedoch nicht als Claque. Unvorbereitet hingegen trifft zumeist das übrige Publikum auf Schults Schauplätze und Schauspiele. Niemand kann vorhersehen, wie es reagieren wird. Ob aggressiv oder interessiert, ob ablehnend oder zustimmend. Aber auch diesem Publikum hat der Künstler keine passive Rolle zugedacht. In seinem künstlerischen Konzept fällt ihm die Aufgabe des eigentlichen Akteurs zu. Es verwandelt sich vom passiven Publikum in Gruppen von aktiven Teilnehmern an Schults Schauspiel. Es erfährt die Veränderungen, die Schult mit seinen künstlerischen Handlungen anstoßen will, gleichsam am eigenen Leibe. In seiner Kunst ist dieses Publikum Adressat, Gegenstand und Mittel künstlerischer Praxis. Georg F. Schwarzbauer hat den vielgestaltigen Prozeß

Vor dem Modell, 1987:

Han Boping

Bürgermeister von Peking

Peter Reuschenbach

OB von Essen

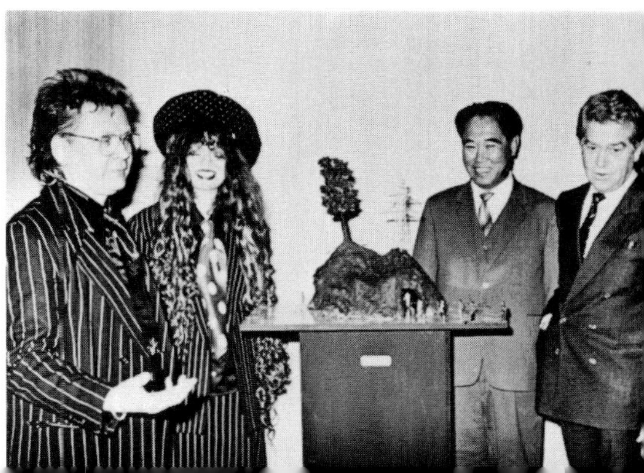

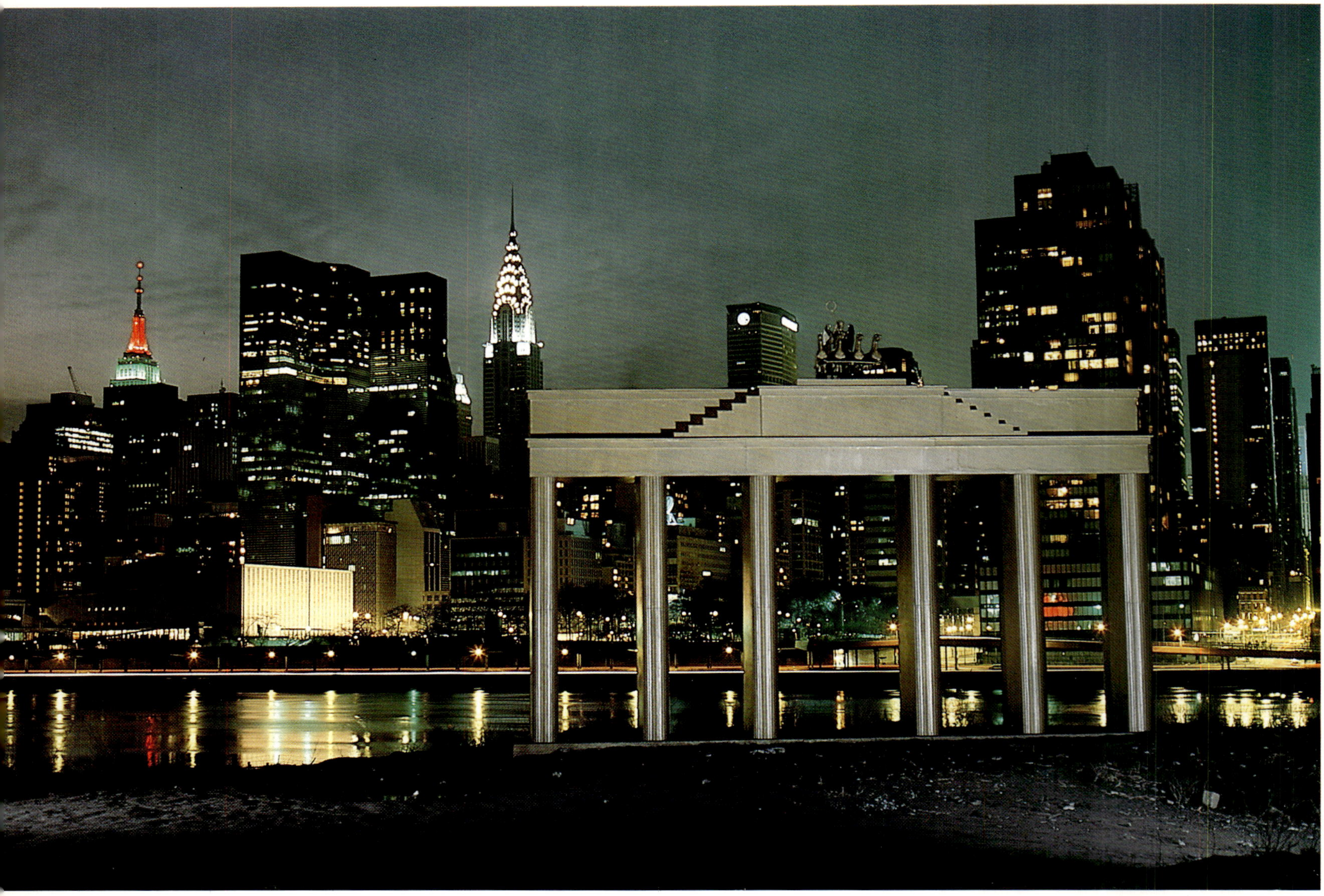

The Brandenburg Gate

"The viewer is forced into a predetermined role by the Macher. Qualified by the stage direction and dramaturgy of previous actions, which have a programmatic status for further creations, there are four different ways in which viewers will react.
Reception by participation: (The action and its assimilation under the supervision of the observer) Agression and destruction: (The immediate and almost always undirected intervention of the consumer) Observation and distance: (The observer as reflective viewer of the event) Transmitted worth of statements: (The statement transmitted by the media)."[1]

"New York ist Berlin"

New York, 1985/86

beschrieben, den die Betrachter angesichts der Aktionen von HA Schult durchlaufen: "Der Betrachter wird vom Macher in eine vorbestimmte Rolle gezwungen. Bedingt durch die Regie und Dramaturgie der früheren Aktionen, welchen für das weitere Schaffen ein programmatischer Stellenwert zukommt, ergeben sich vier verschiedene Möglichkeiten innerhalb des Betrachterverhaltens.

Rezeption durch Beteiligung: (Die Aktion und ihre Verarbeitung unter der Aufsicht des Beobachters) Aggression und Destruktion: (Das unmittelbare und fast immer ungesteuerte Eingreifen des Konsumenten) Beobachtung und Distanz: (Der Rezipient als reflektierender Betrachter des Geschehens) Übertragene Mitteilungswerte: (Die durch Medien vermittelte Mitteilung)."[1]

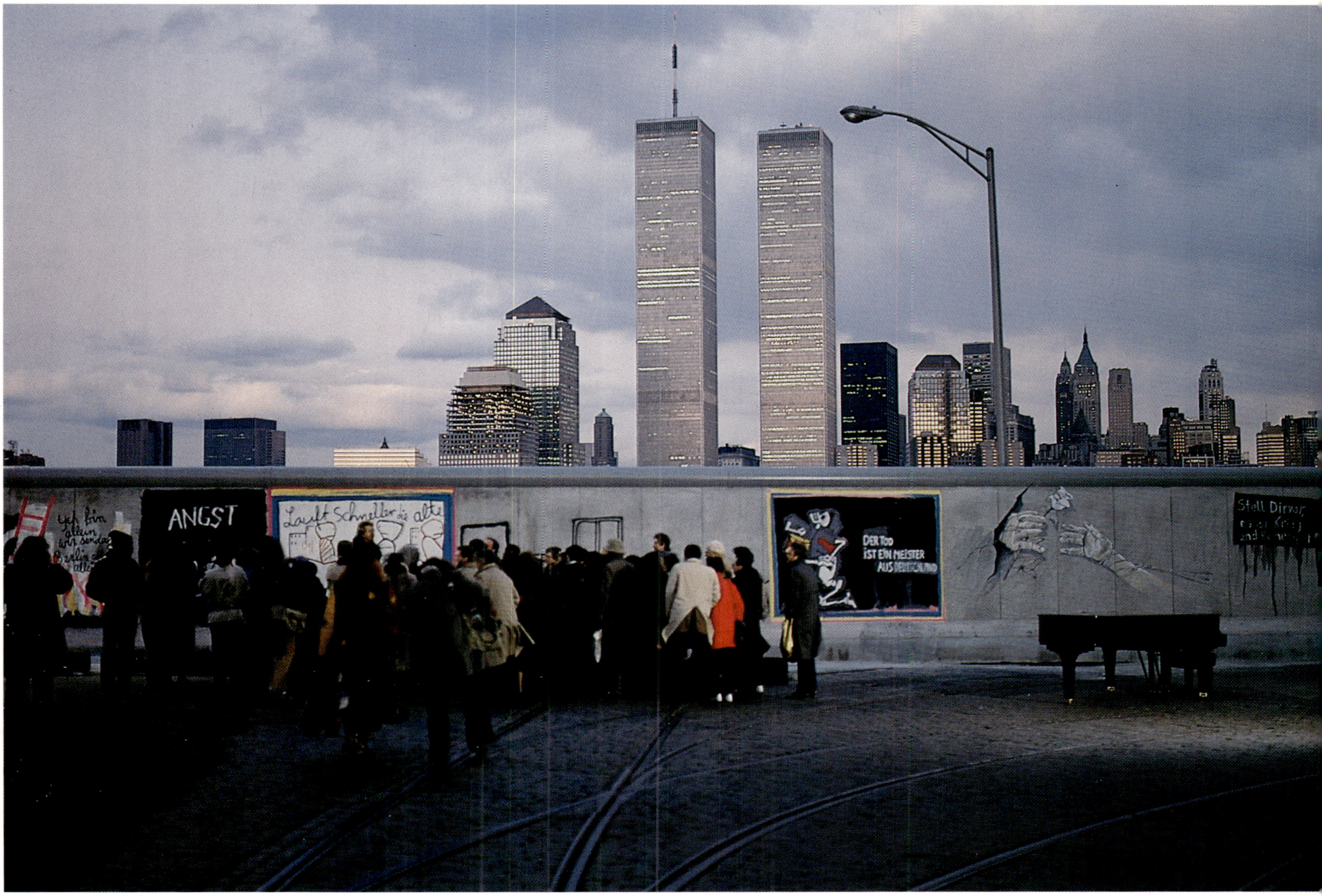

"Schaufenster"

Stuttgart 1974

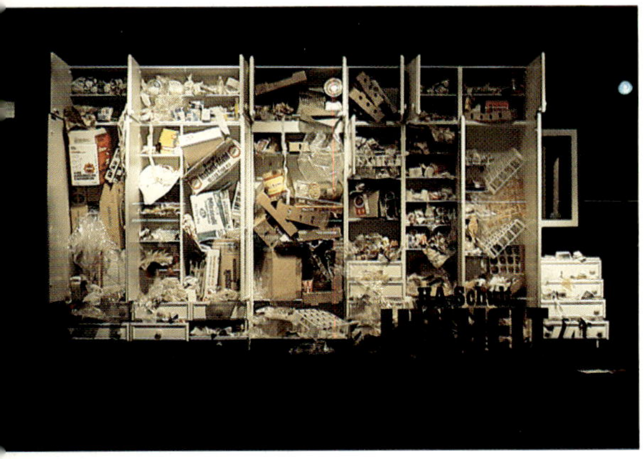

Schult is interested in transformation, in the transformation of viewers of art to legitimate participants and partners. A venture that is full of risks. Often he has simply released the beast in people from its cage of discipline, norms, and conventions and, instead of attaining an emotional and rational participation, has sparked off blind destruction. Thus the artistic action *"Die Stadtstraße"* (1971) in Cologne, where, for a period of three days, the artist put three brand-new cars at the complete disposal of every holder of a driver's license for a certain time and had a psychologocially schooled observer sit in the back taking notes on every remarkable incident, ended with deplorable results:

"The evaluation of this action showed that several drivers exhibited very extreme behaviour when faced with cars that did not belong to them. One was stopped by the police in Cologne's inner city as his vehicle had just gone over a speed of 150 km/h; another drove the car to the Rhine, got out, climbed onto the roof of the car, and finally trampled around on it. Schult's announcement that everyone could do what they wanted with the car had provoked such extreme acts. They were additionally spurred on by the Cologne tabloids, which interpreted his announcement to mean that the cars could also be destroyed."[2] Schult is not afraid of risks.

★

"Konsumbaum"

Wolfsburg 1976

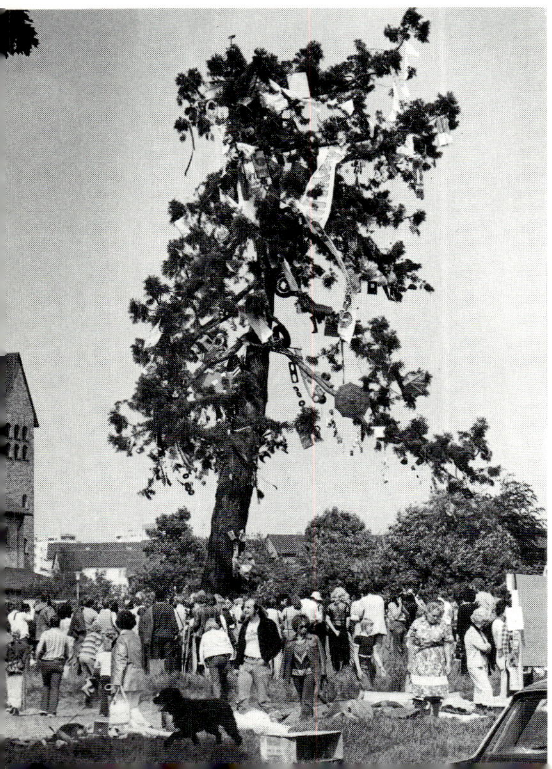

In the biographical information in the many books that accompany his artistic work, Schult notes that he decided at the beginning of the 60's to include his life in art.[3] The statement gives a key to the artist's work, regardless of the fact that it might encourage the misconception that Schult had ever since then placed his own person in the center of his work. Art and life – this symbiosis of a human aim, namely art, with human existence is a dream that has appeared periodically since the Romantic period and fills the mind of advanced artists. It was exactly in the 60's that it was again dreamed, when the contemporary art world gave the impression that it had finally left the dirty reality of common human existence for the higher spheres of the cult of the subjective and the ecstasies of artistic spiritual life. I were mostly young artists in the USA, in Great Britain, France, Italy, and the Federal Republic of Germany, who energetically contradicted this widely spread tendency with artworks that were practically bursting with items pawned from ordinary life. The crude images and sculptures of nouveau realisme, the assemblages of neo-Dada in the USA, the cerebral objects of zero-art, all made of simple found material, mundane junk, Kaprow's happenings and the flux-movement, which wanted to establish a dynamic instead of a static concept of art. The dream of artists to reconcile art and life has, at least, a tradition. An echo of society's development that dismissed the artists from the familiar social ties of commissioned art and handed them to a market, ruled by the law of supply and demand, as 'free' artists. On the credit-side of this development for the artists was the artistic independence, aesthetically expressed in the manifestation of the 'autonomous

Schult ist auf Veränderung aus, auf Veränderung der Betrachter von Kunst zu legitimen Teilnehmern und Teilhabern. Ein Unterfangen, das mit hohem Risiko behaftet ist. Denn des öfteren hat er lediglich das Tier im Menschen aus dem Käfig von Disziplin, Norm und Konvention befreit und statt emotionale und rationale Teilnahme zu erreichen nur blinde Zerstörungswut entzündet. So endete die künstlerische Aktion *"Die Stadtstraße"* (1971) in Köln, wo der Künstler während dreier Tage jedem Besitzer eines Führerscheins für eine gewisse Zeit drei fabrikneue Automobile zur freien Verfügung übergab, in deren Fond ein psychologisch geschulter Beobachter saß, der alle bemerkenswerten Vorkommnisse notieren mußte, mit einem beklagenswerten Resultat: "Die Auswertung dieser Aktion ergab, daß etliche Autofahrer angesichts der Autos, die ihnen nicht gehörten, sehr extreme Verhaltensweisen an den Tag legten. Der eine wurde etwa in der Kölner Innenstadt von der Polizei gestellt, als sein Fahrzeug die Geschwindigkeit von 150 km/h gerade überschritten hatte; der andere fuhr den Wagen an den Rhein, stieg aus, erklomm das Dach des Autos und trampelte anschließend darauf herum. Schults Ankündigung, jeder könne mit dem Auto unternehmen, was ihm beliebe, hatte derlei extreme Handlungen provoziert. Zusätzlich angefeuert wurden sie noch von der Kölner Boulevardpresse, die seine Annonce in dem Sinne interpretierte, daß die Autos auch zerstört werden könnten."[2] Schult scheut das Risiko nicht.

★

In den biographischen Angaben zu den zahlreichen Büchern, die seine künstlerische Arbeit begleiten, vermerkt Schult, er habe sich anfangs der 60er Jahre entschlossen, sein Leben in die Kunst einzubeziehen.[3] Der Satz liefert einen Schlüssel zum Werk des Künstlers, unbeschadet dessen, daß er dem Mißverständnis Vorschub leisten könnte, Schult hätte sich fortan als Person in den Mittelpunkt seiner Arbeit gestellt. Kunst und Leben – jene Symbiose einer menschlichen Setzung, der Kunst nämlich, mit dem menschlichen Dasein schlechthin, ist ein Traum, der seit der Romantik periodisch auftaucht und den Geist der avancierten Künstler erfüllt. Gerade in den 60er Jahren stand er hoch im Kurs, als das zeitgenössische Kunstgeschehen den Eindruck vermittelte, es habe sich im Kult des Subjektiven, den Ekstasen künstlerischen Seelenlebens von der schmutzigen Realität des gewöhnlichen menschlichen Daseins endgültig in höhere Sphären verabschiedet. Es waren vornehmlich die jungen Künstler der USA, Großbritanniens, Frankreichs, Italiens und der Bundesrepublik Deutschland, die dieser weit verbreiteten Tendenz energisch mit Kunstwerken widersprachen, die von Versatzstücken des ordinären Lebens förmlich strotzten. Die kruden Bilder und Skulpturen des nouveau réalisme, die Assemblagen des Neo-Dada in den USA, die vergeistigten Objekte der Zero-Kunst, allesamt aus simplem Fundmaterial, gewissermaßen Alltagsschrott zusammenfügt, die Happenings Kaprows und der Fluxus-Bewegung, die anstelle eines statischen einen dynamischen Kunstbegriff etablieren wollte. Der Traum der Künstler, Kunst und Leben miteinander zu versöhnen,

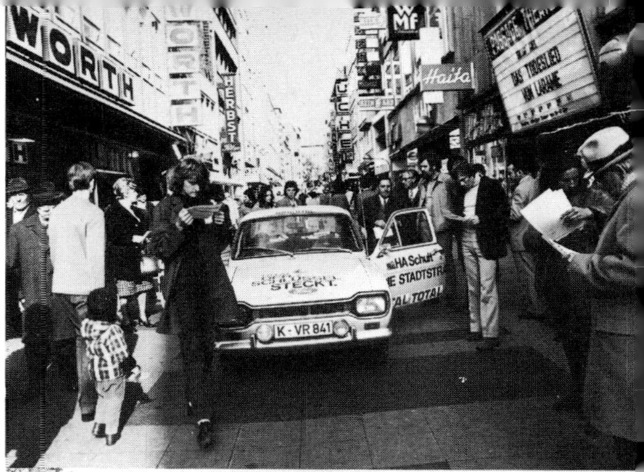

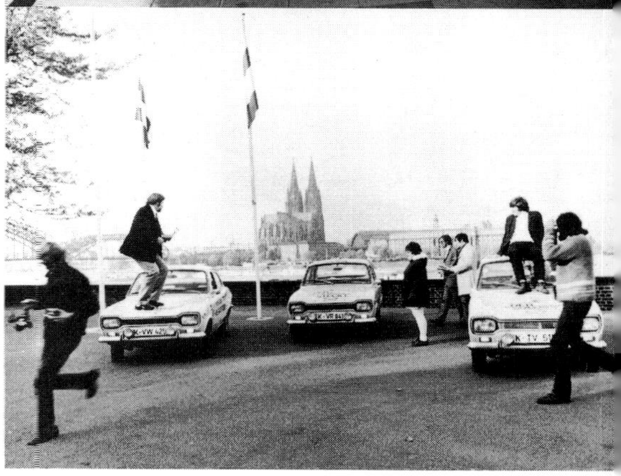

"Die Stadtstraße"

Köln, 1971

artwork'. On the debit-side was the loss of the social security that the royal courts had guaranteed them before the revolution of the citoyens.

"At the historical moment when society did not set the artist extensive tasks anymore, when industrial society cast him out as an eccentric because he made strange things that no-one really needed anymore, the artists fled into the ethos of their inspired exceptionality or tried with all their might to regain a cogend connection between life, at least their lives, and art, at least their art. The Romantics around 1800 were the first to be affected by this problem, which struck some of them down. They not only thought about but also attempted to realize the idea that art and life must build a whole again. Since then it is alive and meets today, when all issues have intensified incredibly, with radical answers."[4]

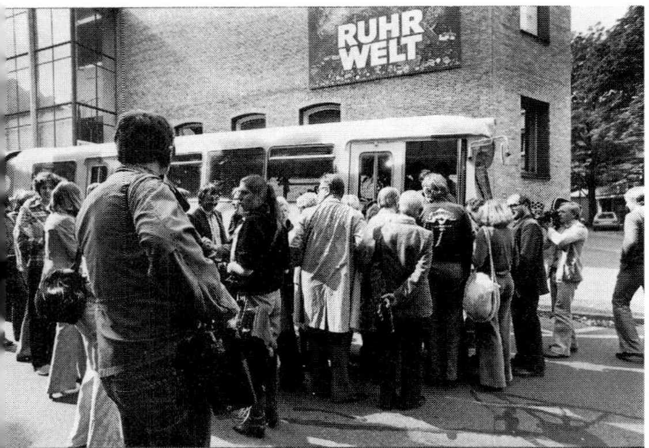

Schult, consciously or unconsciously, ties onto the tradition of Romantic art like many other artists of these important years of cultural upset. He does so, however, without falling for the tempting danger of artistic self-stylization, which often ends in the sentimentality of the eternally undiscovered artist. He was protected by his intellectual alertness, especially by his insight that he would have to devise other strategies than the avant-garde to give his ideas a definite shape.

★

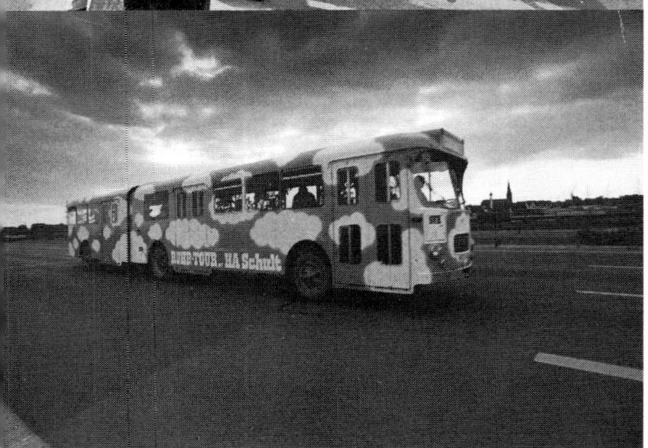

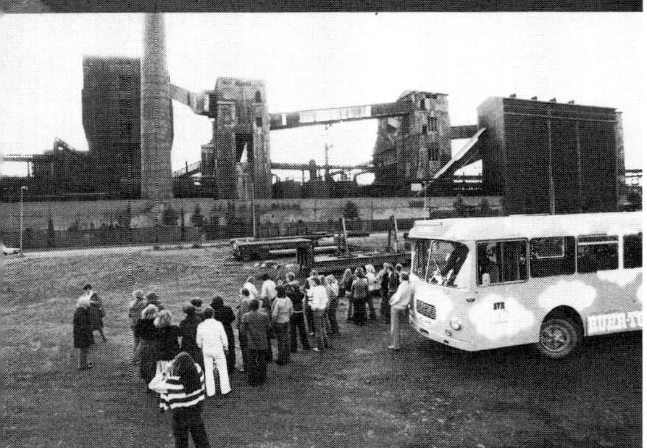

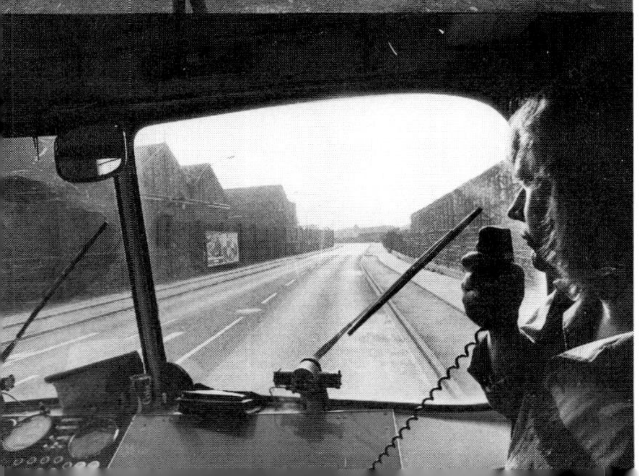

Schult is, in many respects, a 'pre-aesthetic' (Honnef – Harling) artist; the old and the new are united in his artistic action. A romantic longing that flares up in the now legendary nocturnal concerts of Schubert, Brahms, and Wagner on the biggest trash pile of the Ruhr area – *"Ruhr-Tour"* (1978) – or under the Brooklyn Bridge – *"Now!"*, New York (1983) –, a baroque feeling, whose vital aura is constantly overshadowed by death, and the unrestrained imagination of the conceptual artist, who moves worlds, even if primarily on paper. Schult can be distinguished from most of the other artists of this species by two qualities: He fulfills the majority of his plans, and he always fulfills them with high moral standards. Even Schult's high moral standards have often been contested, his moral integrity has been questioned. The commotion, which constantly surrounds his artistic acts and which he often enough deliberately instigates, has confused and blinded. How could he have gained attention in the roaring and bellowing sea of the media, in which every nuance is drowned out, without his own commotion?

"Schult has recognized that our powers of perception and imagination, dulled by overstimulation, are hardly capable of reacting to sensitively set signals, and therefore uses drastic methods."[5]

Eberhard Roters, who wrote this, compared the artist in a speech he gave at the opening of an exhibition of Schult's object-boxes to an alchemist and justified this at first surprising comparison by pointing out the alchemist's claims to morality in their activities. Alchemy was at one time, unlike chemistry, regarded to be an artistic discipline with a thousand year long history.

hat jedenfalls Tradition. Ein Echo auf eine gesellschaftliche Entwicklung, welche die Künstler aus den vertrauten sozialen Bindungen der Auftragskunst entließ und sie als 'freie' Künstler einem Markt überantwortete, den das Gesetz von Angebot und Nachfrage regelt. Auf der Habenseite dieser Entwicklung stand für die Künstler die künstlerische Unabhängigkeit, die in ästhetischer Hinsicht die Manifestation des 'autonomen Kunstwerks' ausdrückte, auf der Sollseite indes verloren sie die soziale Sicherheit, die ihnen vor der bürgerlichen Revolution die fürstlichen Höfe garantiert hatten. "In dem geschichtlichen Augenblick, als die Gesellschaft dem Künstler keine umfassenden Aufgaben mehr stellte, als ihn die industrielle Massengesellschaft als Sonderling ausstieß, der sonderliche Dinge machte, die man eigentlich zu nichts mehr gebrauchen konnte, flüchteten sich die Künstler in das Ethos ihrer genialen Außerordentlichkeit oder versuchten mit aller Kraft eine zwingende Verbindung zwischen Leben, zumindest ihrem Leben, und Kunst, zumindest ihrer Kunst, wiederzugewinnen. Die Romantiker um 1800 waren die ersten, die diese Problematik traf, die so manchen von ihnen erschlug. Sie haben die Idee, Kunst und Leben müsse wieder ein Ganzes bilden, nicht nur erwogen, sondern auch zu verwirklichen versucht. Seitdem ist sie lebendig und findet heute, wo sich alle Fragen unerhört zuspitzen, radikale Antworten."[4] Schult knüpfte, bewußt oder unbewußt, an die Tradition der romantischen Kunst an, wie viele andere Künstler dieser wichtigen Jahre kultureller Unruhe ebenfalls, ohne jedoch der lockenden Gefahr künstlerischer Selbststilisierung zu verfallen, die häufig in der Larmoyanz des ewig unentdeckten Künstlers mündet. Davor bewahrte ihn seine geistige Wachheit, vornehmlich die Erkenntnis, daß er sich andere Strategien als die Avantgarde ausdenken müsse, um seinen Vorstellungen konkrete Gestalt zu verleihen.

★

In vielem ist Schult ein 'vorästhetischer' (Honnef-Harling) Künstler; in seinem künstlerischen Vorgehen vereinigten sich Altes und Neues. Eine romantische Sehnsucht, die aufblitzt in nächtlichen, inzwischen schon legendär gewordenen Konzerten auf der größten Müllhalde des Ruhrgebiets mit Liedern von Schubert, Brahms und Wagner – *"Ruhr-Tour"* (1978) – oder unter der Brooklyn Bridge – *"Now!"* New York (1983) – , ein barockes Lebensgefühl, dessen vitale Ausstrahlung ständig vom Tod überschattet ist, sowie die ungehemmte Phantasie des Konzept-Künstlers, der Welten bewegt, wenngleich in der Regel bloß auf dem Papier. Vor den meisten Künstlern dieser Spezies zeichnet sich HA Schult aber durch zweierlei Eigenschaften aus: Er realisiert die überwiegende Anzahl seiner Pläne, und er realisiert sie stets mit einem hohen moralischen Anspruch. Auch der hohe moralische Anspruch ist ihm oft bestritten worden, seine moralische Integrität in Zweifel gezogen. Man hat sich verwirren und blenden lassen von dem Lärm, der beständig um seine künstlerischen Handlungen aufbrandet und den er häufig genug absichtlich auslöst. Wie auch sonst sollte er sich Gehör verschaffen in

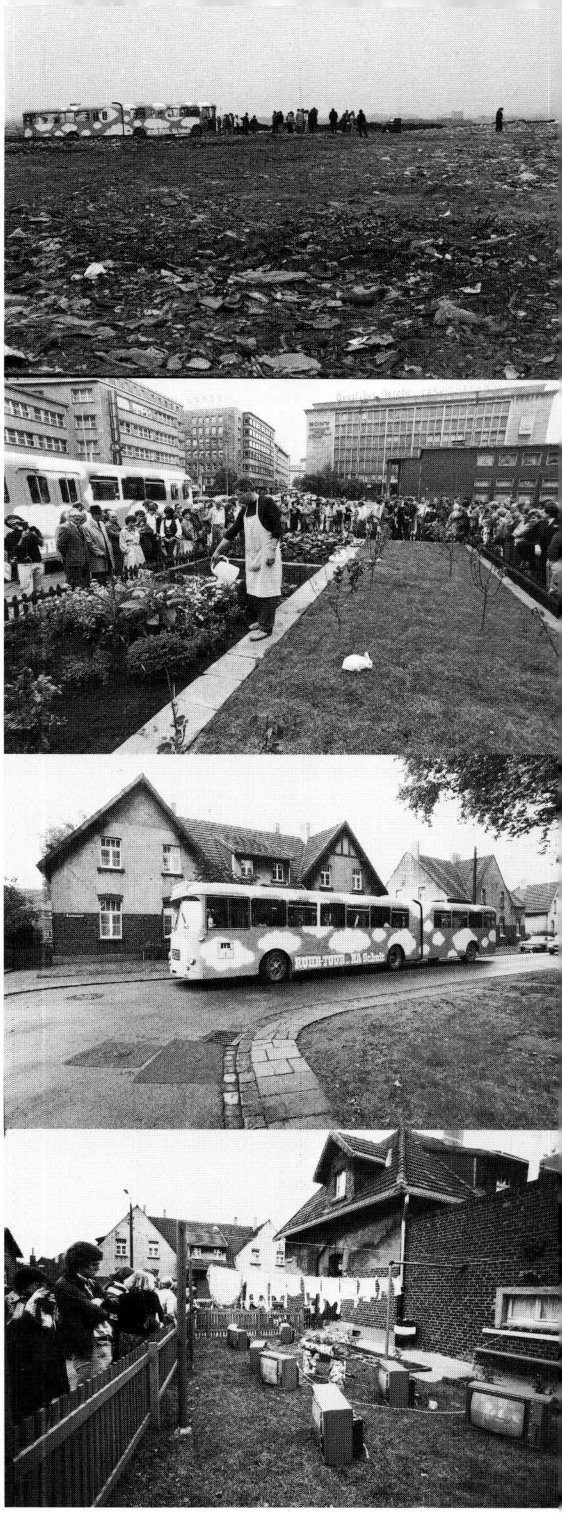

Ruhrgebiet, 1978

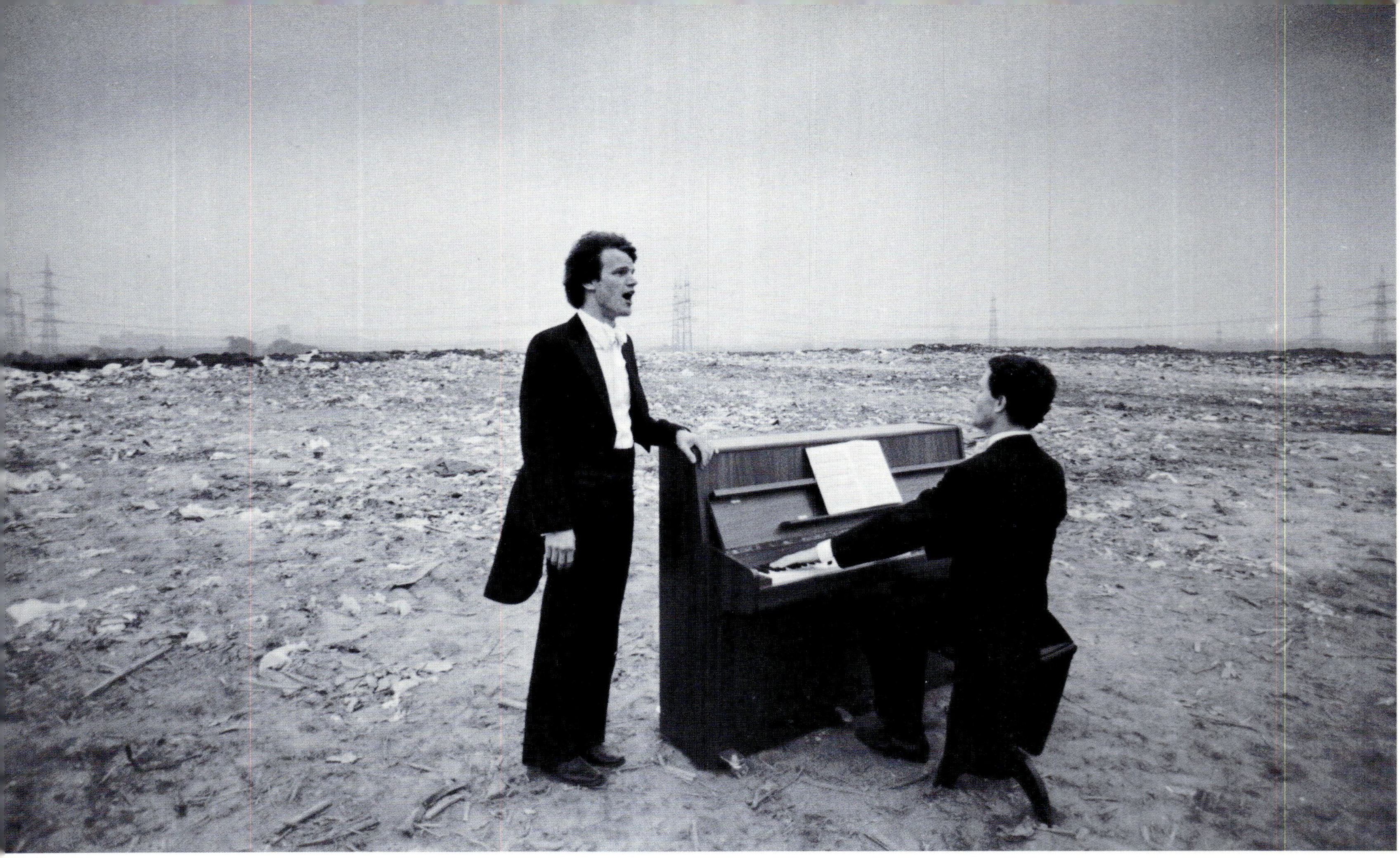

"Ruhr-Tour" 1978

"That an access to an understanding for [alchemy] has been lost lies largely in the abundant images of a complicated language of metaphors – as complicated as the language that art uses today. If one traces the meaning of what has been thought, behind the images of what has been said, back to its core, then it is obvious that the initiates who searched for the secret substance were responding to a call. It is a moral call that states that the transmutation of matter – without disturbing the equilibrium of the balance of power – could only be carried out if the transmutation was done in the form of a purification. Only those would be capable of executing the purification – the transmutation of matter for the benefit and not the harm of all existence –, who endeavoured to purify themselves, that is, to continually examine the moral quality of their actions."[6]

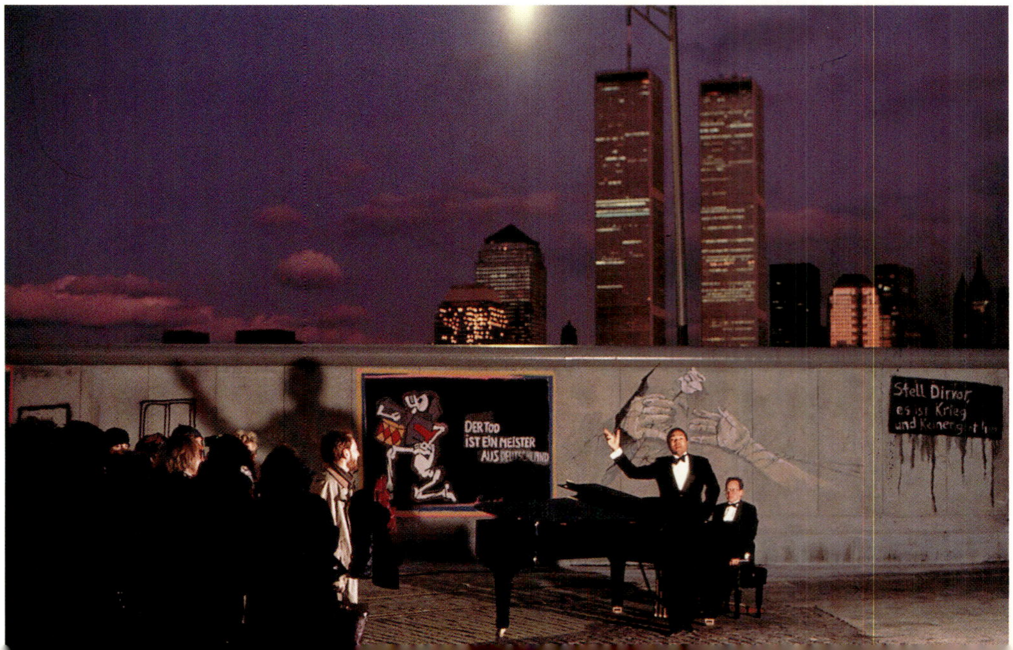

"New York ist Berlin" 1985

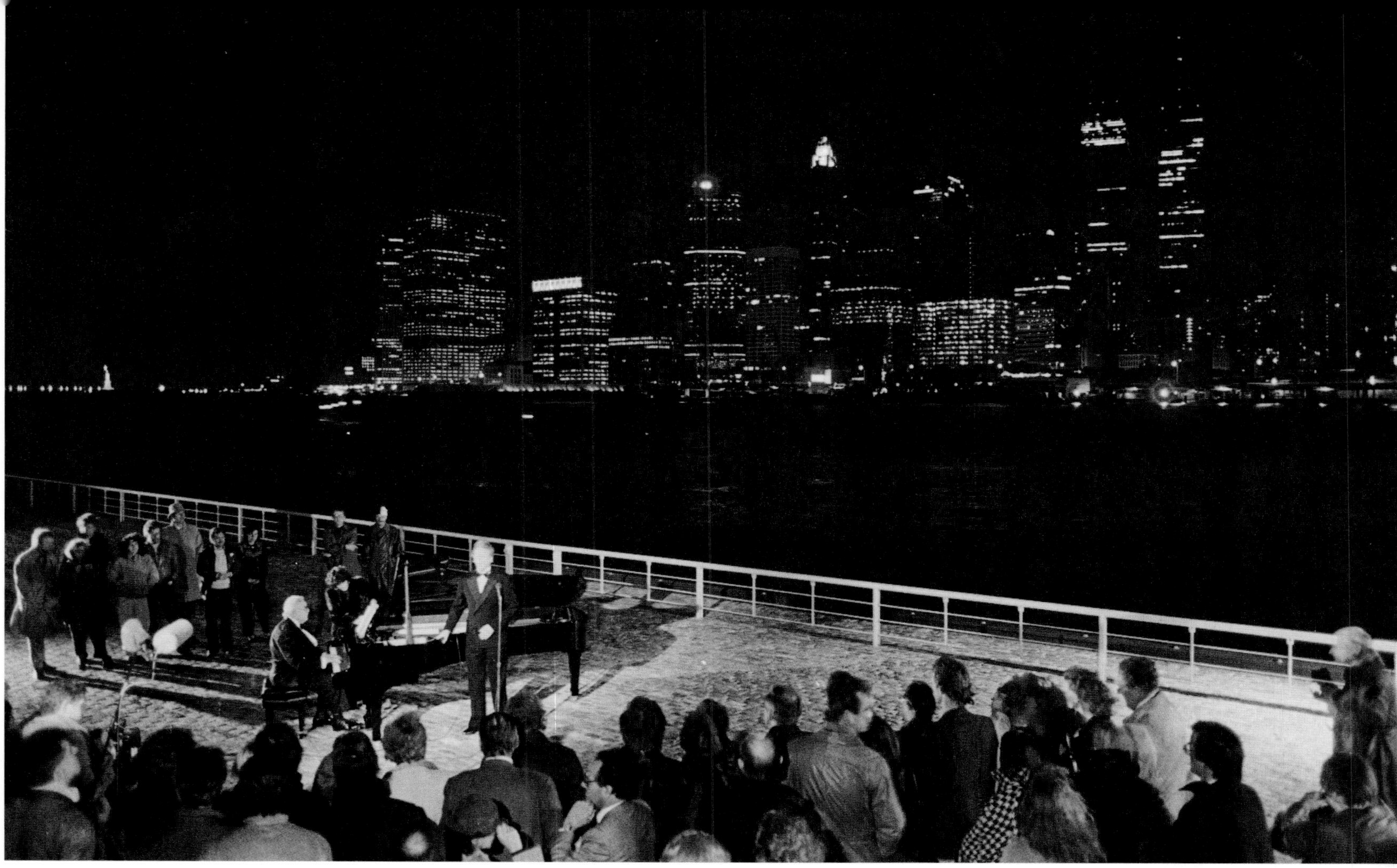

einem tosenden und brüllenden Medienmeer, das jede Nuance einfach überschreit. "Schult, der erkannt hat, daß unsere durch Reizüberflutung abgestumpfte Wahrnehmungsfähigkeit und Vorstellungskraft kaum noch in der Lage ist, auf sensibel gesetzte Signale zu reagieren, bedient sich dazu drastischer Mittel."[5] Eberhard Roters, der dies schrieb, verglich den Künstler in einer Rede anläßlich der Eröffnung einer Ausstellung von Schults Objekt-Kästen mit einem Alchimisten und begründete den zunächst überraschenden Vergleich mit dem Hinweis auf den moralischen Anspruch alchimistischer Tätigkeit. Dereinst galt die Alchimie im Gegensatz zur Chemie als künstlerische Disziplin mit einer jahrtausendealten Geschichte. "Daß uns der Zugang zum Verständnis dafür verlorengegangen ist, liegt hauptsächlich am Bilderreichtum einer verwickelten Metaphersprache – einer ähnlich komplizierten übrigens wie die, deren sich heute die Kunst bedient. Führt man aber den Sinn des Gemeinten, der hinter den Bildern des Gesagten stand, auf seinen Kern zurück, dann wird offensichtlich, daß die Adepten, die das Arkanum suchten, einer Forderung zu gehorchen hatten, und zwar einer moralischen, derjenigen nämlich, daß Stoffumwandlungen nur dann – ohne das Equilibrium des Kräftehaushalts zu stören – vorgenommen werden dürften, wenn die Umwandlung in Gestalt einer Läuterung erfolge, und daß nur derjenige in der Lage sein könne, die Läuterung – also die Substanzumwandlung zum Nutzen und nicht zum Schaden aller Existenz – vollziehen könne, der bestrebt sei, sich selbst zu läutern, das bedeutet, ständig die moralische Qualität seines Handelns zu überprüfen."[6]

VOL. XXVIII No. 46 THE WEEKLY NEWSPAPER OF NEW YORK NOVEMBER 15, 1983 90¢

DETRITUS, YOU'LL LIKE IT

Levin (Page 103)

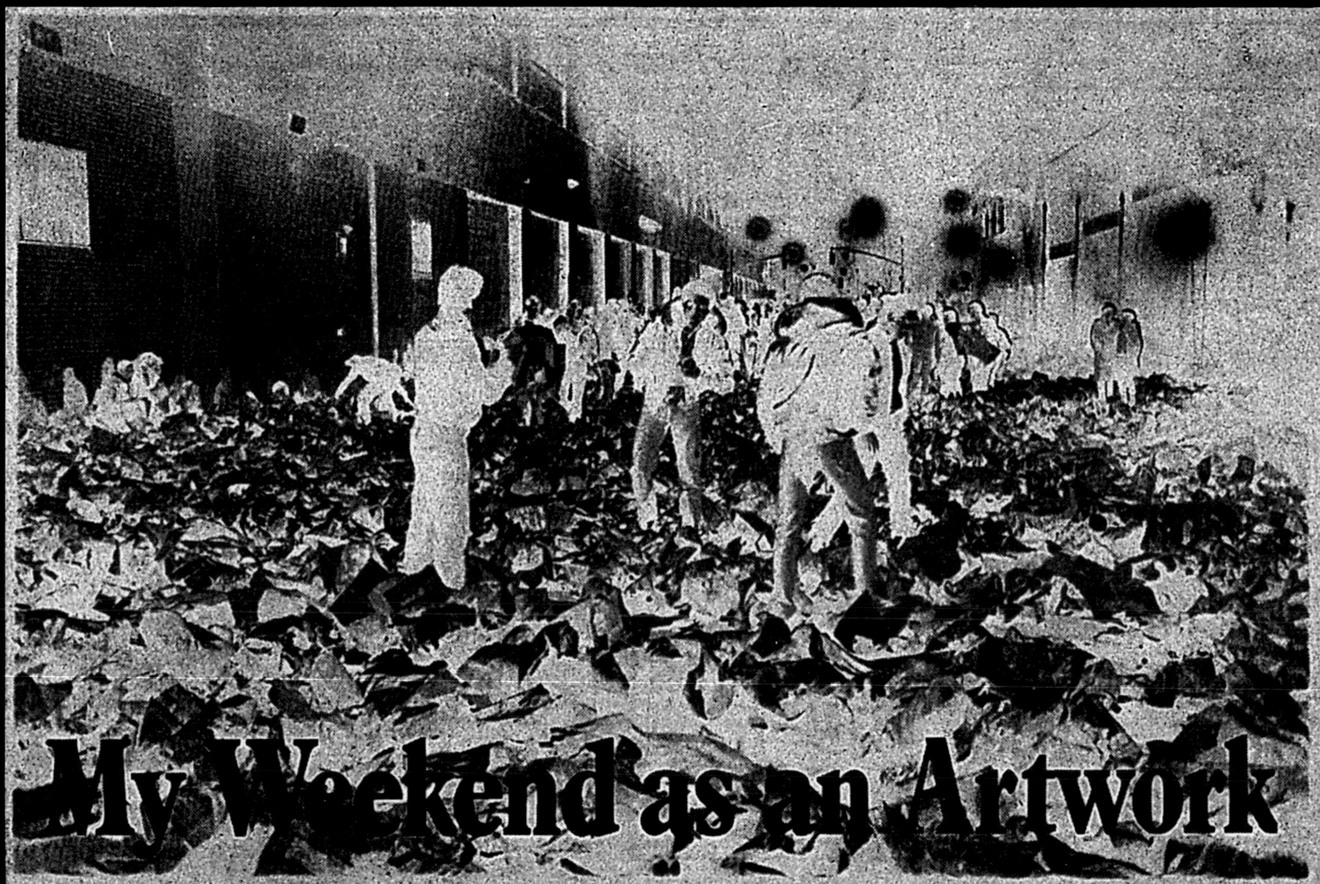

THOMAS HOEPKER

ART

out at the source of their fantasies of Black America with wonder. The people in the streets stared back, hid their faces, or made hex signs. It was a pretty uncomfortable experience. "This is the worst spot in the world," muttered the nervous security guard. "He's got to be out of his fucking mind."

Most of the Americans invited to attend the banquet seemed more interested in the food than the art event afterward. One wealthy collector left in a huff in the middle of dinner, insisting that the Germans at her table were stealing her meat from the fondue pot. Holly Solomon refused to ride to Brooklyn in a school bus and rented her own limousine. "It's a night out," shrugged critic Donald Kuspit. But the visitors tromped through the paper like kids who had never seen snow before, kicking at it in order to experience it fully, while the kids from Harlem charged purposefully down the street, spreading paper as they went. "A good artist, very efficient," approved a man with a monocle. By morning the "river of paper" was several blocks long and knee deep, a vista punctuated by the world trade towers, symbol of capitalism, at the end of the street.

On the last weekend of October, H. A. Schult staged a lavish weekend-long "action" for a planeload of German collectors, curators, cultural officials, journalists, photographers, TV and radio crews, and other art lovers including a butcher, all transported here as part of the event. I'm not sure if they knew it was Halloween. It involved a 747, four dinky yellow schoolbuses, 48 sleek black limousines, 600,000 pages of *The New York Times*, a grand piano, a Lancia sedan, a sanitation sweeper, and the city itself. It all happened under the unsuspecting nose of the New York artworld: very few people here even suspected it was taking place, much less had any idea of who H. A. Schult is.

H. A. Schult is a German artist of a generation somewhere between Beuys and the neo-Expressionists, who a year or so ago moved to New York with his wife Elke Koska—who wears a toy car or a slice of plastic pie as a hat and is a work of art herself. They fell in love with the city and explored it passionately, discovering things most of us never see. They made friends with the firemen at a firehouse in Harlem, and with a priest who runs a boys' school there. They came upon a platform under the Brooklyn Bridge with a postcard-perfect view of the Manhattan skyline, and a huge deserted Brooklyn warehouse with a wire mesh elevator and an even better view. H. A. Schult decided to share these "pictures" of New York with his friends—as art.

He had been staging strange conceptual-theatrical events and participatory "actions" since the late '60s. In 1969 he filled a museum in Leverkeusen, Germany—a center of the pharmaceutical industry—with live growing bacteria, a weird kind of ecological scatter work. He also filled a Munich street with crumpled newspaper, and ended up in court convincing the judge that art was as important as the local obsession with cleanliness. By 1976 he was filling the whole Piazza San Marco in Venice with newspaper, with the cooperation of the mayor, the bishop, and the chief of police. "He wants to put the poem of our time in the piazza," innocently explained Elke, who does the organizational work.

How could they refuse? It was a spectacular gesture, an urban earthwork of litter and waste—the other side of consumerism—but we never even heard about it here. Our tradition at the time was the artist-worker in hardhat and overalls, supervising bigger-than-life Tonka trucks in the desert. This European mixture of Conceptualism, Earthwork, Performance Art, old-fashioned Happening, and grandiose theatricality, had a totally foreign sensibility that was more concerned with making a spectacular symbolic gesture in the world than with escaping from the artworld. Think of Christo or Yves Klein as opposed to Smithson, our native son. Orchestrating a stupendous venture, being a showman rather than a workman, had an element of the ridiculous that often undermined it in American eyes. Manipulating media and public was, until recently anyway, suspect here.

H. A. Schult believes garbage is the invention of our era, the true subject of the modern world. After all, the collage esthetic depends upon throwaway bits juxtaposed, like Schwitters' Merzbau. Schult has a point: disposability is the core of modernity. Les Levine said it too. Conspicuous consumption is at the heart of our culture. Easy come, easy go. Mobility relates to this too: he also did pieces in Germany using cars, and tour buses full of greenery that transported participants to events such as a concert on a garbage dump or an amphitheater full of wrecked cars and refrigerators.

Art that can't be contained in a frame, bought, or hung is unfashionable right now. Schult's "Now!" was billed as "a psychological trip into the presence of New York." In other words, a guided tour for the cream of the German artworld—through the eyes of a German artist living here, staging the whole thing as a sort of paraconceptual post-Pop *gesamtkunstwerk*—or total artwork. It was also a thoroughly out-of-date mode of art brought up to date—an elaborate three-ring Happening for the '80s. The underlying theme was wealth, waste, and contrasts between luxury and poverty, glamour and trash. It was also, on several ambiguous levels, a comment on elitism and privilege. It cost half a million dollars.

It was financed privately, partly by sales of the artist's "picture boxes" (symbolic 3-D cityscape collages colored by anaerobic bacteria) and partly by the 80 or so European participants, most of whom paid $3000 for the privilege of being part of an artwork—and for an unusual weekend in "the capital of the 20th century." Given a choice of staying at the Chelsea or the Plaza, the wealthiest chose the Chelsea, where they were greeted with jellybeans, soft drinks, and plastic flowers. Those less used to luxury and "who didn't want to give up their luxes" opted for the Plaza, where champagne and real flowers awaited them.

They were all bused to Harlem in the yellow schoolbuses to eat a fireman's workaday meal on paper plates in the firehouse on Friday; and feted at a black tie candlelight banquet for 200 with oysters and other high-class protein in the rough empty warehouse Saturday. From Harlem at midnight the first night they were taken to the base of the Brooklyn Bridge, where a shiny black Steinway awaited them, along with a portly pianist and a tuxedoed tenor who sang lieder, accompanied by the humming bridge overhead. After the banquet the second night, and a dessert of rich chocolate cake and five breakers from the South Bronx performing on the warehouse floor, they were whisked in a long line of limousines to another secret location to view "the picture of the night." This turned out to be Washington Street, being filled with crumpled newspapers—600,000 pages of *The New York Times*—by the boys from Father Peter Jacob's high school in Harlem.

They also breakfasted at Burger King, had two-minute tours of the Vogels' art collection ("the Vogels became a piece of art"), saw graffiti in the subway, and blitzed through Soho. H. A. Schult, looking like a cherubic ringmaster, acted as genial tourguide throughout, as he had, it seems, on the flight over. "Hier beginnen Schwartzen Harlem," he announced over a loudspeaker as the schoolbuses passed 110th Street on Lenox. "Das is die hauptstrasse von Harlem," he said at 125th. "No lights, no lights," insisted a security guard on the bus, so the quartz lights went out and the German TV crew filmed in the dark. The Germans stared

loaded with garbage. In the center of th garbage hall was a car that had onc belonged to Pope John Paul I, and I'n told that the strains of a Haydn sym phony wafted through the space, Fathe Jacob spoke movingly about how the ca came to be a work of art by H. A. Schult and a street cleaning machine (no doub previously trained by Mierle Laderman Ukeles) danced around him. It was very moving, I'm told, people wept.

For sheer size and ambition, high spir its and outréness, this three-day latter day Happening was definitely an event. I was political, poetical, populist in intent disturbingly classist in effect, and com ically absurd. It was a bizarre combinatio of trite symbols and glorious visual spec tacles. It was also, perhaps first and fore most, a media event. On Monday, all o West Germany's 12 radio stations woul have coverage of it. By Tuesday, a one hour special would be beamed via satellit to German TV. And as for photographi documentation, the flash bulbs poppe nonstop. It must have been the mos photographed event since Beuys opene at the Guggenheim. Everyone who partic ipated became an instant celebrity. If th ultimate Euro-American Happening o the '80s is The Grand Tour—the artist a ideal travel agent and entrepreneur, spec tators part of the picture, watching them selves on TV the day after they retur home—what does that portend in this ag of instant information? I'm not sure how many participants got the point. I'm no sure there was one. And I'm not even sur to what extent H. A. Schult knew what h was doing, but it was a vision of New Yor as alien as the one in *Liquid Sky*. ■

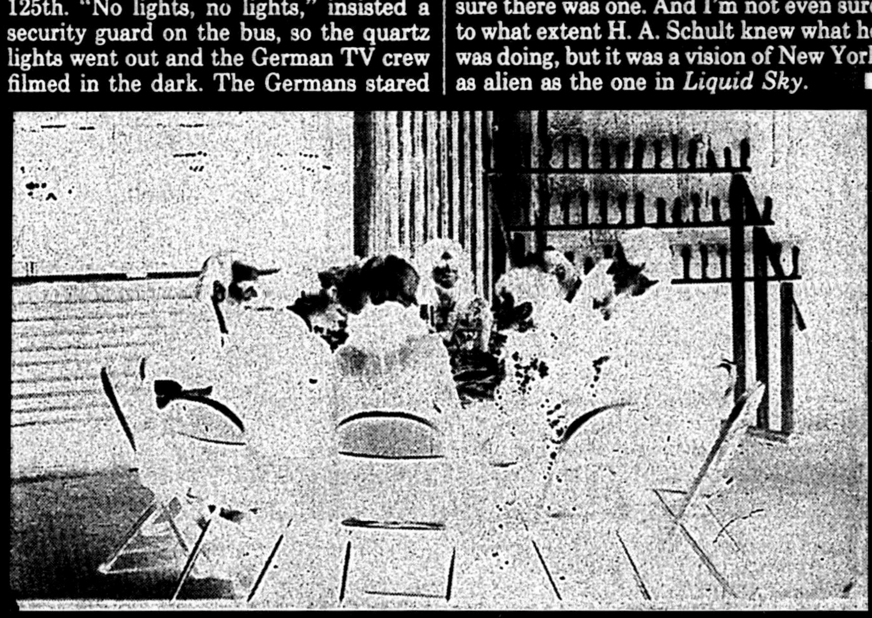

A warehouse by candlelight

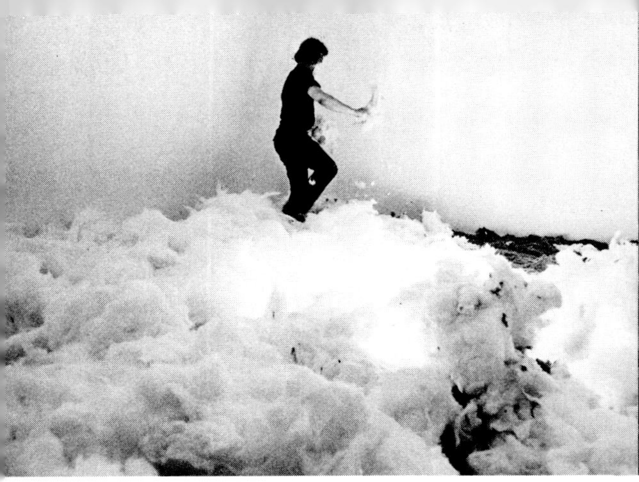

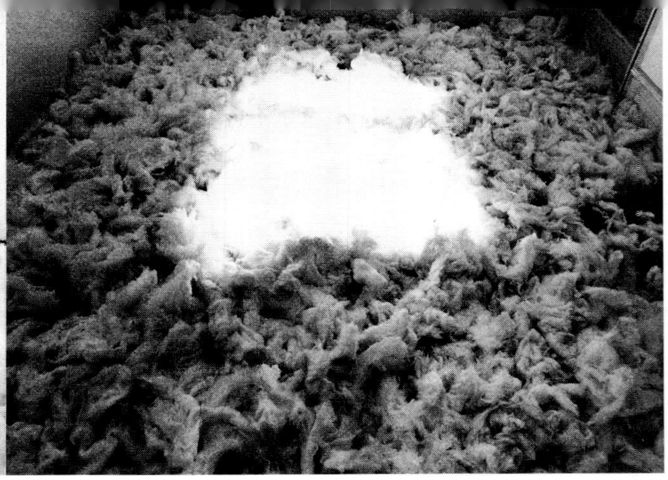

As the author wrote these lines, he was thinking less of the mental changes that Schult's artistic actions are aimed at – here, too, is an astonishing affinity to Joseph Beuys' intentions –, than of an extensive exhibition of *"Biokinetic Situations"*, which HA Schult arranged in the rooms of the Museum Schloß Morsbroich in Leverkusen, where hints of the castle's former glamour are still to be seen. The visitors had to stride through the rooms on wooden catwalks like the ones used in the winter in Venice when the narrow streets and alleys of the Serenissima are flooded by the lagoon. Under them, the visitors saw mushroom and bacteria cultures on a breeding-ground of mashed potatoes, french fries, and agar-agar. A beguiling, shimmering spectacle of colors, constantly changing, presented itself to them, and an infernal stench, almost enough to drive one crazy, stung the nose. Schult had undercooled one room and had thus interrupted the biological-chemical process, 'Time frozen' (Schult). Another, very brightly lit, was stuffed with white cotton, which a red mushroom was eating its way through. A third had been filled with water and blue algae, which glided towards the only spot of light in the room. "In the light, they became cobalt blue and then, dying, were replaced by living algae; the process of life and death became visible," (Schult).[7]

★

The *"Biokinetic Situations"* probably constitute the common ground in his artistic work. Here lies the greatness of his art, which mediates between the pre-aesthetic concept of art and the modernity of his artistic strategies. Through this mediation, the apparent contradiction in the artistic type Schult so tersely embodies is abolished, the contradiction which is explaned by the specific position of the artist within the contemporary art world, contrary to the artistic avant-garde and nevertheless advanced by a demand of Theodor W. Adorno:

"The pure concept of Art would accordingly not have the perimeters of a definitely defined area, but rather would establish itself each time anew, in a momentary and fragile Balance, which could more than be compared to the psychological balance of Ego and It. The process of repelling must be perpetually renewed. Every artwork is a moment; every successful artwork is a balance, a momentary pause in the process, as it is revealed to the persevering eye."[8]

Schult mobilizes the viewer's perservering eye, that lethargic organ, with his dynamic concept of art but he does not keep it at that.

"Biokinetische Situationen" 1969

Als der Autor diese Zeilen schrieb, hatte er weniger die mentalen Veränderungen im Sinn, auf die Schults künstlerische Handlungen abzielen – hier ergibt sich abermals eine frappierende Verwandtschaft zu den Intentionen Joseph Beuys' – , als vielmehr eine umfangreiche Ausstellung von *"Biokinetischen Situationen"*, die HA Schult anno 1969 in den vormaligen Glanz noch ahnen lassenden Räumen des Leverkusener Museums Schloß Morsbroich eingerichtet hatte. Über hölzerne Laufstege, wie man sie winters aus Venedig kennt, wenn die Lagune die engen Straßen und Gassen der Serenissima überflutet, mußte der Besucher durch die Räume schreiten, unter sich Pilzkulturen und Bakterienstämme auf Nährböden aus Kartoffelbrei, Pommes frites und Agar-Agar. Ein betörendes, schimmerndes Farbspektakel bot sich ihm, sich unaufhörlich verwandelnd, und ein infernalischer Gestank stach ihm in die Nase, der ihn fast um den Verstand brachte. Einen Raum hatte Schult unterkühlt und damit den biologisch-chemischen Wandlungsprozeß unterbrochen, 'Zeit eingefroren' (Schult), einen zweiten, grell ausgeleuchtet, mit weißer Watte voll gestopft, durch die sich ein roter Pilz fraß, und einen dritten mit Wasser aufgefüllt und Blaualgen, die auf den einzigen Lichtpunkt im Raum zuglitten. "Im Licht wurden sie kobaltblau, um dann sterbend von den lebendigen Algen verdrängt zu werden; der Prozeß von Leben und Sterben wurde sichtbar." (Schult)[7]

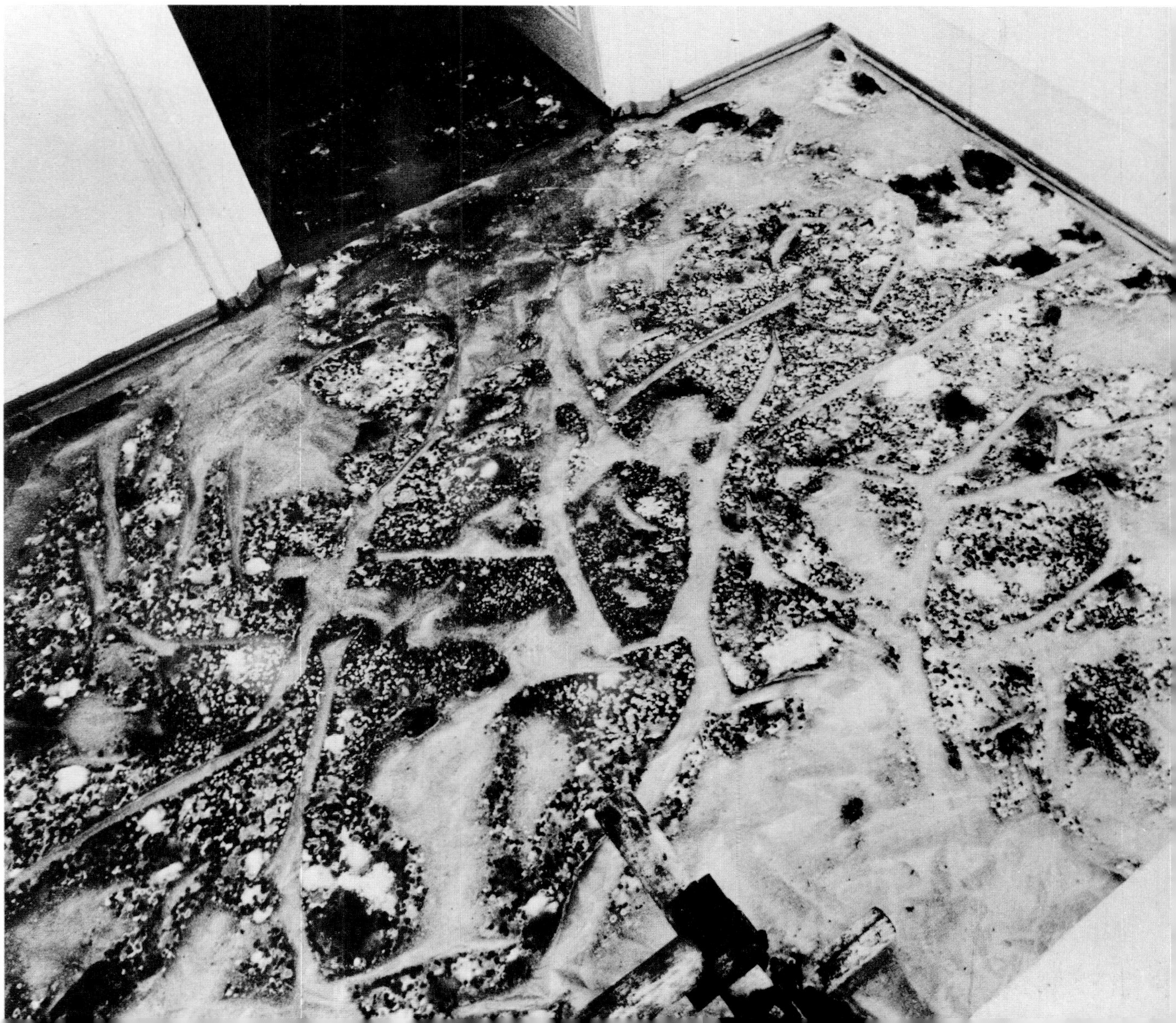

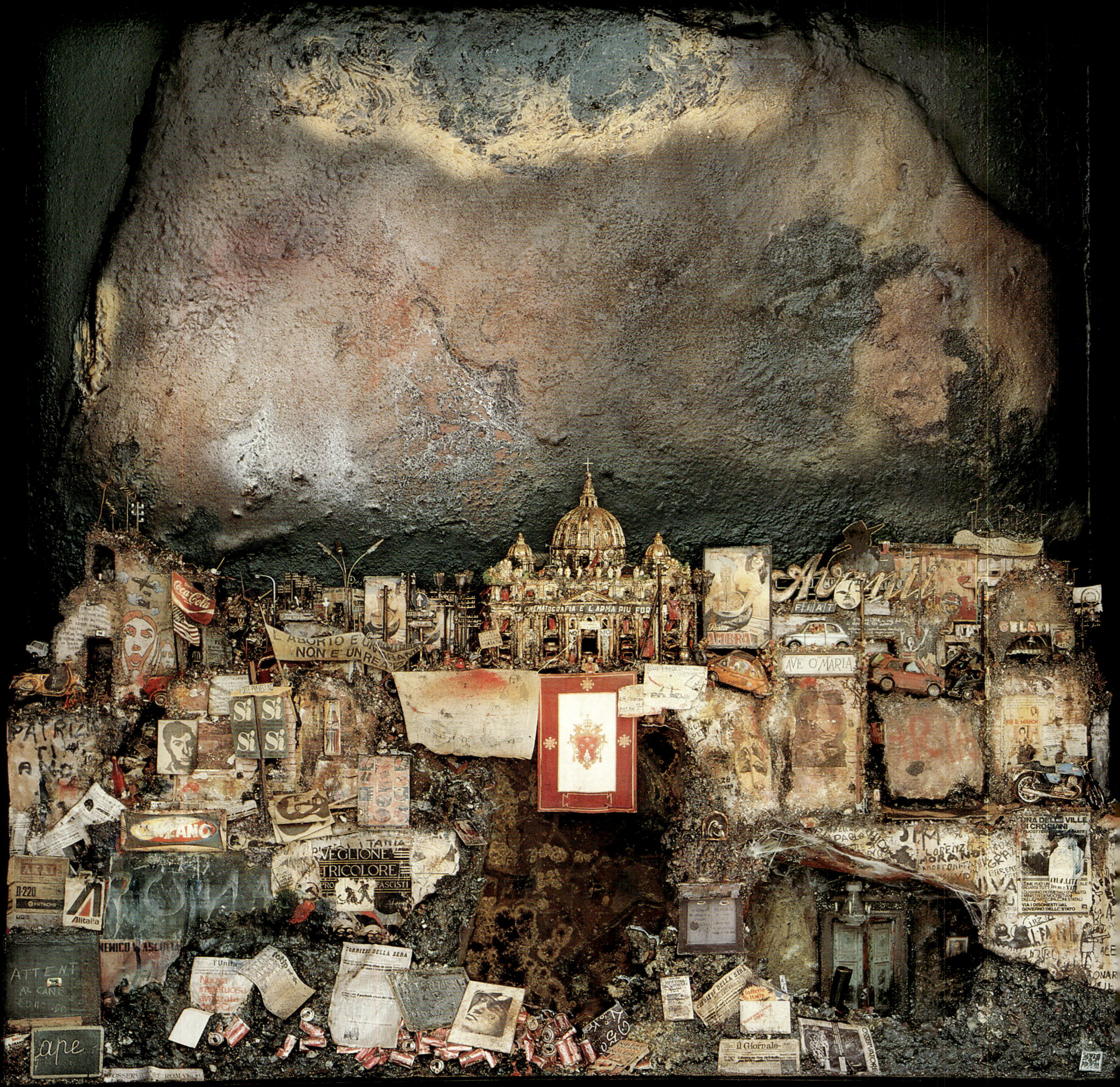

"Roma"
Picture Box, 1972–81,
39 × 39 × 10 in.
Collection Solomon R.
Guggenheim Museum, New York

"Schloß NeuWahnstein"
Bildobjekt, 1984, 160 × 100 × 20 cm
Sammlung Museum Ludwig, Köln

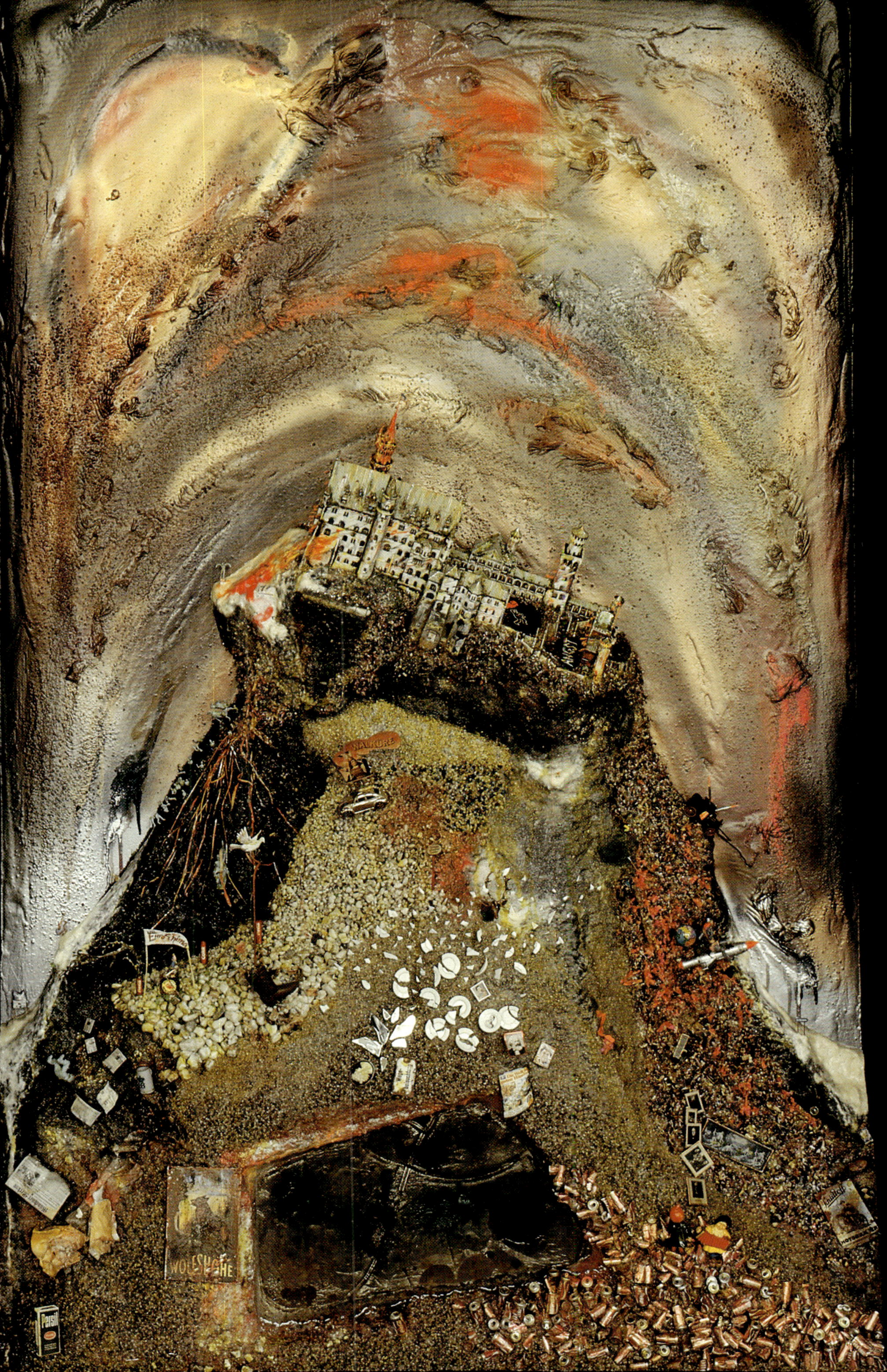
Persil

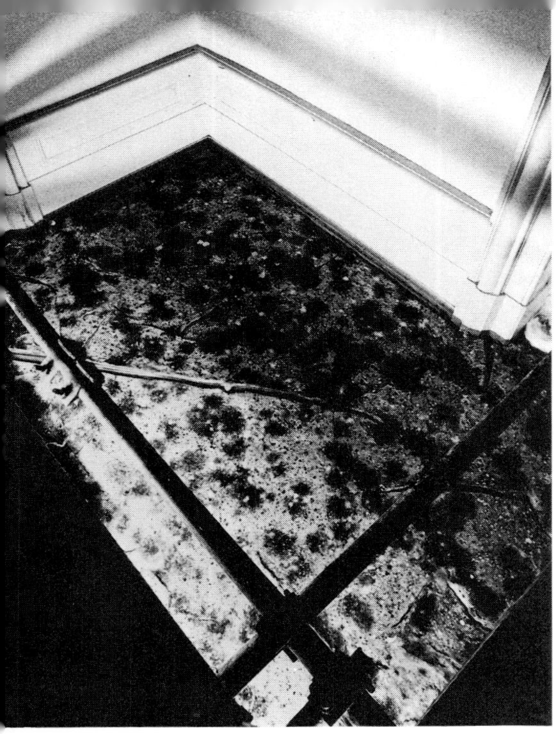

"Biokinetische Situationen"

He not only mobilizes the other human senses but uses them as channels, so to speak, through which he can directly influence every person, and move him or her to an examination or perhaps a correction of his or her intellectual and spiritual standpoints. Although he captured his 'biokinetic structures' in bewitchingly beautiful showcases, called the synthesis of his work methods – 'the demonstrative and the meditative'[9] – by Eberhard Roters, his artistic actions almost always appealed to all the human senses. Even the sense of taste is taken into consideration, as all those who followed Schult as he departed for his trip to Manhattan – *"Now! Overdose New York"* (1983) – know. And neither the spaghetti meal in 'Battalion 16', Harlem's famous fire station, nor the magnificent candle-light dinner in a dilapidated building near the Brooklyn Bridge, nor the brunch in Schult's house will be forgotten. Merely anecdotal bon mots? Surely not, for Schult's conception of a synthesis of the art, indisputably the tendency of his artistic undertakings, does not limit itself to a simple feast for the eyes and ears, drastically deviating in this respect from the Romantic idea, but rather includes the entire person as well as reality in toto in all their diversified ramifications.

★

Cocktail, W. Houston Street

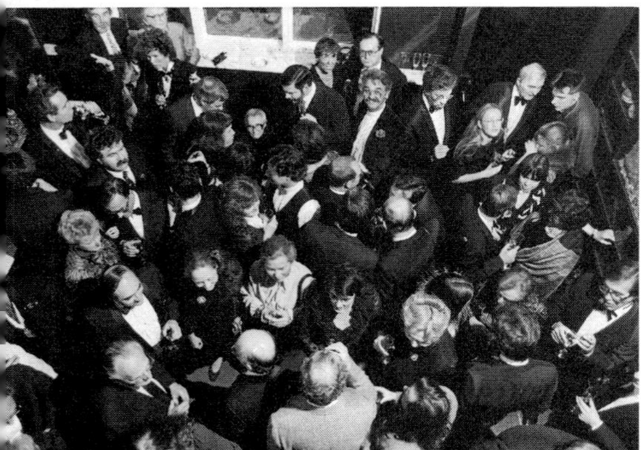

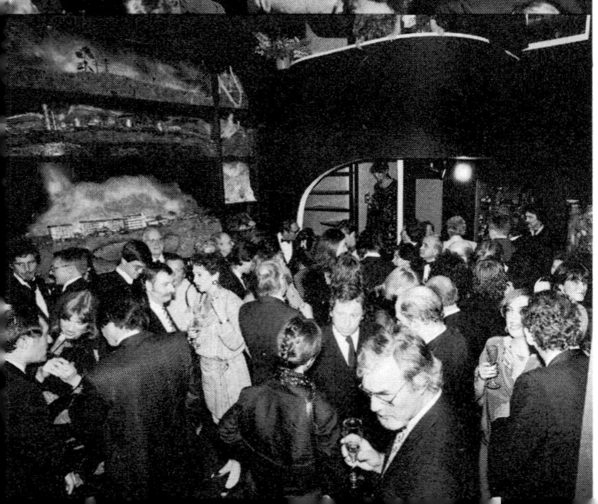

An outward sign of his art was always its mobility. If movement is not a deeply rooted component of his actions, then HA Schult sets the people in motion to bring them to his art objects. He rightfully considers himself one of the action artists and calls 'action art' the youngest artistic tendency. Schult understands the concept of artistic action literally. He operates and lets others operate. It is not by chance that he has from the beginning been artistically especially interested in the car. Where mobility is a basic need, auto-mobility has to be conceded highest valency. The auto-mobile society has often been talked about to describe the technical-civilized society of the industrial age. The 20th century belongs to the automobile, the artist postulates. And the dream of mobility has inspired many artists before him, but he introduced the automobiles into art.

It had been the subject of previous artistic endeavours though, if only occasionally. Nouveau realisme and pop art chose it as a major theme in paintings and sculptures. Edward Kienholz, who has continued the tradition of the critical variety of neo-Dadaism, emphasized the fetish character of the car in one of his impressive installations. Nevertheless, it is a car that has come to a standstill, that only is set into motion by the unambiguous activity of a pair of lovers. Schult, on the other hand, "literally [raised the car] to a means of transport for his artistic intentions"[10] when he drove 20 000 km within 20 days with a 'Dyane' all over the Federal Republic of Germany in 1970, constantly from south to north and from north to south. He wanted to direct attention to the complex role of the automobile, reaching

Wahrscheinlich bilden die *"Biokinetischen Situationen"* das tertium comparationis in seinem künstlerischen Werk; jene Größe seiner Kunst, die zwischen dem vorästhetischen Kunstbegriff und der Modernität seiner künstlerischen Strategien vermittelt, wodurch sich der scheinbare Widerspruch im Künstlertypus, den Schult so prägnant verkörpert, aufhebt, der Widerspruch, der sich aus der spezifischen Position des Künstlers innerhalb des zeitgenössischen Kunstgeschehens erklärt, konträr zur künstlerischen Avantgarde und gleichwohl avanciert nach einer Forderung Theodor W. Adornos: "Danach wäre der reine Begriff von Kunst nicht der Umfang eines ein für allemal gesicherten Bereichs, sondern stellte jeweils erst sich her, in augenblicklicher und zerbrechlicher Balance, der psychologischen von Ich und Es mehr als nur zu vergleichen. Der Prozeß des Abstoßens muß immerwährend sich erneuern. Jedes Kunstwerk ist ein Augenblick; jedes gelungene ein Einstand, momentanes Innehalten des Prozesses, als der es dem beharrlichen Auge sich offenbart."[8] Schult mobilisiert mit seinem dynamischen Kunst-Konzept das beharrliche Auge der Betrachter, das träge Organ, aber er beläßt es nicht dabei. Er mobilisiert daneben nicht nur die übrigen menschlichen Sinne, sondern benutzt sie gewissermaßen als die Kanäle, über die er auf einen jeden Menschen unmittelbar einzuwirken vermag, um ihn oder sie zu einer Überprüfung, vielleicht auch Korrektur ihres geistigen und seelischen Standpunkts zu bewegen. Zwar hat er die 'biokinetischen Strukturen' in betörend schöne Schaukästen gebannt, von Eberhard Roters als Synthese seiner Arbeitsmethoden apostrophiert – "der demonstrativen und der meditativen"[9] –, doch seine künstlerischen Aktionen appellieren fast immer an das gesamte Sinnenspektrum der Menschen. Und auch die Geschmacksnerven werden berücksichtigt, wie alle wissen, die Schult gefolgt sind, nachdem er zu einer Reise nach Manhattan – *"Now! Überdosis New York"* (1983) – Aufgebrochen war. Und weder das Spaghetti-Essen im 'Battalion 16', der berühmten Feuerwache Harlems, noch das prächtige Candle-Light-Dinner in einem Abbruchhaus nahe der Brooklyn Bridge, noch den Brunch im Schult-Haus vergessen werden. Anekdotische Aperçus lediglich? Sicherlich nicht, denn Schults Konzeption vom Gesamtkunstwerk, wohin seine künstlerischen Unternehmungen unstrittig tendieren, beschränkt sich nicht auf das pure Augen- und Ohrenspektakel, weicht insofern auch drastisch von der romantischen Vorstellung ab, sondern schließt ebenso wie den gesamten Menschen die Wirklichkeit in toto ein, in ihren vielfältigsten Verästelungen.

★

Stets war ein äußeres Zeichen seiner Kunst ihre Mobilität. Wenn die Bewegung einmal nicht eingewurzelter Bestandteil seiner Unternehmungen ist, setzt HA Schult die Menschen in Bewegung, um sie an die Objekte seiner Kunst heranzuführen. Er rechnet sich mit Recht zu den Aktions-Künstlern und nennt die 'Aktionskunst' die jüngste künstlerische Tendenz. Schult versteht den Begriff des

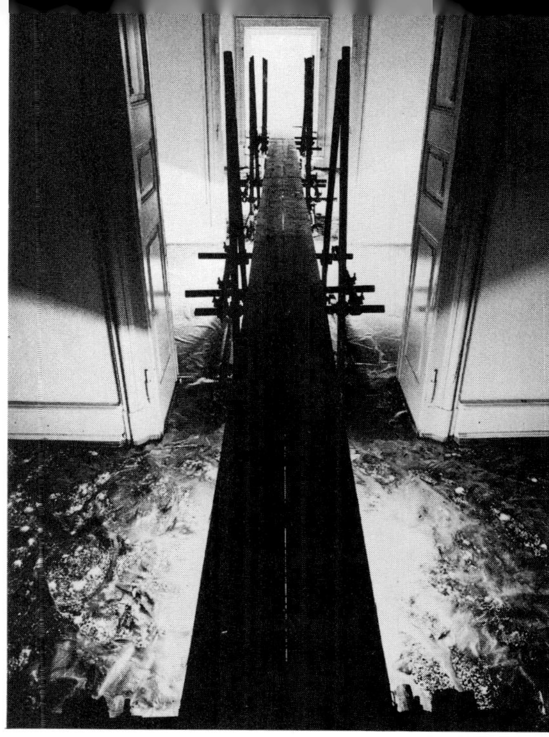

Museum Morsbroich, 1969

Washington Street, 1983

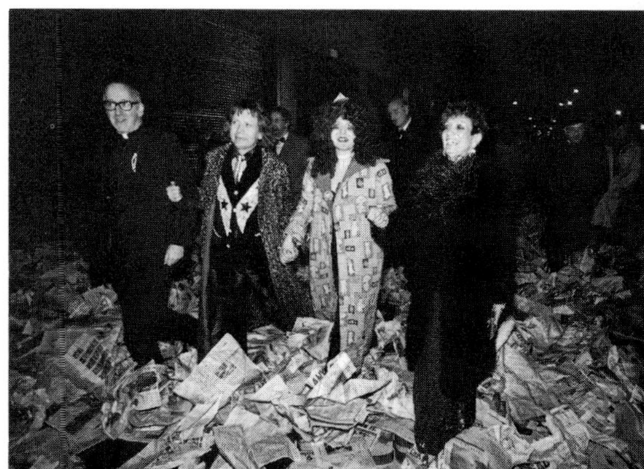

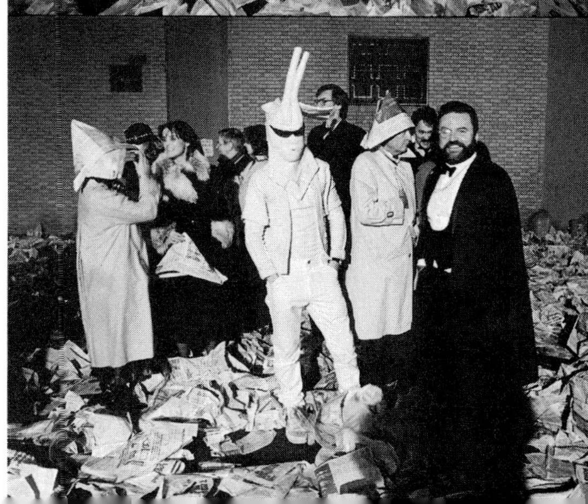

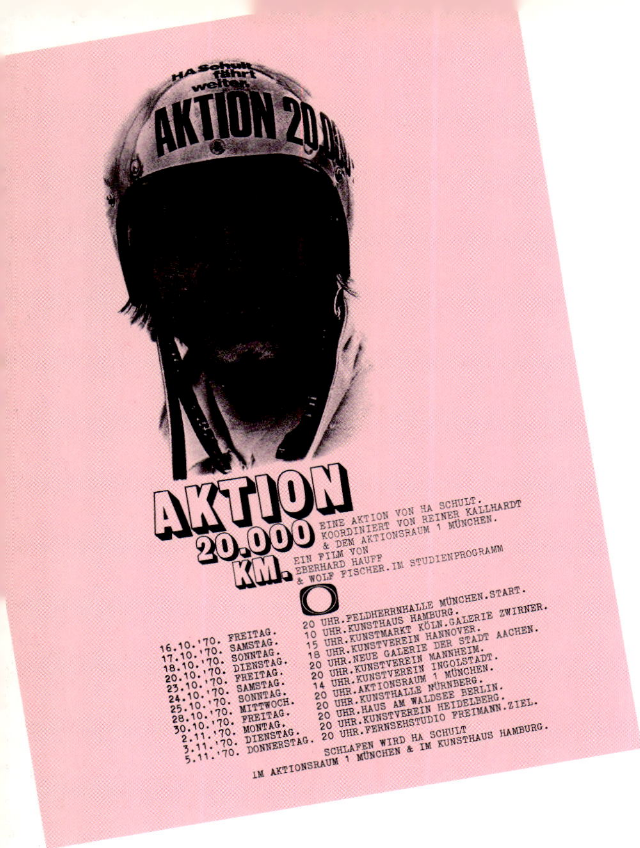

way beyond its actual usefulness, in our industrially constituted society. A small collection of sayings about the automobile verifies its social-psychological significance. The sayings illustrate how deeply this vehicle has intervened in the lifestyles of human society, in how lasting a manner it has changed not only people's material existence but also their individual and collective ideas.

Theodor W. Adorno, a very keen-sighted commentator on societal life, once praised the automobile as "medium and symbol of freedom." One of his academic opponents, the conservative sociologist Helmut Schelsky, was of a completely different opinion. He denounced it as a "weapon of the everyday guerilla war that we euphemistically call traffic." The French cultural philosopher Roland Barthes honored the car as "the exact equivalent of the great Gothic cathedrals," and the American empirical analyst of society David Riesman described it simply as a "political issue." An organization of German automobilists, the ADAC, finally, saw the technical vehicle as the "Germans' favorite child."[11] The automobile has, in any case, just as many intense advocates as enemies. But there seems to be (still) no social will against a still growing automobile society even at the risk that Wolf Vostell's 'Monument to stationary traffic', a cemented car, will gradually become reality.

★

A car in running order, stood on its head, and filled with rubble was already an important element of *"HA Schult's Material Show"* (1968) in the Cologne underground parking lot. But Schult only declared the car to 'mobile' artwork during the *"Aktion 20 000 km"*-ralley through the Federal Republic. A typical action of the artist, in which the question of whether it can still be regarded as 'art' is only superficially suggested. This question merely conceals what was actually executed in Schult's venture. The windshields of the car that was used were exchanged at the end of each trip. Each functioned as a 'document' of a fixed passage of time. Frozen time like in the undercooled room of the Leverkusener museum Schloß Morsbroich at the *"Biokinetic Situations"* exhibition.

"It is a part of the stylistic principle of my work to bring certain materials and elements into perpetually new connections, for example: paper. . .trash. . .car. . .and biokinetics. . ."[12] noted the artist in his book *"Now! Overdose New York."* The car was the subject of the actions *"HA Schult's Materialshow"* and *"Aktion 20 000 km"* referred to above; it was also the subject of the action *"Jetzt! Zeit. . ."* (1980) in the reconstructed amphitheater in Xanten, where the artist arranged 'an archaeological field of the present," a touching tableau of overturned and cannibalized cars, lying like the corpses of gladiators.

künstlerischen Handelns wörtlich. Er agiert und läßt agieren. Nicht von ungefähr hat er von Anfang an dem Automobil sein besonderes künstlerisches Interesse geschenkt. Wo Mobilität ein Grundbedürfnis ist, muß der Auto-Mobilität höchste Wertigkeit eingeräumt werden. Von der auto-mobilen Gesellschaft hat man häufig gesprochen, um die technisch-zivilisatorische Gesellschaft des Industriezeitalters zu beschreiben. Das 20. Jahrhundert gehöre dem Automobil, postuliert der Künstler. Der Traum von der Mobilität hat viele Künstler auch vor ihm beflügelt. Aber in die Kunst hat er das Automobil eingebracht. Gegenstand künstlerischer Bestrebungen war es allerdings schon früher, wenn auch nur gelegentlich. Nouveau réalisme und Pop Art haben es thematisiert, auf Gemälden und in Skulpturen. Edward Kienholz, der als Künstler die Tradition der kritischen Spielart des Neo-Dadaismus fortsetzt, hat in einer seiner eindrucksvollen Installationen seinen Fetisch-Charakter betont: gleichwohl ein zum Stillstand gekommenes Auto, das bestenfalls durch die eindeutige Tätigkeit eines Liebespaares in Bewegung versetzt wird. Schult hingegen hat das Automobil "buchstäblich zum Transportmittel seiner künstlerischen Intentionen"[10] erhoben, als er 1970 mit einer 'Dyane' 20 000 km innerhalb von 20 Tagen durch die Bundesrepublik Deutschland fuhr, ständig von Süd nach Nord und von Nord nach Süd, um die Aufmerksamkeit auf die komplexe Rolle des Automobils in der industriell verfaßten Gesellschaft zu lenken, die weit über seinen eigentlichen Nutzwert hinausreicht. Eine kleine Sammlung von Aussprüchen über das Automobil belegt dessen sozial-psychologische Bedeutung. Die Aussprüche illustrieren, wie tief dieses Vehikel in die Lebensformen der menschlichen Gesellschaft eingegriffen, wie nachhaltig es nicht nur das materielle Dasein der Menschen, sondern auch ihre individuellen und kollektiven Vorstellungen verändert hat.

★

Theodor W. Adorno, ein durchaus scharfsichtiger Kommentator des gesellschaftlichen Lebens, pries das Automobil einmal als "Medium und Symbol der Freiheit". Einer seiner wissenschaftlichen Kontrahenten, der konservative Soziologe Helmut Schelsky, denunzierte es hingegen als eine "Waffe des alltäglichen Guerillakrieges, den wir euphemistisch Verkehr nennen". Der französische Kulturphilosoph Roland Barthes ehrte das Auto als "das genaue Äquivalent der großen gotischen Kathedralen", und der empirische amerikanische Gesellschaftsanalytiker David Riesman bezeichnete es schlicht als ein "Politikum". Eine Vereinigung deutscher Automobilisten, der ADAC, schließlich erblickte in dem technischen Gefährt "der Deutschen liebstes Kind".[11] Jedenfalls hat das Automobil ebenso heftige Befürworter wie Verächter. Aber gegen die immer noch wachsende Automobil-Gesellschaft scheint es (noch) keinen gesellschaftlichen Willen zu geben, auch auf die Gefahr hin, daß Wolf Vostells 'Denkmal des stehenden Verkehrs', ein einbetoniertes Auto, allmählich zur Wirklichkeit wird.

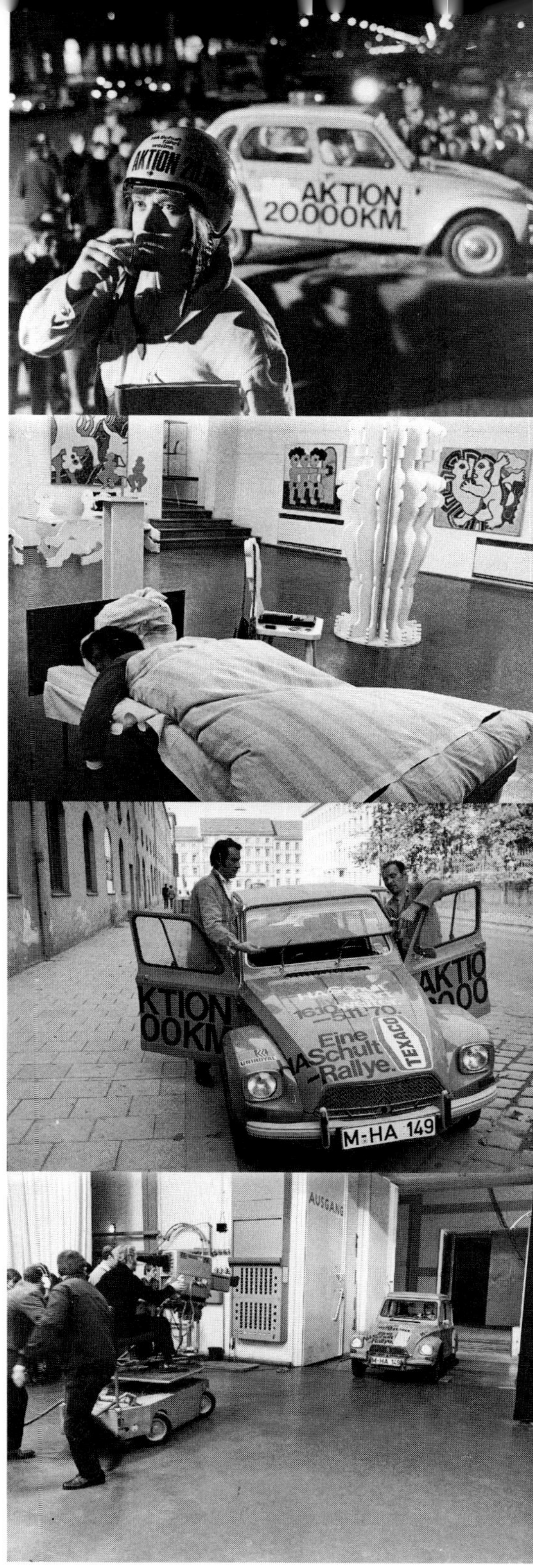

"Aktion 20 000 km"

Deutschland, 1970

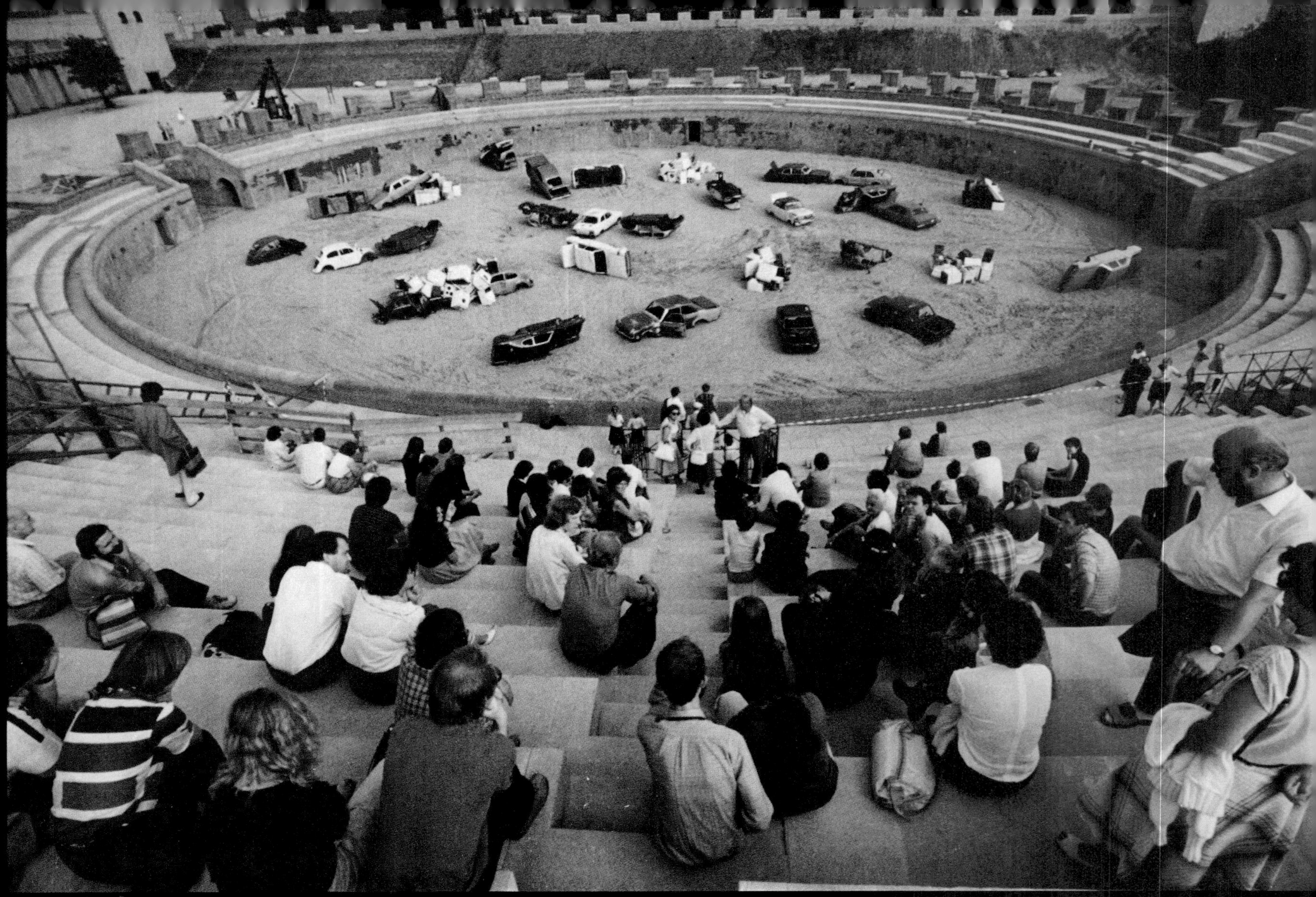

Buses and fleets of limousines transported the participants of the artistic ventures to the respective settings, as in the *"Ruhr-Tour"* (1978), *"Jetzt! Zeit. . ."*, and *"Now!,"* and it was again a bus that completed the action *"New York is Berlin."* No artist has treated the facets of this 'medium and symbol' as exhaustively as HA Schult. It is therefore not surprising that he has dedicated one of his most ambitous and extensive 'event-puzzles' (Schult) to the *"Fetish Car"* (1989). For 10 days and 10 nights, 10 automobiles were presented in many varied transformations and manifestations. The car lifted onto the pedestal, so to speak, that the majority of people have long ago symbolically built for it in everyday, practical existence. With the help of the automobiles, Schult had composed 10 image events that, for many viewers, condensed into unforgettable images. They were images of art, springing from a bubbling artistic imagination, and yet images that reflect the perverse characteristics of the worship with which the car is usually approached. The car is more than simply a useful object. It is a manifest bearer of the hope of at least partially and temporarily escaping the cog existence (Habermas), the everyday constraints and norms, conventions and habits, of catapulting oneself above the ordinary. It is also the object of a dissipated cult. It does not need any special power of imagination to picture that the coming generations will equate the automobile cult with the ritual dance around the golden calf.

"Jetzt! Zeit..."

Amphitheater Xanten, 1980

Ein fahrbereites Automobil, auf den Kopf gestellt und mit Schutt gefüllt, war bereits wichtiges Element von *"HA Schult's Materialshow"* (1968) in jener Kölner Tiefgarage. Doch zum 'mobilen' Kunstwerk erklärte es Schult erst dank der *"Aktion 20 000 km"*-Rallye durch die Bundesrepublik. Eine typische Aktion des Künstlers, in der nur vordergründig die Frage anklang, ob sie noch als 'Kunst' angesehen werden dürfe. Diese Frage kaschierte lediglich, was sich tatsächlich in Schults Unternehmen vollzog. Die Scheiben des benutzten Autos wurden jeweils nach Ende einer Fahrt ausgetauscht; und eine jede fungierte als ein 'Dokument' fixierten Zeitablaufs. Eingefrorene Zeit wie im unterkühlten Raum des Leverkusener Museums Schloß Morsbroich anläßlich der Ausstellung *"Biokinetische Situationen"*.

★

"Es gehört zum Stil-Prinzip meiner Arbeit, bestimmte Materialien und Elemente in immer wieder neue Zusammenhänge zu bringen, beispielsweise: das Papier . . ., den Müll . . ., das Auto . . . und die Biokinetik . . ."[12], notierte der Künstler in seinem Buch "Now! Überdosis New York". Das Auto war Gegenstand der erwähnten Aktionen *"HA Schult's Materialshow"* und *"Aktion 20 000 km"*; es war Gegenstand der Aktion *"Jetzt! Zeit . . ."* (1980) im rekonstruierten Amphitheater zu Xanten, wo der Künstler ein 'archäologisches Feld der Gegenwart' einrichtete, ein bewegendes Tableau umgestürzter und ausgeschlachteter Automobile, die herumlagen wie die Leichen der Gladiatoren von einst. Busse und Limousinenflotten transportierten die Teilnehmer der künstlerischen Unternehmungen an die jeweiligen Schauplätze, so bei der *"Ruhr-Tour"* (1978) bei *"Jetzt! Zeit . . ."*, *"Now!"* Und ein Bus komplettierte ebenfalls die Aktion *"New York ist Berlin"*. Kein Künstler hat die Facetten dieses 'Mediums und Symbols' derart erschöpfend behandelt wie HA Schult. Nicht überraschend also, daß er eines seiner ehrgeizigsten und umfassendsten 'Ereignis-Puzzles' (Schult) dem *"Fetisch Auto"* (1989) dediziert hat. 10 Tage und 10 Nächte präsentierten sich bei diesem Spektakel 10 Automobile in vielfältigsten Verwandlungen und Erscheinungsformen. Das Auto sozusagen auf den Sockel gehoben, den die Mehrzahl der Menschen ihm im praktischen Dasein symbolisch längst erbaut haben. Mit Hilfe der Automobile hatte Schult 10 Bildereignisse komponiert, die sich für viele zu unvergeßlichen Bildern verdichteten. Es waren Bilder der Kunst, einer sprudelnden künstlerischen Phantasie entsprungen, und dennoch Bilder, die auch die perversen Züge der Verehrung reflektierten, mit der man gemeinhin dem Auto begegnet. Das Auto ist eben mehr als ein bloßes Nutzgerät, es ist nicht zuletzt manifester Träger der Hoffnung, dem Rädchen-Dasein (Habermas), den alltäglichen Zwängen und Normen, Konventionen und Gewohnheiten wenigstens partiell und zeitweise entfliehen, sich über das Alltägliche hinauskatapultieren zu können; und es ist auch Objekt eines ausschweifenden Kultes. Es bedarf keines besonderen Vorstellungsvermögens, um sich auszumalen, daß nachfolgende Generationen den Kult ums Automobil im 20. Jahrhundert mit dem rituellen Tanz um das Goldene Kalb gleichsetzen.

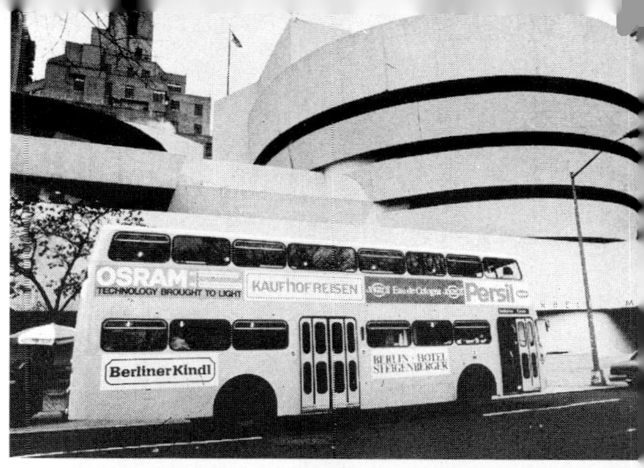

Guggenheim Museum, New York

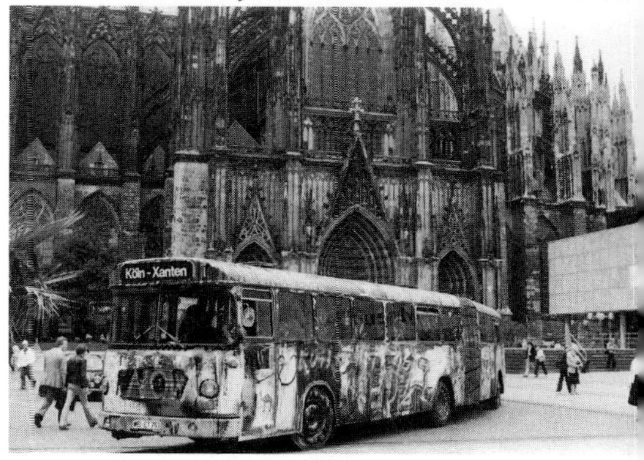

Museum Ludwig, Köln

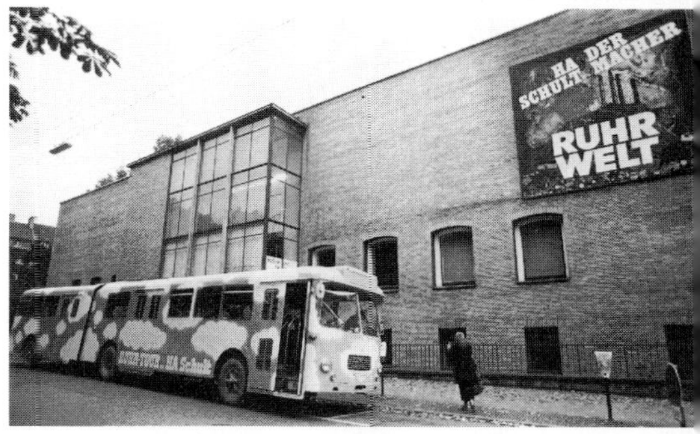

Museum am Ostwall, Dortmund

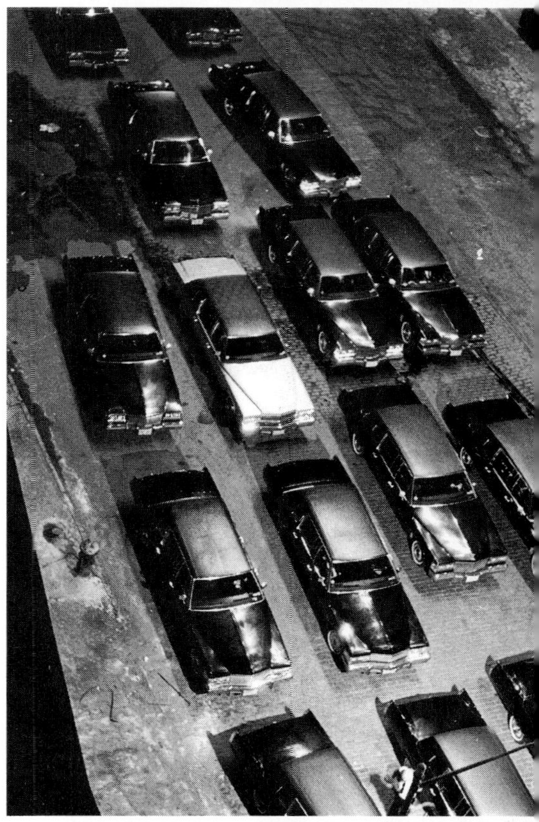
Washington Street, New York

Schult's action *"Fetish Car"* expressly provokes such thoughts. *Golden Bird* is a golden colored automobile with powerful wings, placed on the tower of the Cologne Stapelhaus and ready to lift off into the air with a powerful beat of its wings. Another floats as *The Cloud,* carried into the air by a helicopter, between the towers of the cathedral. A third rocks on the waters of the Rhine as *The Wave.* A fourth is walled in in front of the cathedral stonemasonry as *Stone Time* and embodies the element earth, as the others did air and water. The artist in a certain respect historicized the phenomenon of automobilism. The tableau *Present Time Archeology,* a totally dismantled automobile, whose parts were gilded, remindes the viewer of archeologists' discoveries during excavations. The event image *Time Leap* conjures up recollections of a small Roman building (or a sarcophagus?). And the car locked into a gigantic block of ice, an ensemble with the title *Frozen Movement,* materializes to be a metaphor for an absolute standstill of time. Perhaps the most beautiful images of this impressive artistic venture are in *Silent Time,* an automobile covered with painted leaves in a autumn forest landscape, and *Marble Time,* an astonishing trompe l'oeil, which appeares to be chiseled out of the valuable stone. Schult hired a French expert specially for marbling. But most of the other 'event tableaux' also exemplify unadulterated academic painting: *The Cloud* and *The Wave,* as well as *Time Leap, Silent Time, Stone Time* and *The Fetish,* in front of the Ford plant in Cologne. And finally the first *dancing car in the world* (Schult), a monster of a car placed nose up in a discotheque, that impishly turns in rhythmic, dance-like movements to the sound of disco music. "Fetish Car" – a diorama of a society of automobilists that can be walked into, more beautiful, impressive, shining than reality and just as unbelievable.

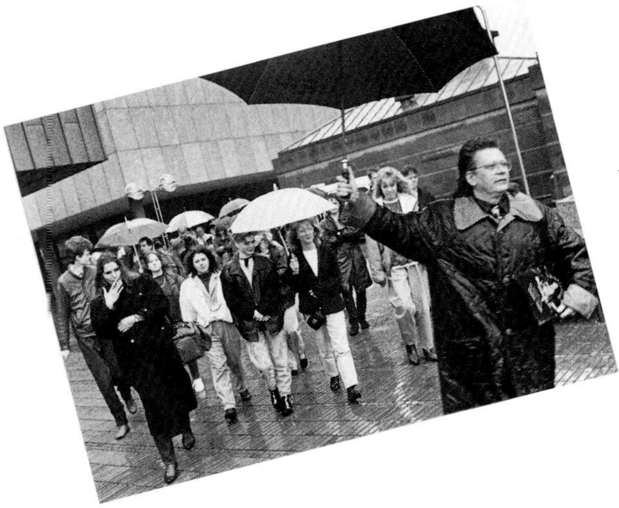

★

What seems at first glance to some to be affirmative, proves at second glance to be quite complex. Schult is an untiring transformer of the world, a vociferous warner, but not one of the eternally cantankerous culture critics among the artists. His artistic actions are accordingly ambivalent: beautiful and at once terrifying, enlightened and emotionally-charged, loudly blatant and cultivated, unusual and based in an almost old-fashioned ethos of craftsmanship. An artist who is as hard to put into preconceived categories as his art.

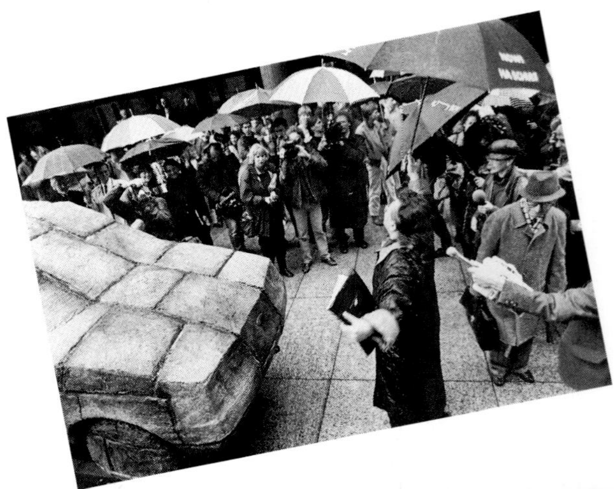

Schults Aktion *"Fetisch Auto"* provozierte solche Gedanken ausdrücklich. *Goldener Vogel* – dahinter verbarg sich ein golden gefärbtes Automobil mit mächtigen Schwingen, auf den Turm des Kölner Stapelhauses plaziert, bereit, mit mächtigem Flügelschlag sich in die Lüfte zu erheben. Als *Die Wolke* schwebte ein anderes, von einem Hubschrauber in die Luft befördert, zwischen den Türmen des Doms, als *Die Welle* schaukelte ein drittes auf den Wassern des Rheins, während ein viertes als *Steinerne Zeit*, eingemauert vor der Dombauhütte, nach den Elementen Luft und Wasser die Erde verkörperte. In gewisser Hinsicht historisierte der Künstler das Phänomen des Automobilismus; das Tableau *Jetztzeit-Archäologie*, ein restlos zerlegtes Automobil, dessen Einzelteile (deshalb auch!) vergoldet waren, gemahnte an Grabungsfunde archäologischer Wissenschaftler, das Ereignisbild *Zeit-Sprung* beschwor Erinnerungen an ein kleines römisches Gebäude (oder einen Sarkophag?), und das im riesenhaften Eisblock eingesperrte Auto, ein Ensemble mit dem Titel *Eingefrorene Bewegung*, materialisierte sich zur Metapher des absoluten Zeitstillstands. Vielleicht die schönsten Bilder des eindrucksvollen Unternehmens waren *Stille Zeit*, ein von gemalten Blättern in leuchtendsten Farben überzogenes Automobil in einer herbstlichen Waldlandschaft, und *Marmorne Zeit*, eine verblüffende Augentäuschung, als sei das Gefährt aus dem kostbaren Stein herausgemeißelt. Dafür hatte Schult eigens einen französischen Experten für Marmormalerei angeheuert; aber auch die meisten anderen 'Ereignis-Tableaux' exemplifizierten akademische Malerei in Reinkultur. *Die Wolke* und *Die Welle* ebenso wie *Zeit-Sprung*, *Stille Zeit*, *Steinerne Zeit* und *Der Fetisch* vor dem Portal der Kölner Ford-Werke. Und endlich das erste *tanzende Auto der Welt* (Schult), ein steil aufgerichtetes Ungetüm in einer Discothek, das sich wie ein Irrwisch zu den Klängen der Disco-Musik in rhythmischen, tänzerischen Bewegungen um die eigene Achse drehte. *"Fetisch Auto"* – das begehbare Diorama einer Gesellschaft von Automobilisten, schöner, eindrucksvoller, strahlender als die Wirklichkeit, jedoch ebenso unglaublich.

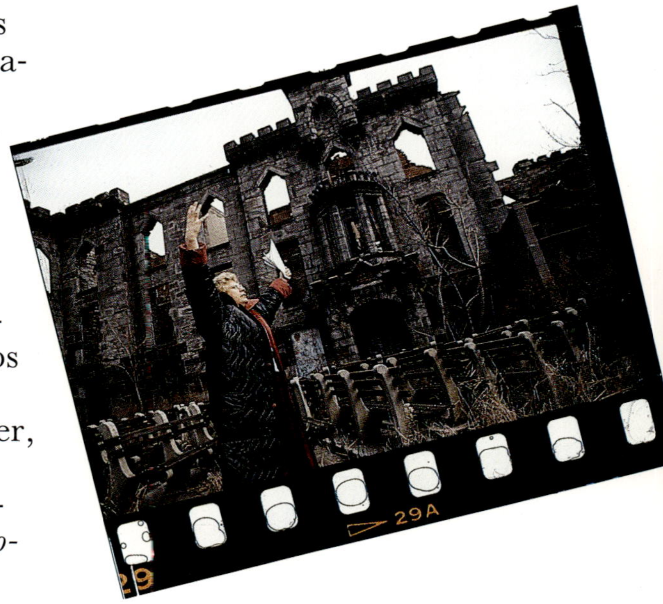

★

Was auf den ersten Blick manchem affirmativ erscheint, erweist sich auf den zweiten als durchaus vertrackt. Schult ist zwar ein unermüdlicher Veränderer der Welt, ein lautstarker Mahner, doch keiner von den ewig übellaunigen Kulturkritikern unter den Künstlern. Entsprechend ambivalent sind seine künstlerischen Aktionen: schön und erschreckend zugleich, aufklärerisch und emotionsgeladen, marktschreierisch und kultiviert, ungewöhnlich und fundiert in einem beinah schon altmodischen handwerklichen Ethos. Ein Künstler, der ebensowenig wie seine Kunst in einen vorgefaßten Rahmen paßt.

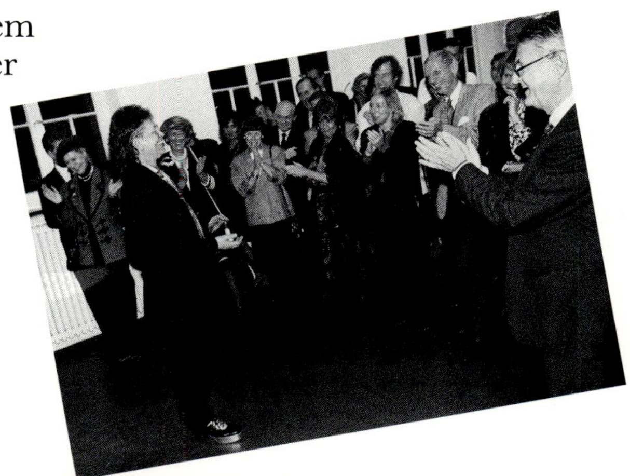

DER

PHOTOGRAPHS BY

FETISCH

THOMAS HÖPKER

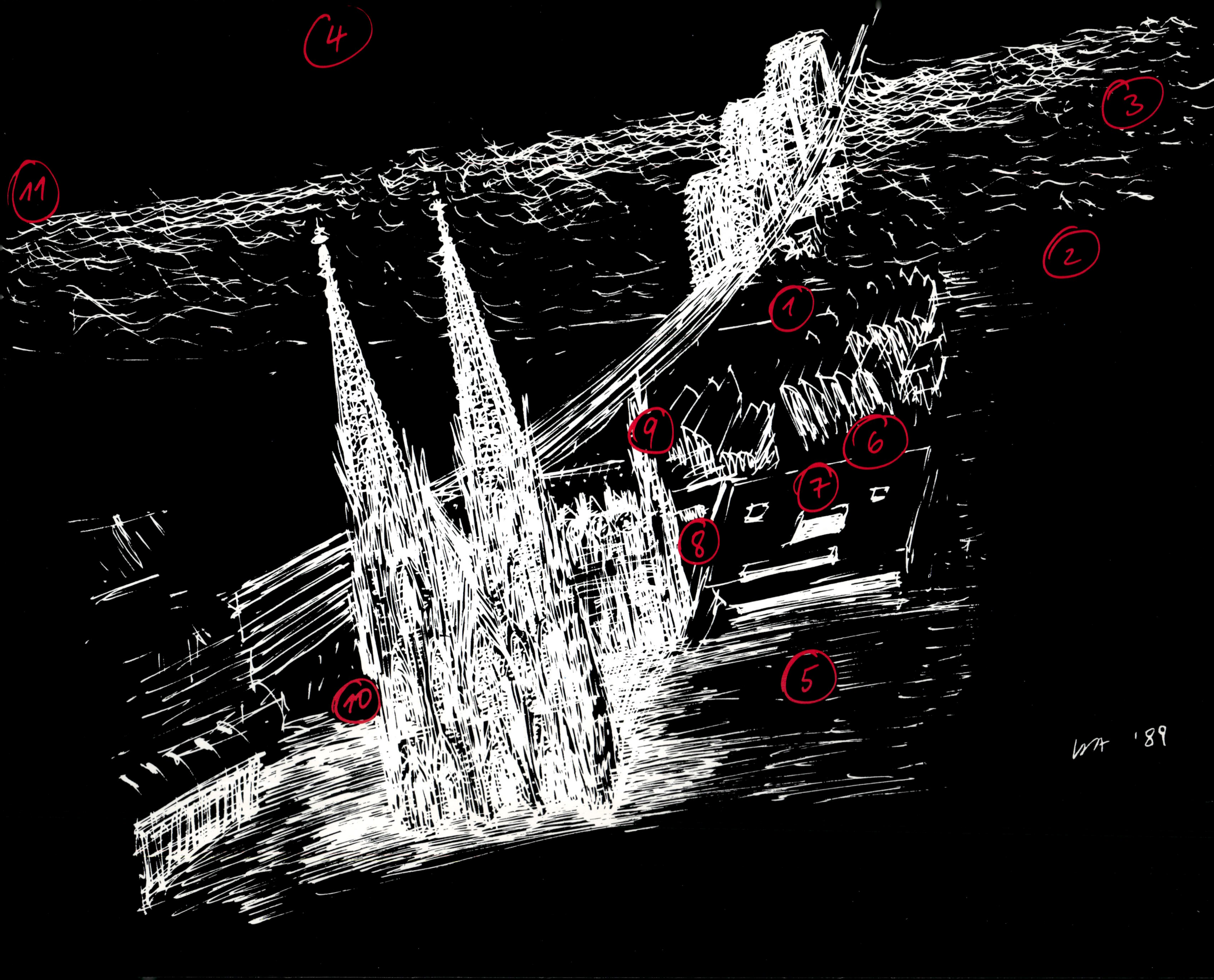
4
11
3
2
1
9
6
7
8
5
10
'89

FETISCH AUTO

Köln 14. — 23. April '89

Aktionsschauplätze

1. "Marmorne Zeit"
   Heinrich-Böll-Platz
2. "Goldener Vogel"
   Stapelhausturm
3. "Die Welle"
   Auf dem Rhein
4. "Die Wolke"
   In den Wolken
5. "Eingefrorene Bewegung"
   Domplatte
6. "Zeit — Sprung"
   Römisch-Germanisches Museum / Ostseite
7. "Jetztzeit-Archäologie"
   Römisch-Germanisches Museum / Atriumhof
8. "Steinerne Zeit"
   Dombauhütte
9. "Stille Zeit"
   Dionysosbrunnen
   Dom / Ostseite
10. "Das tanzende Auto"
    Hauptbahnhof
    Alter Wartesaal
11. "Der Fetisch"
    A-Halle
    Ford-Werke

MARMORNE ZEIT

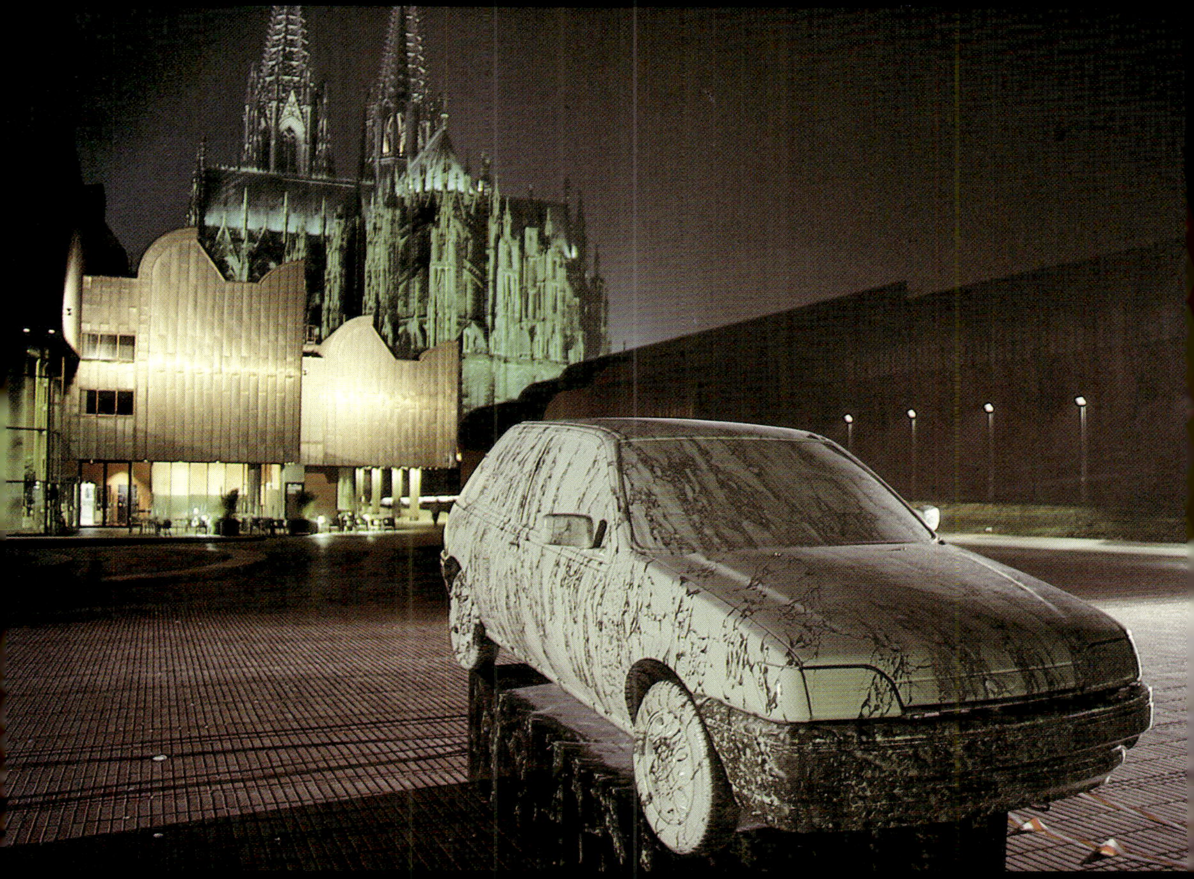

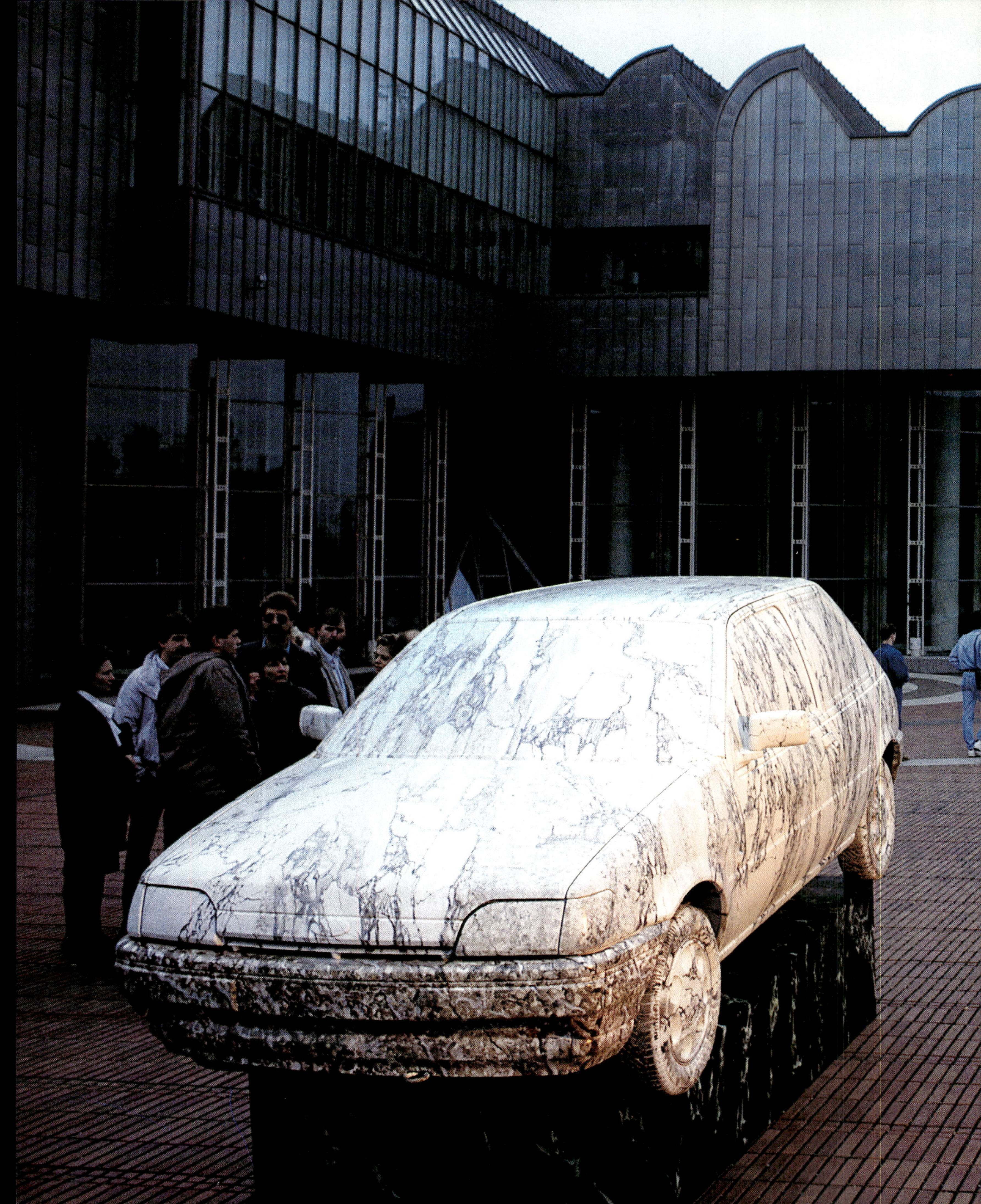

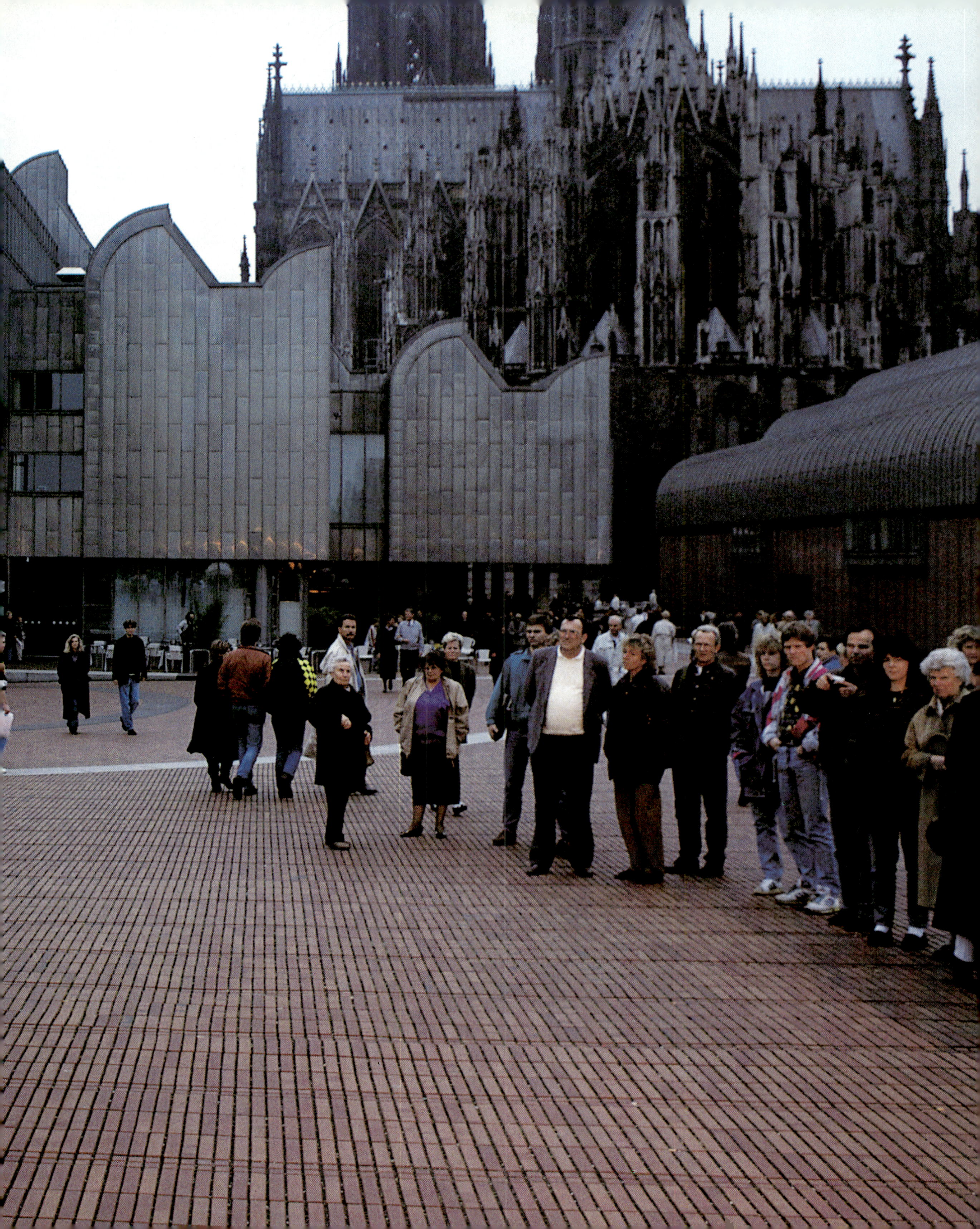

GOLDENER

GOLDEN BIRD

VOGEL

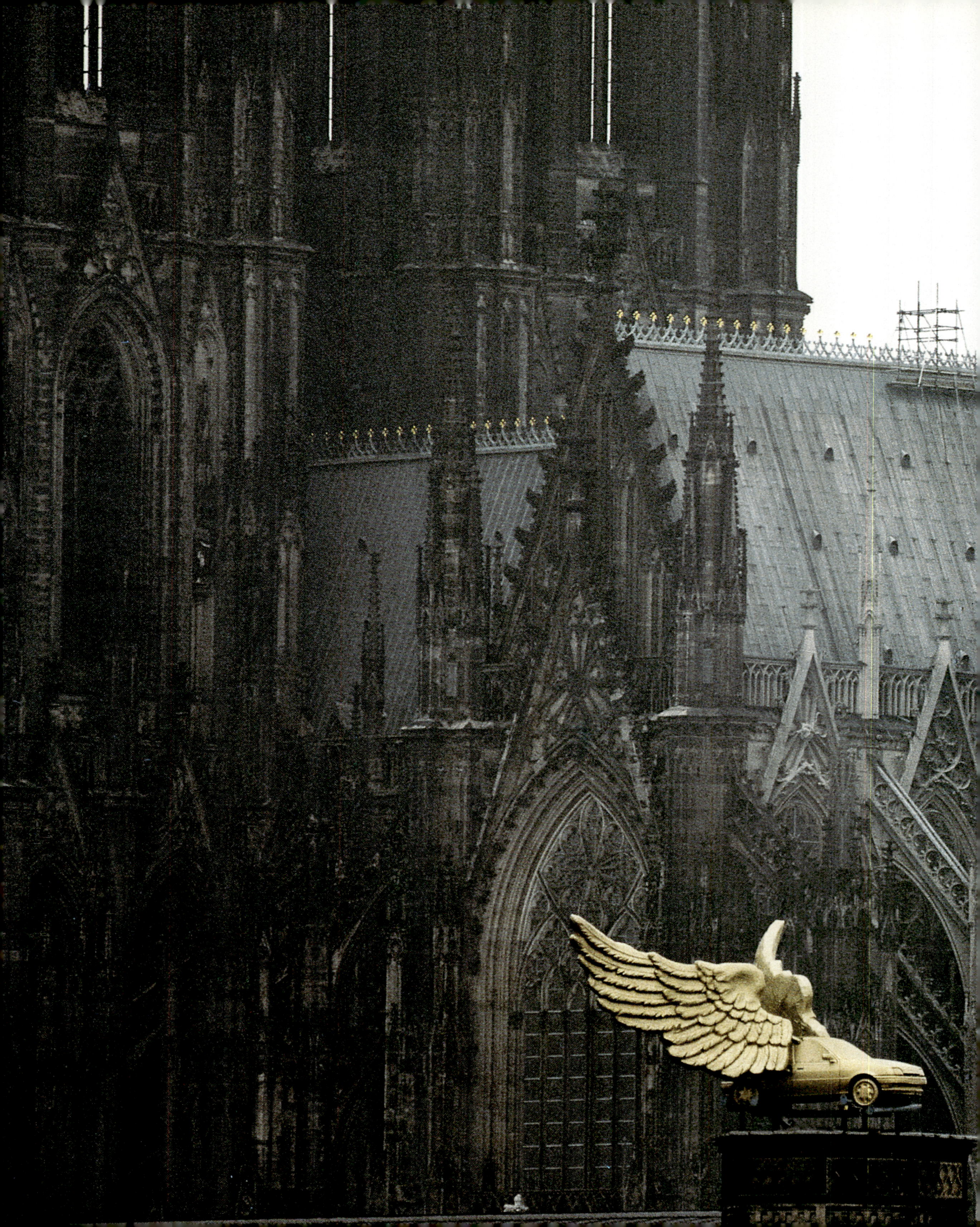

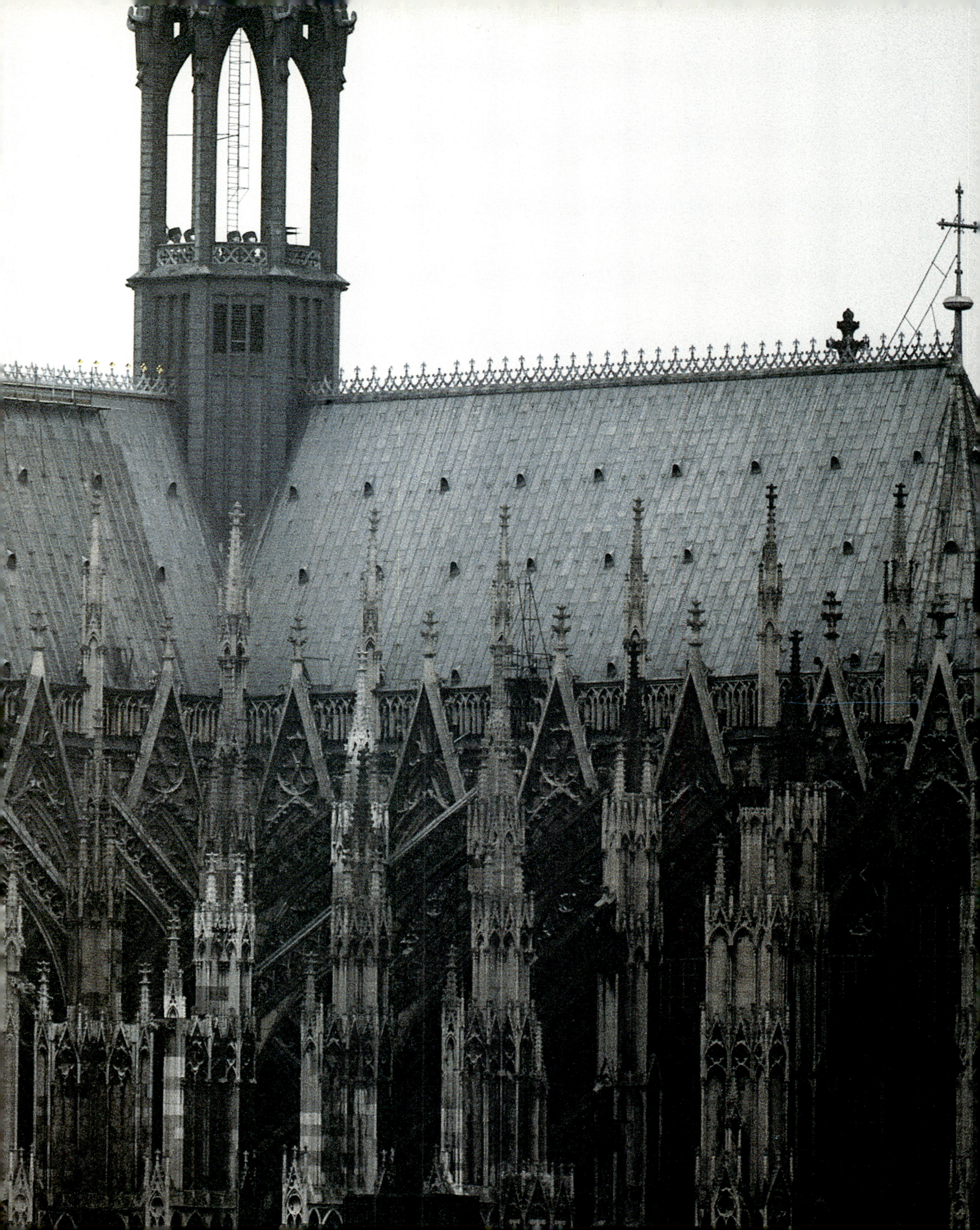

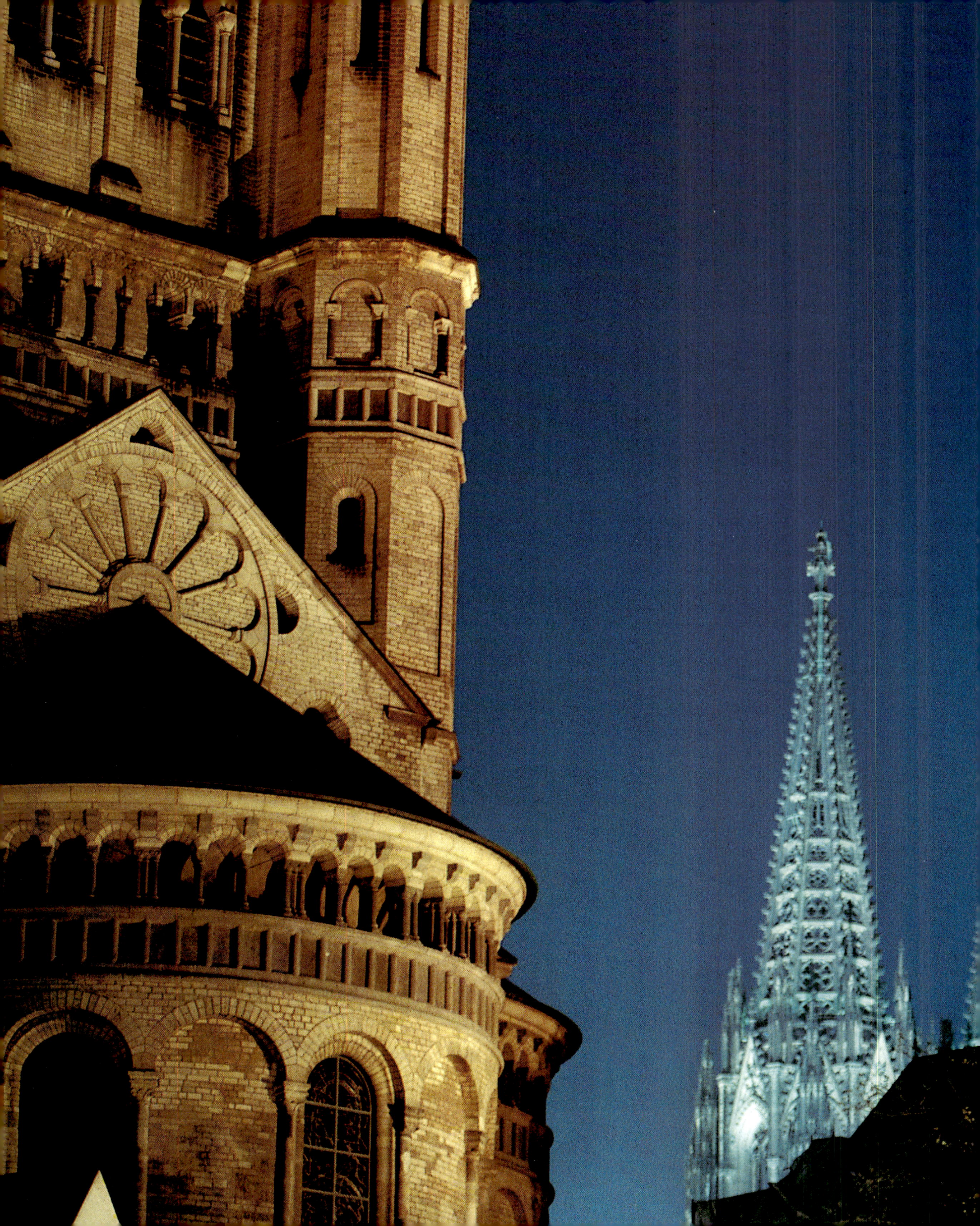

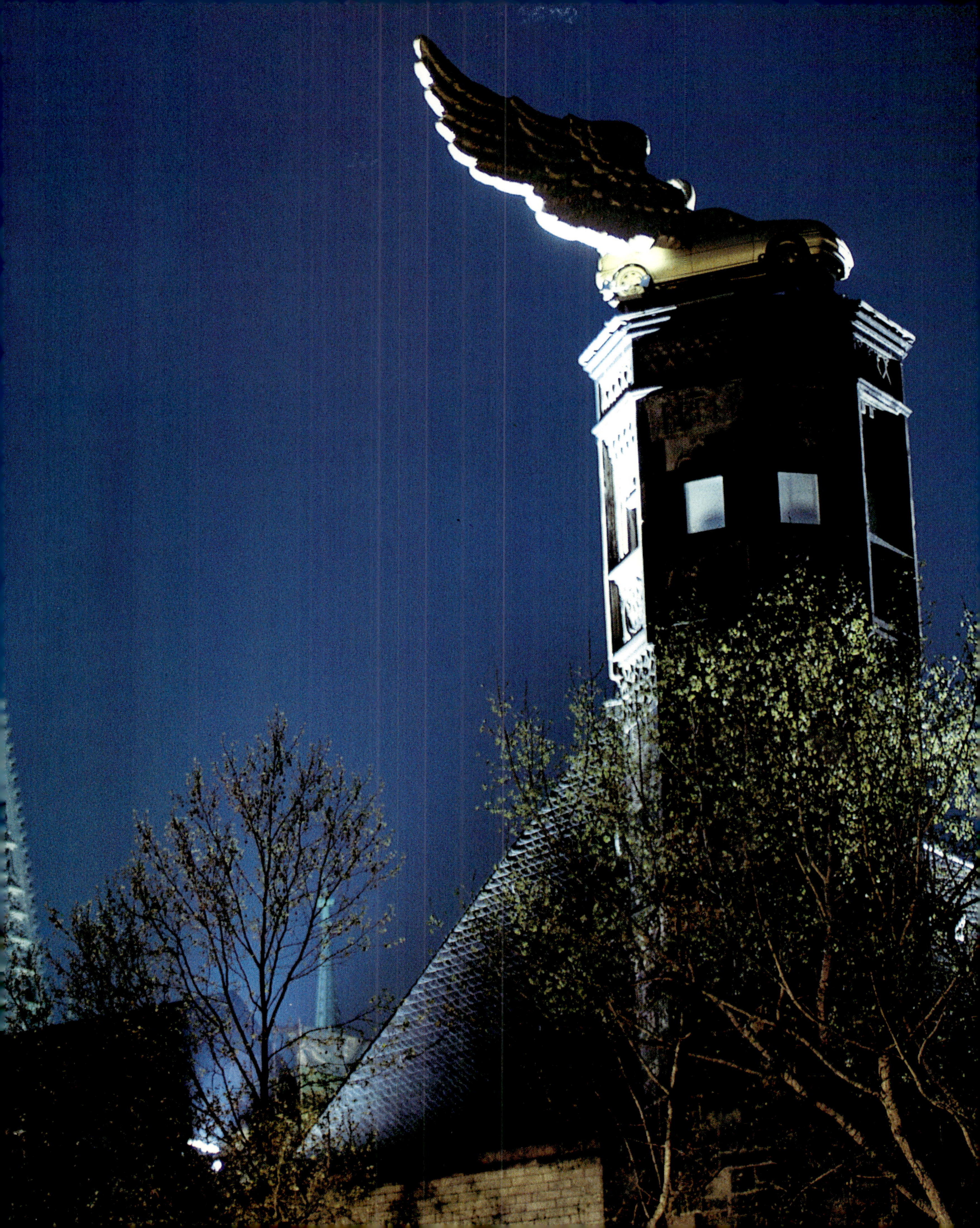

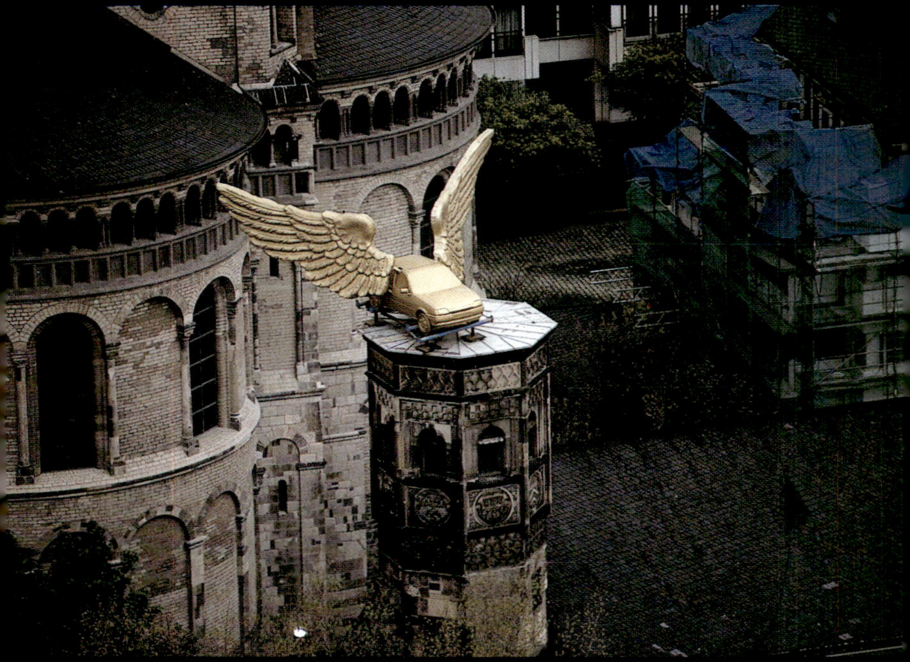

DIE WELLE

THE WAVE

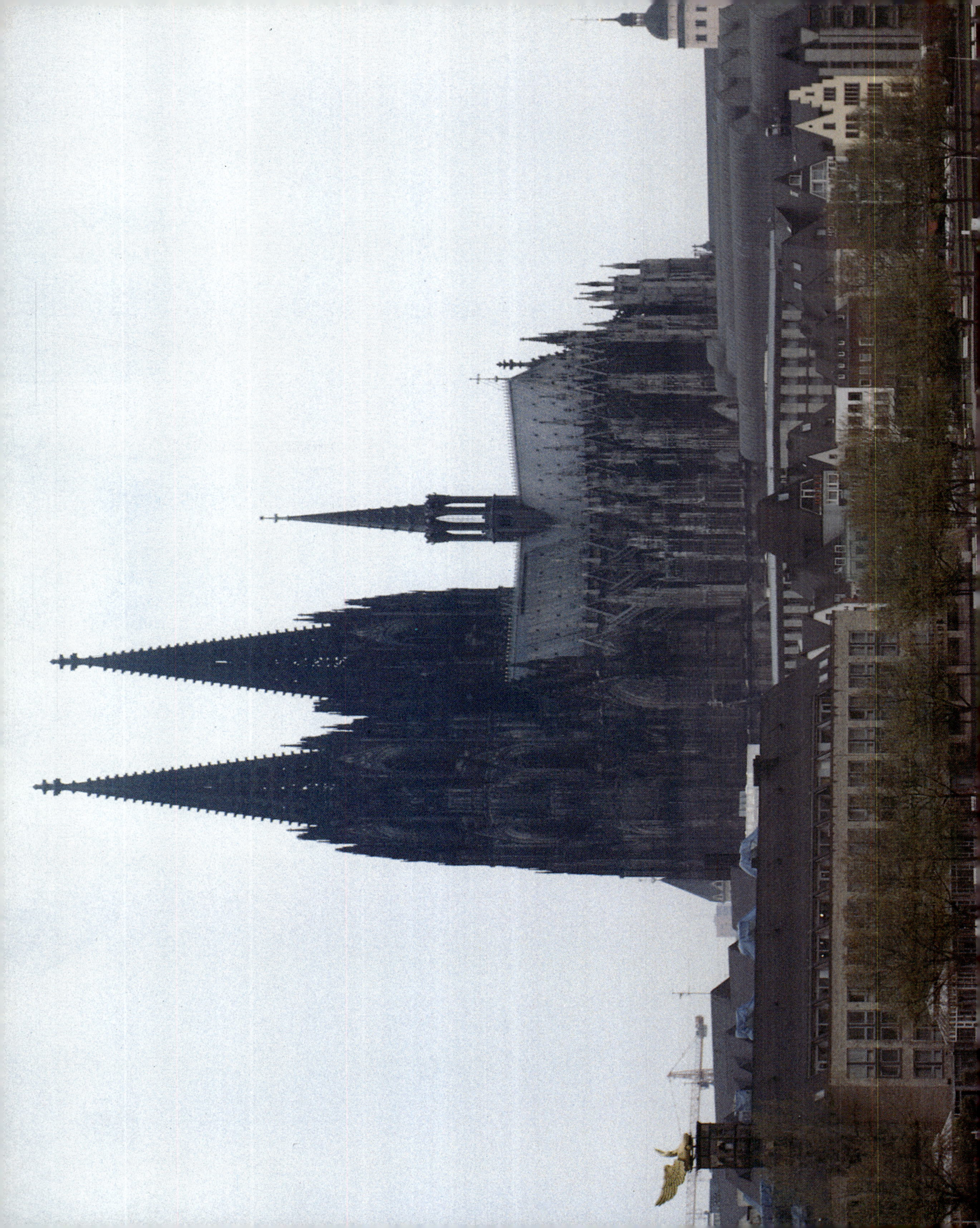

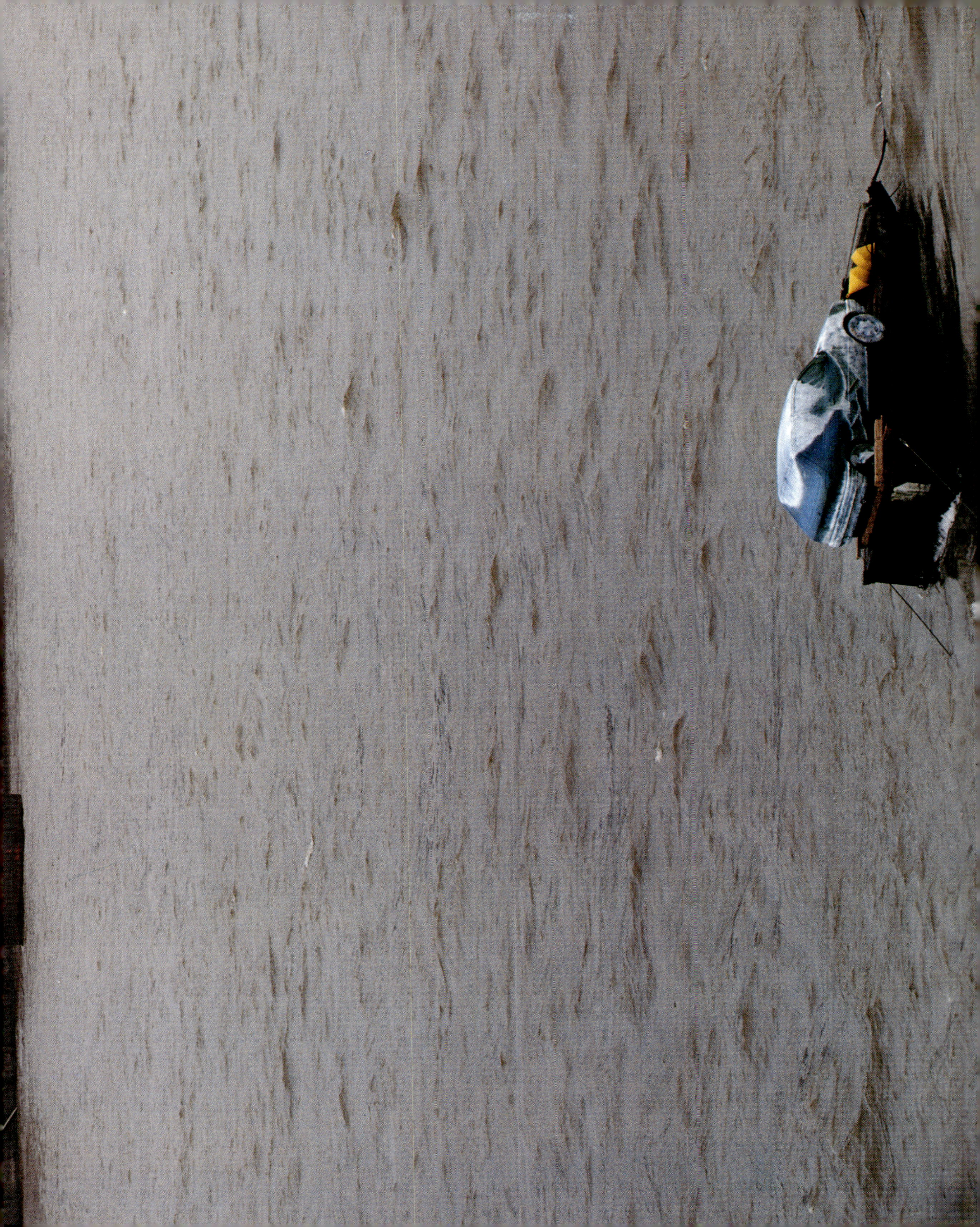

DIE WOLKE

THE CLOUD

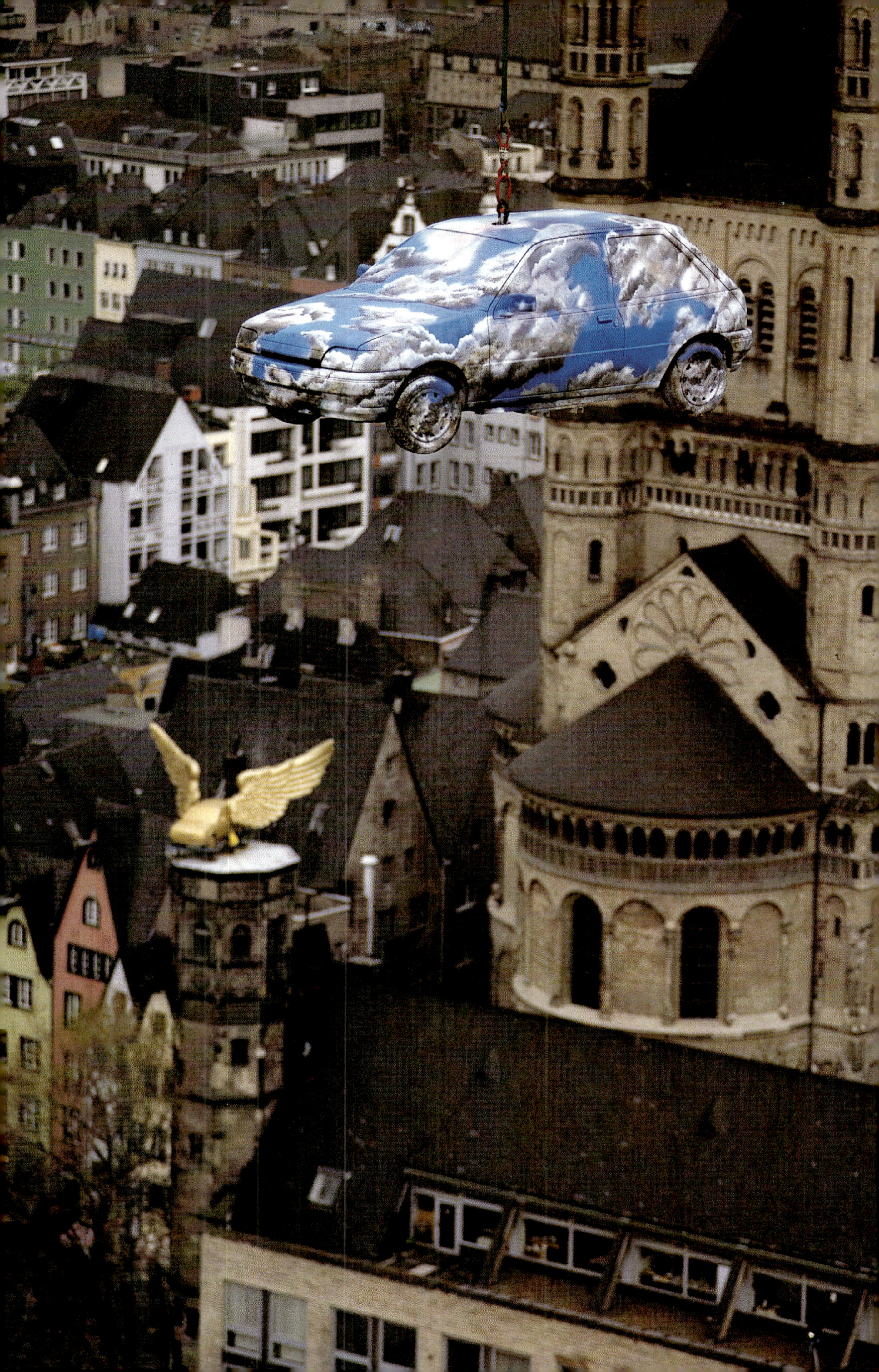

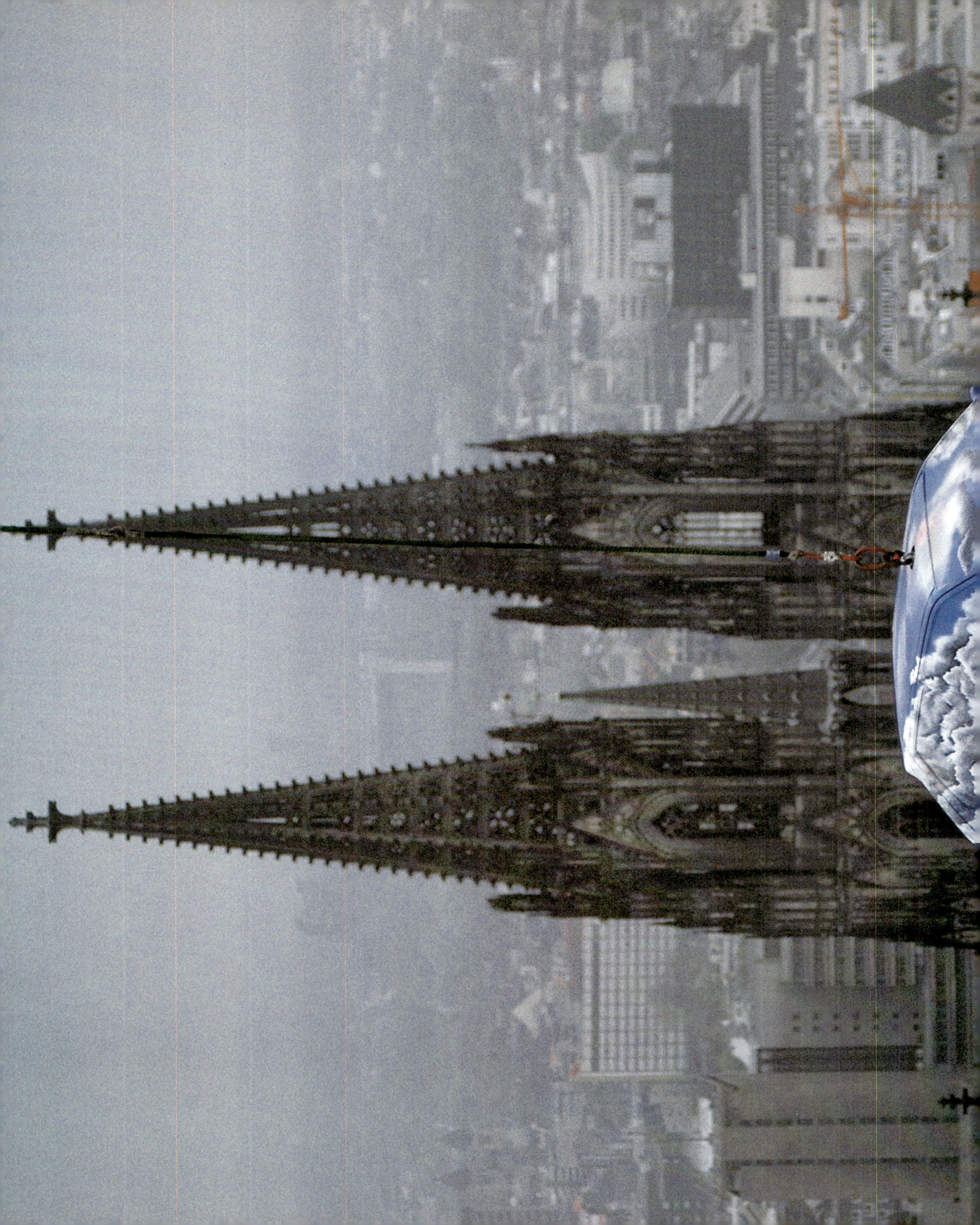

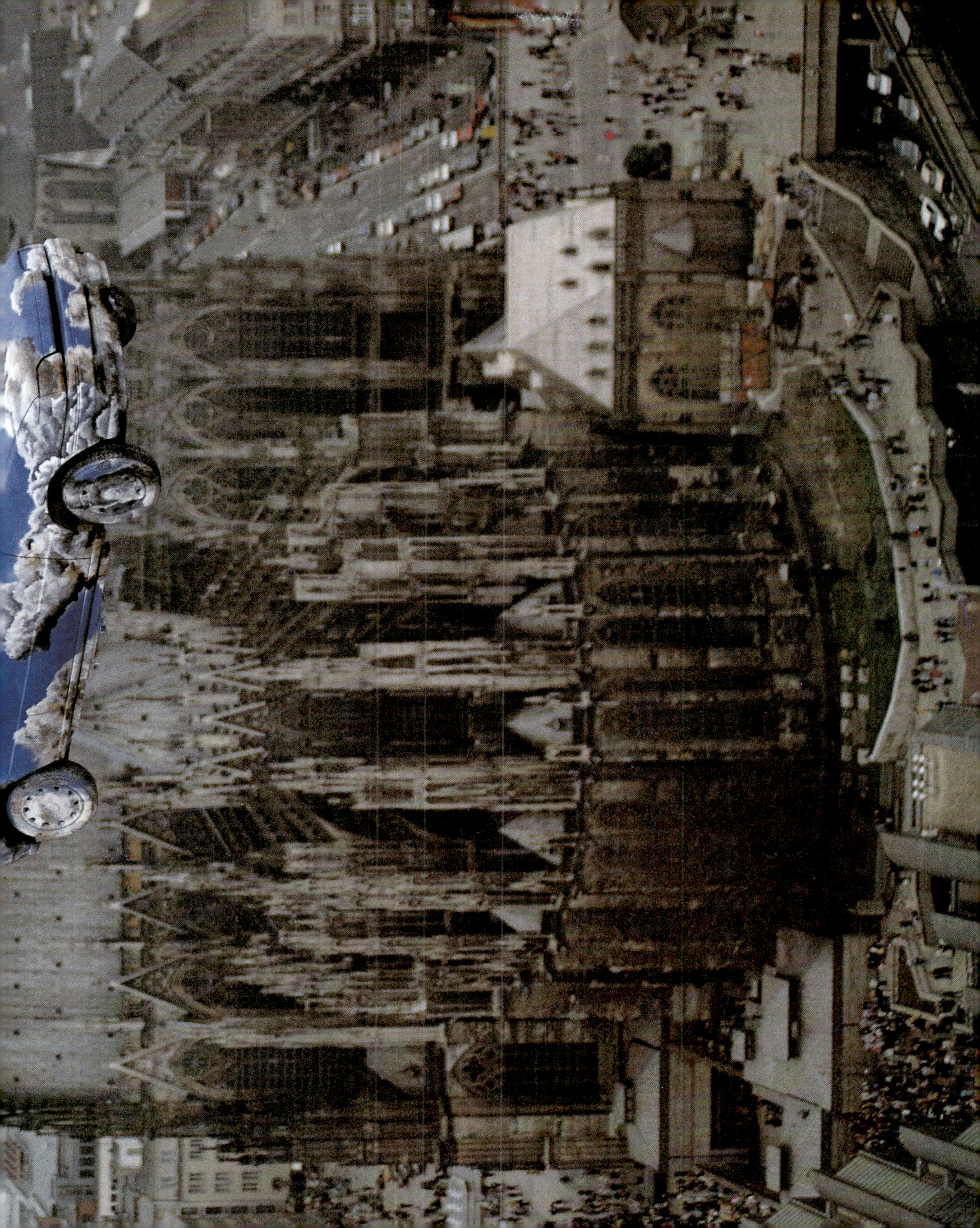

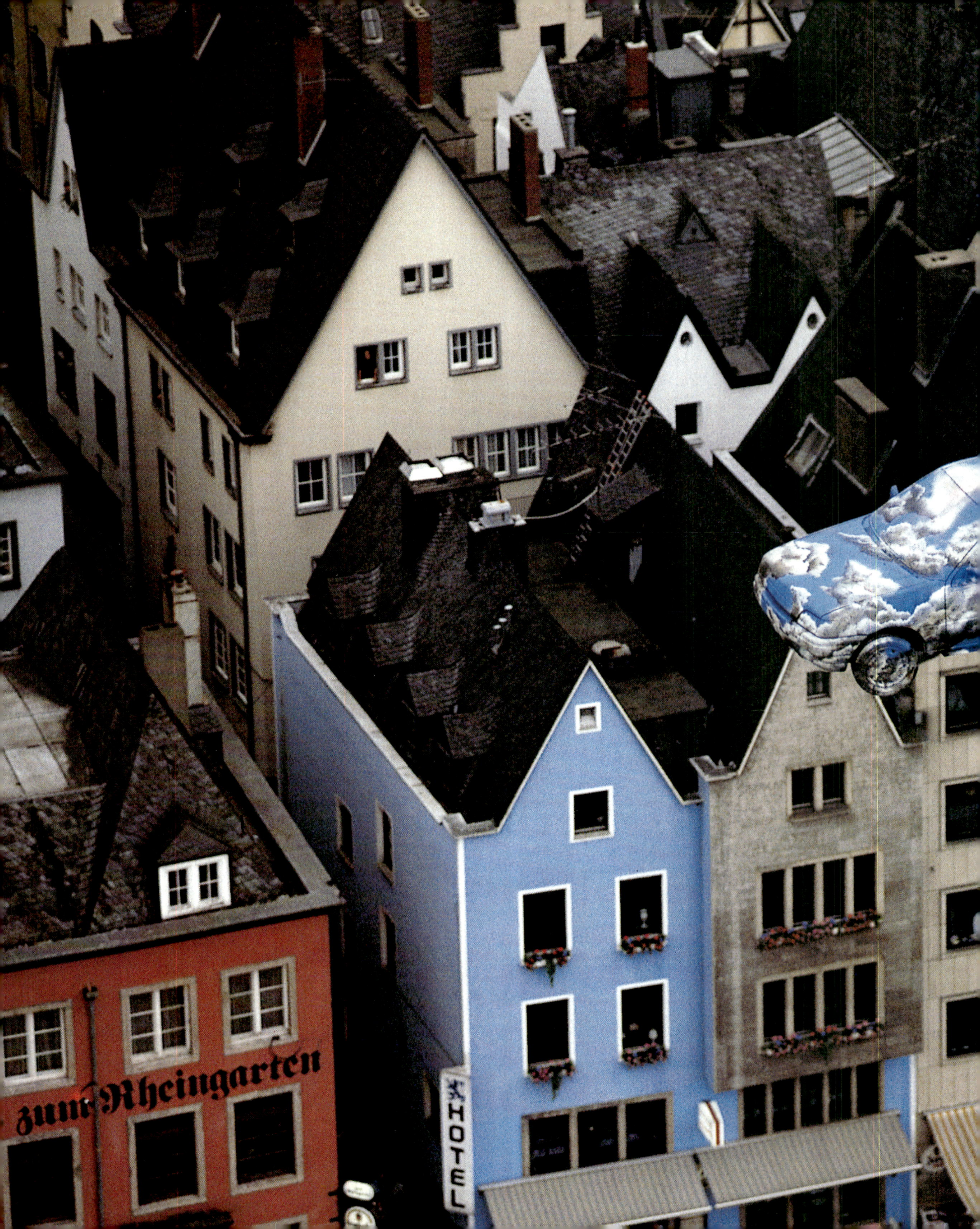
zum Rheingarten
HOTEL

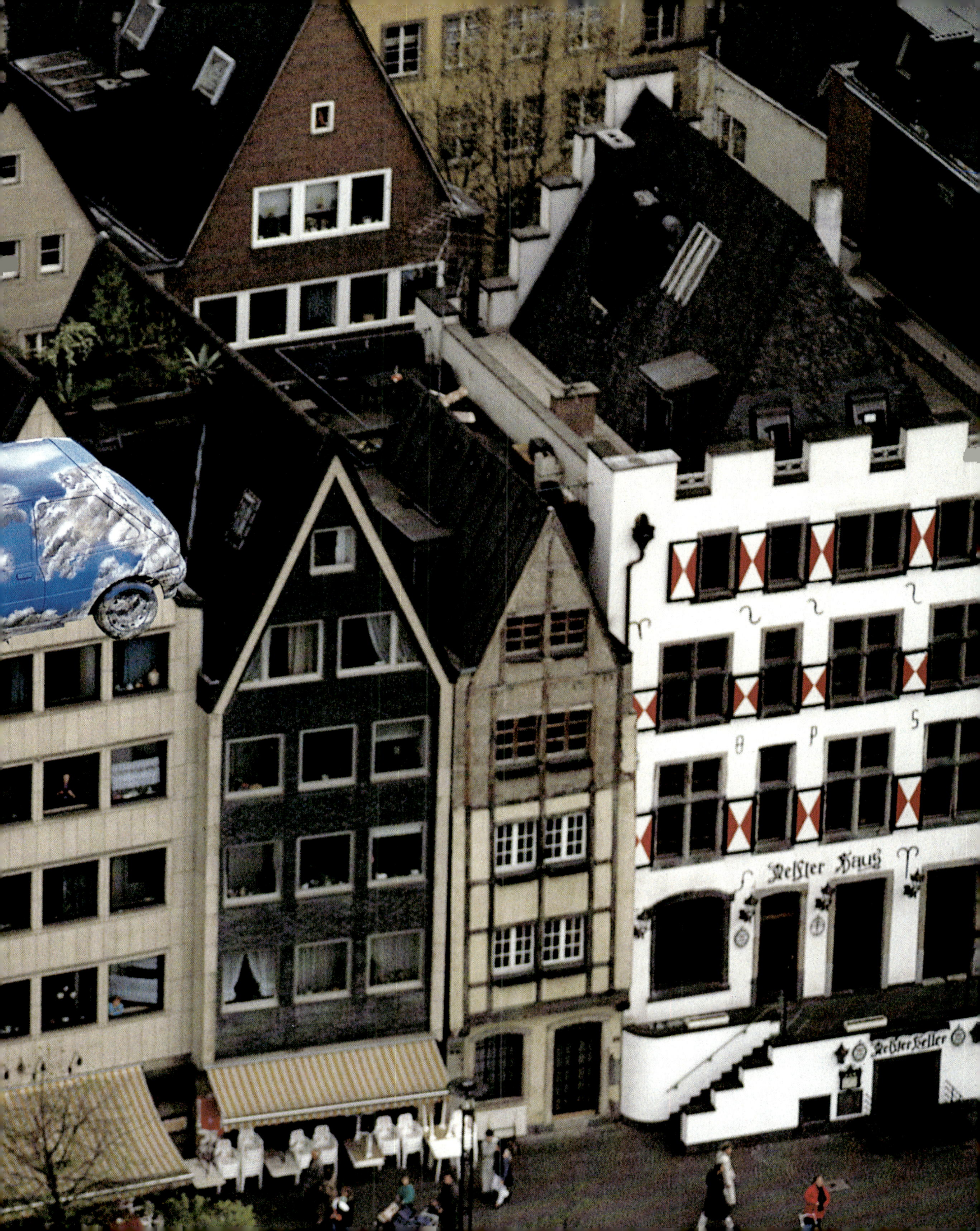

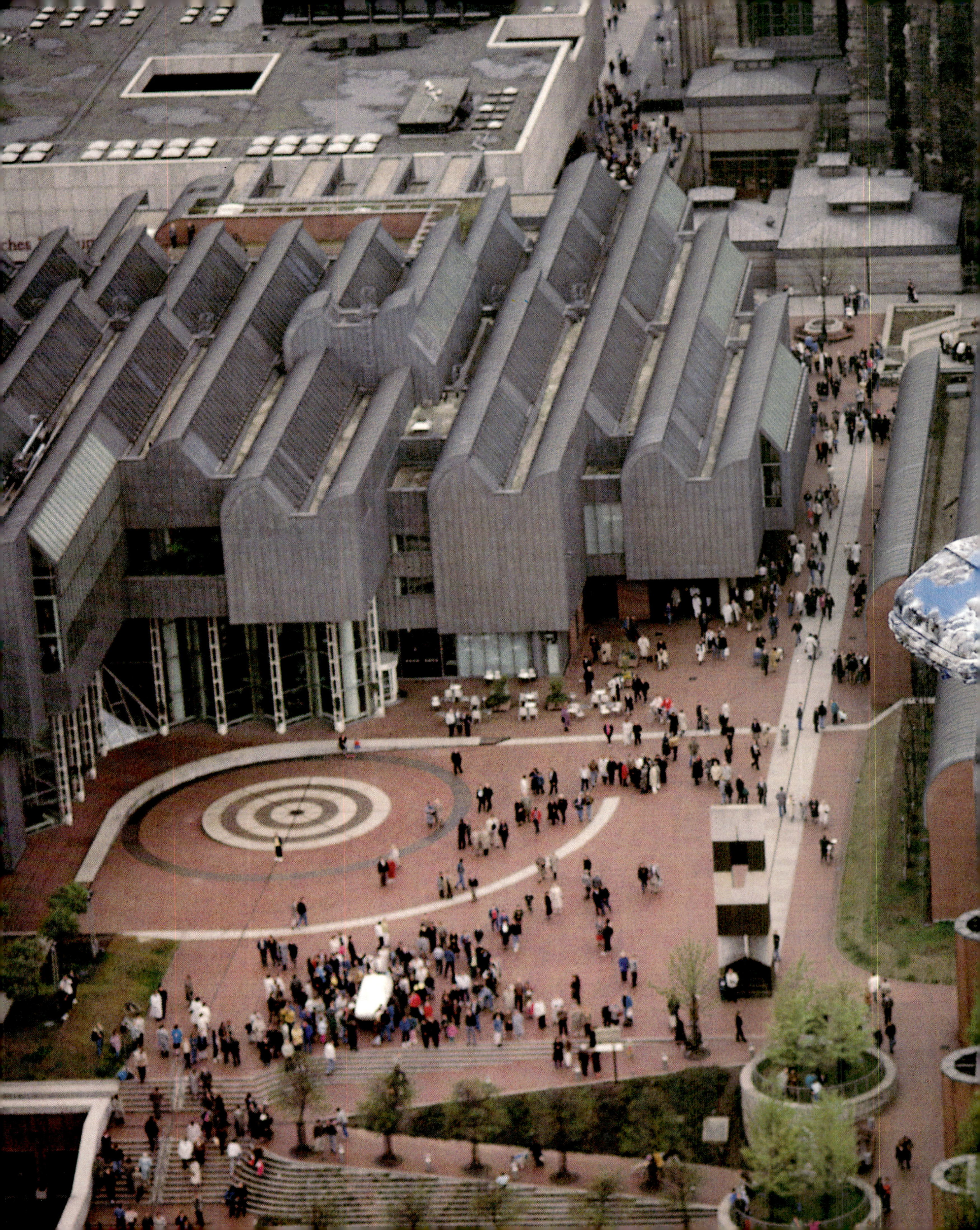

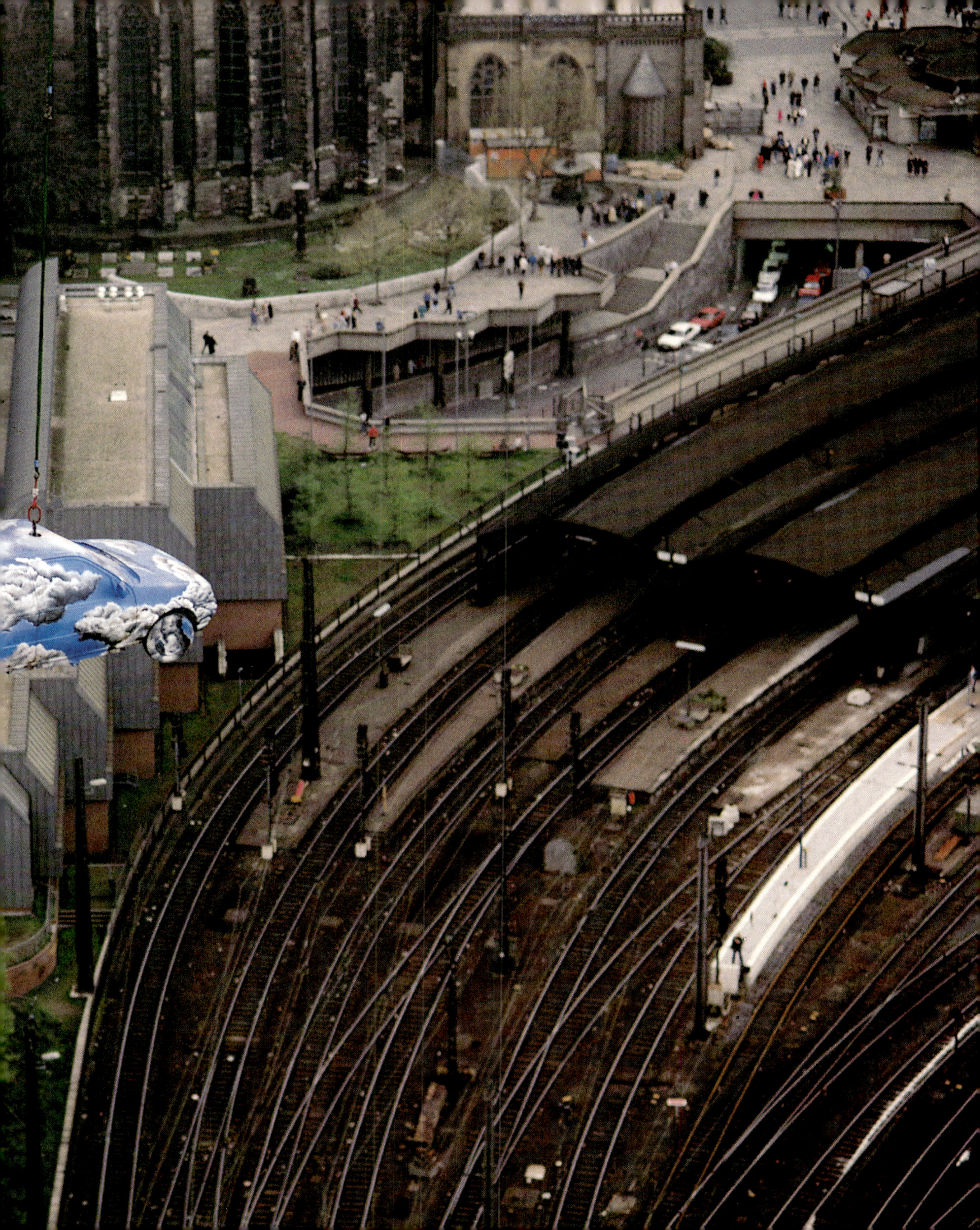

EINGEFRORENE BEWEGUNG

FROZEN MOVEMENT

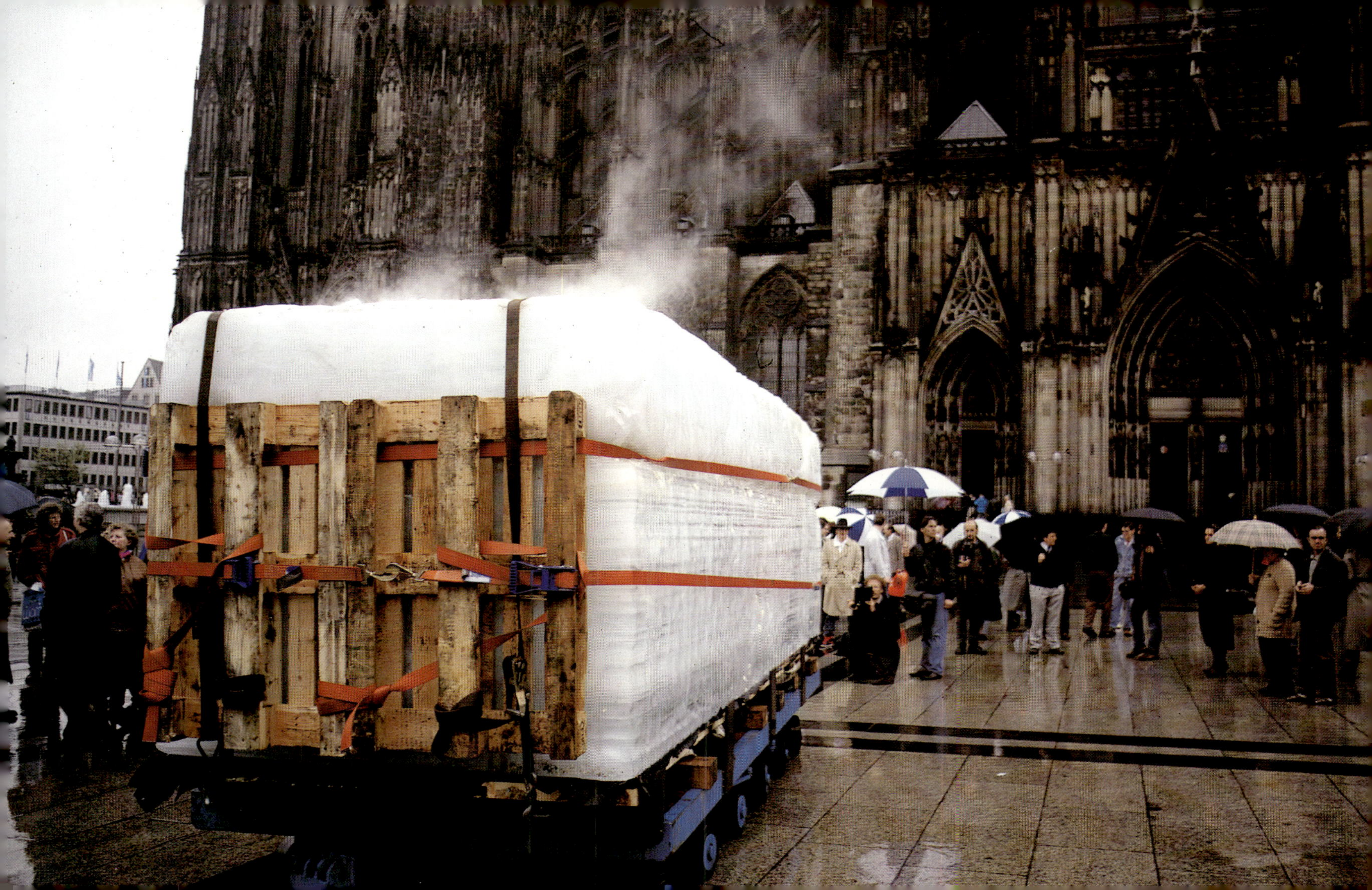

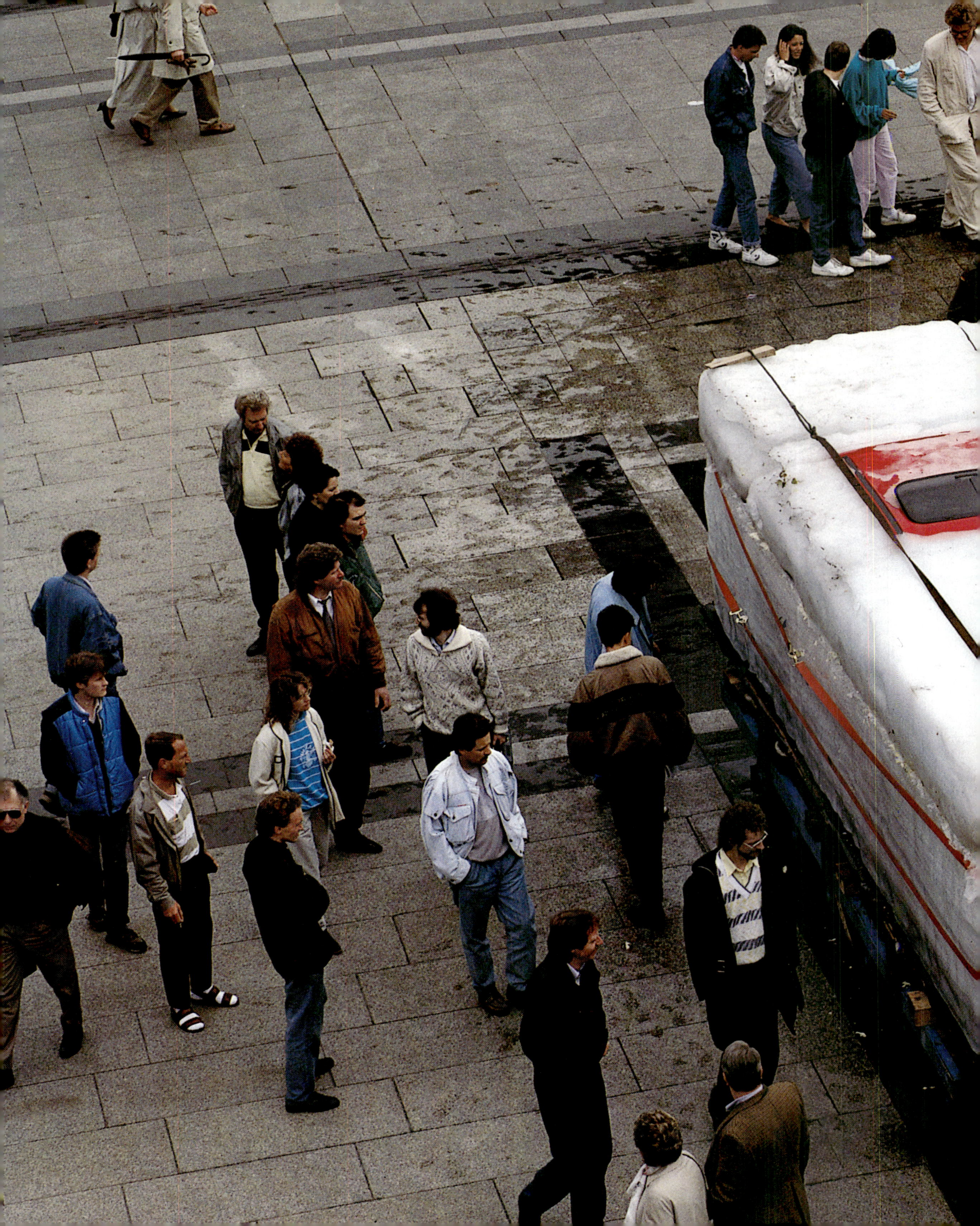

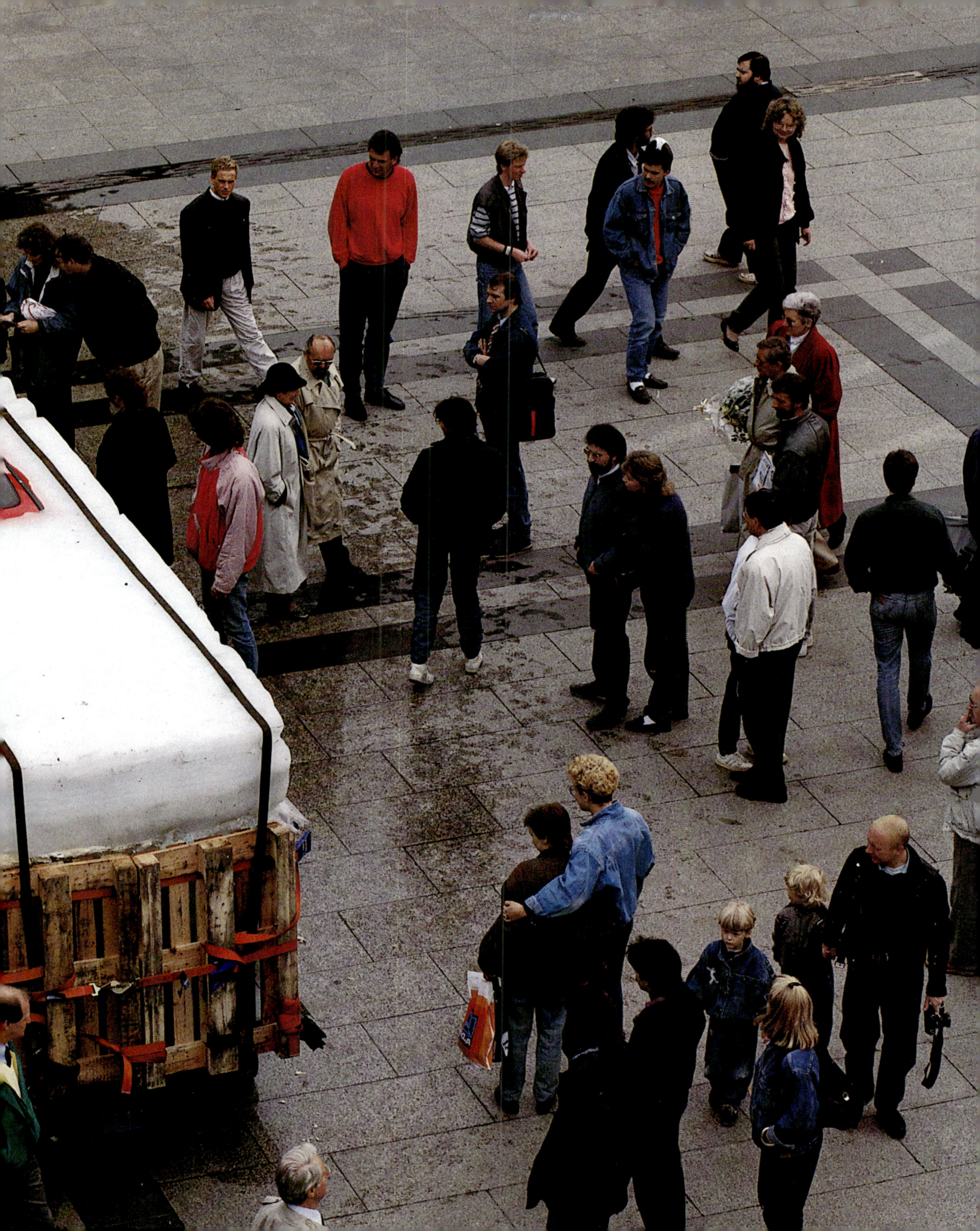

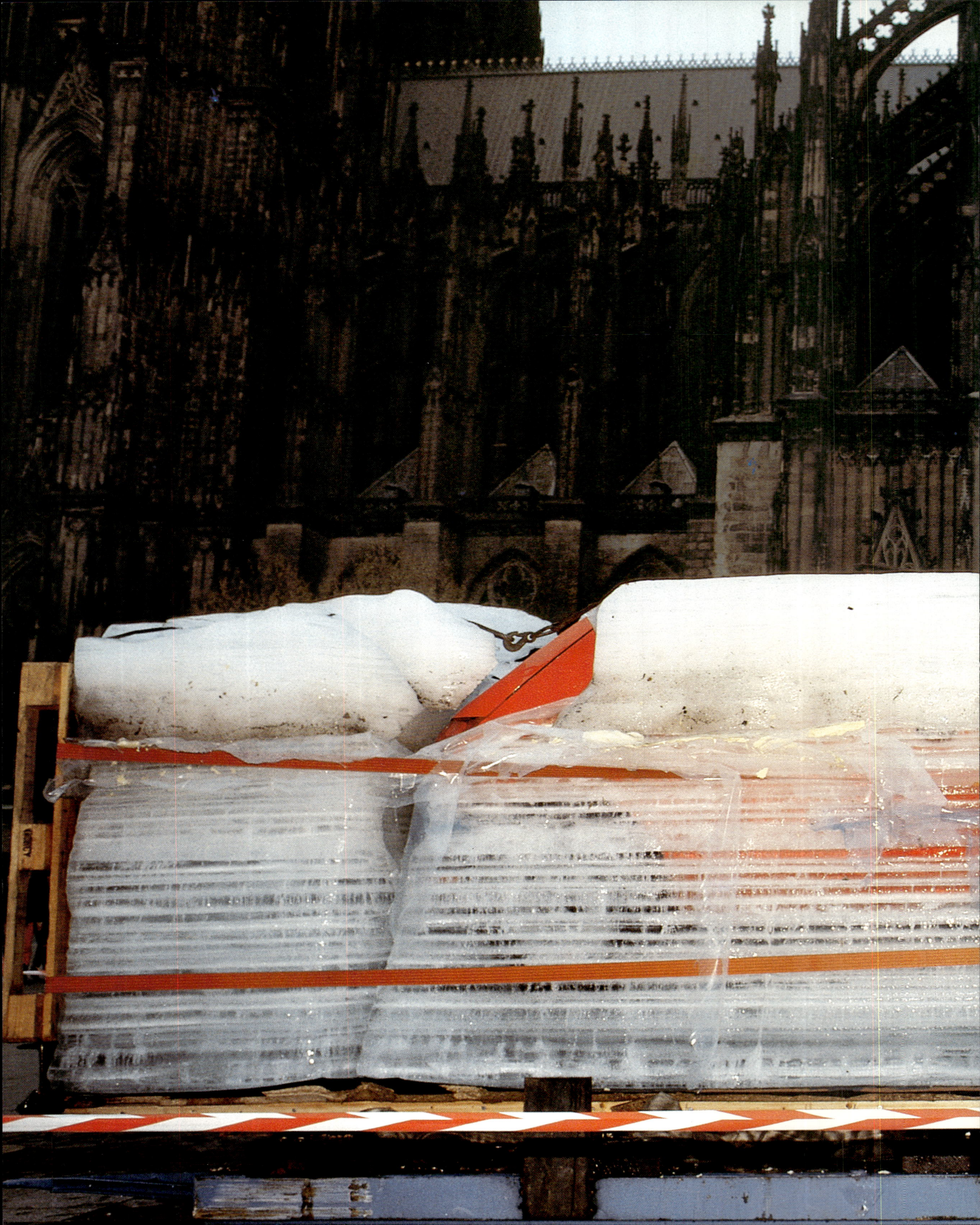

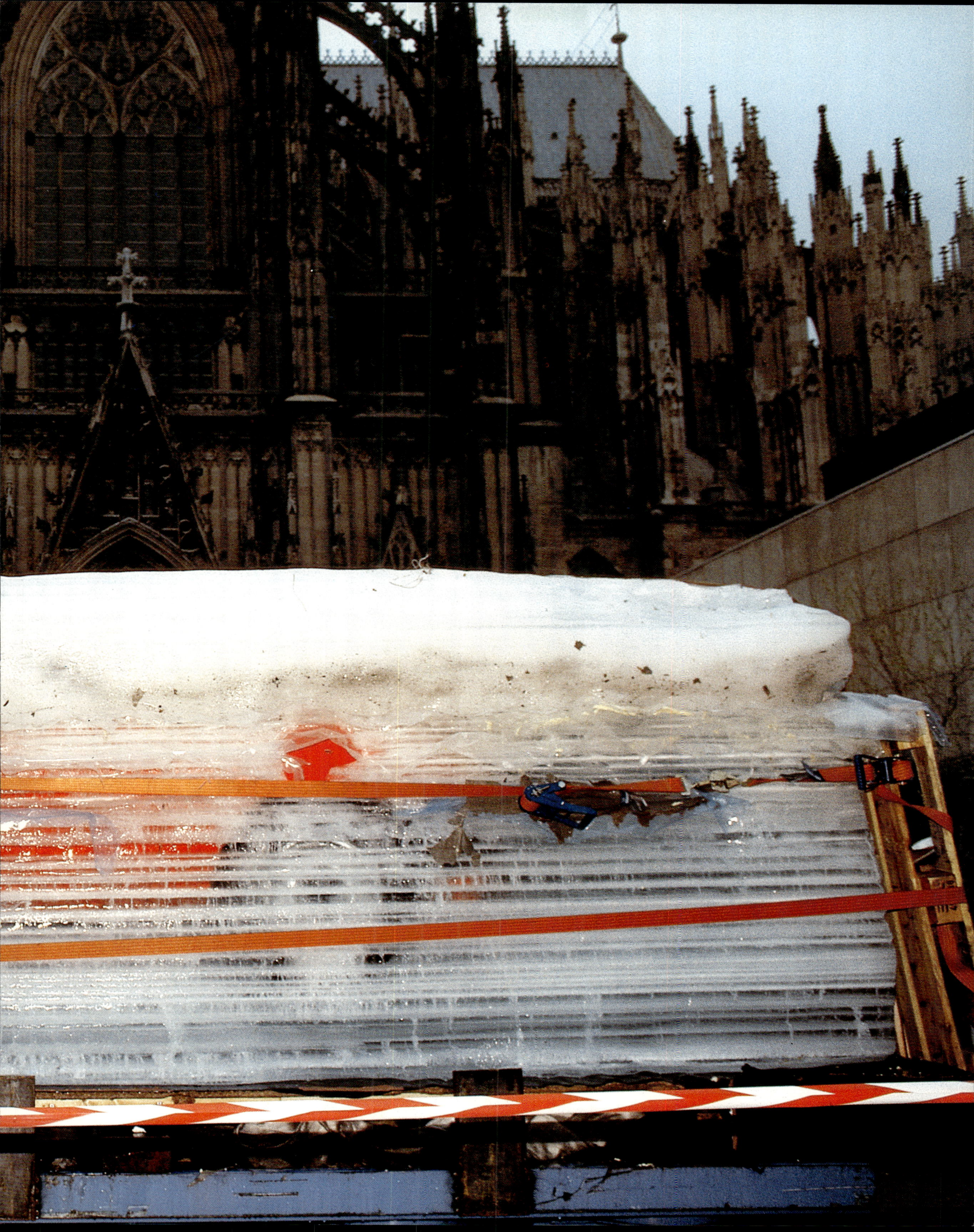

ZEIT

TIME LEAP

SPRUNG

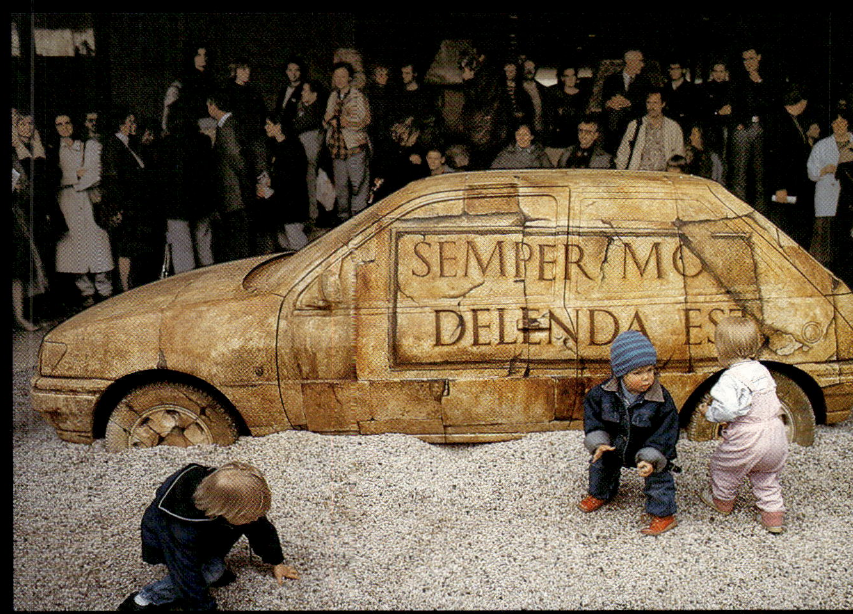

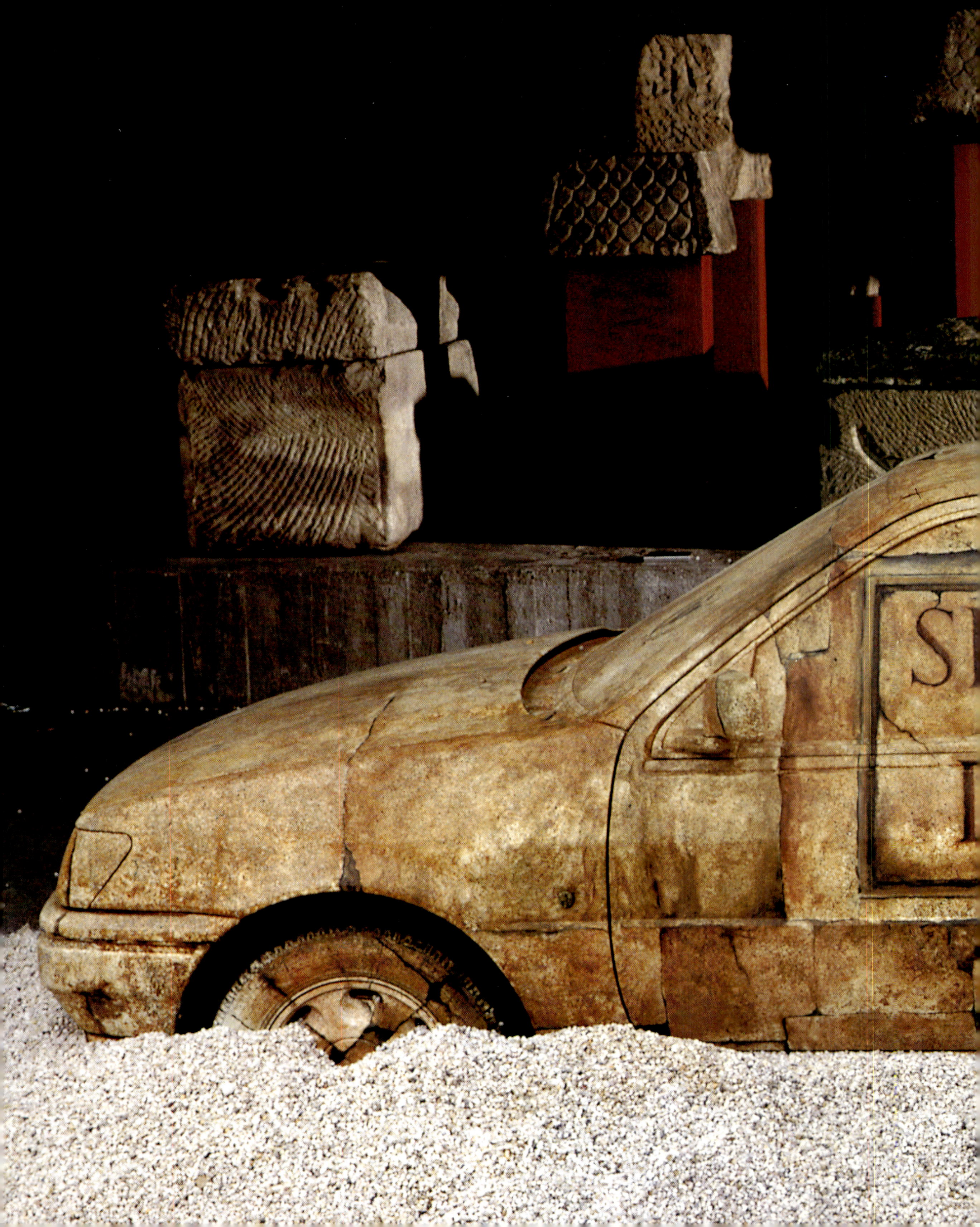

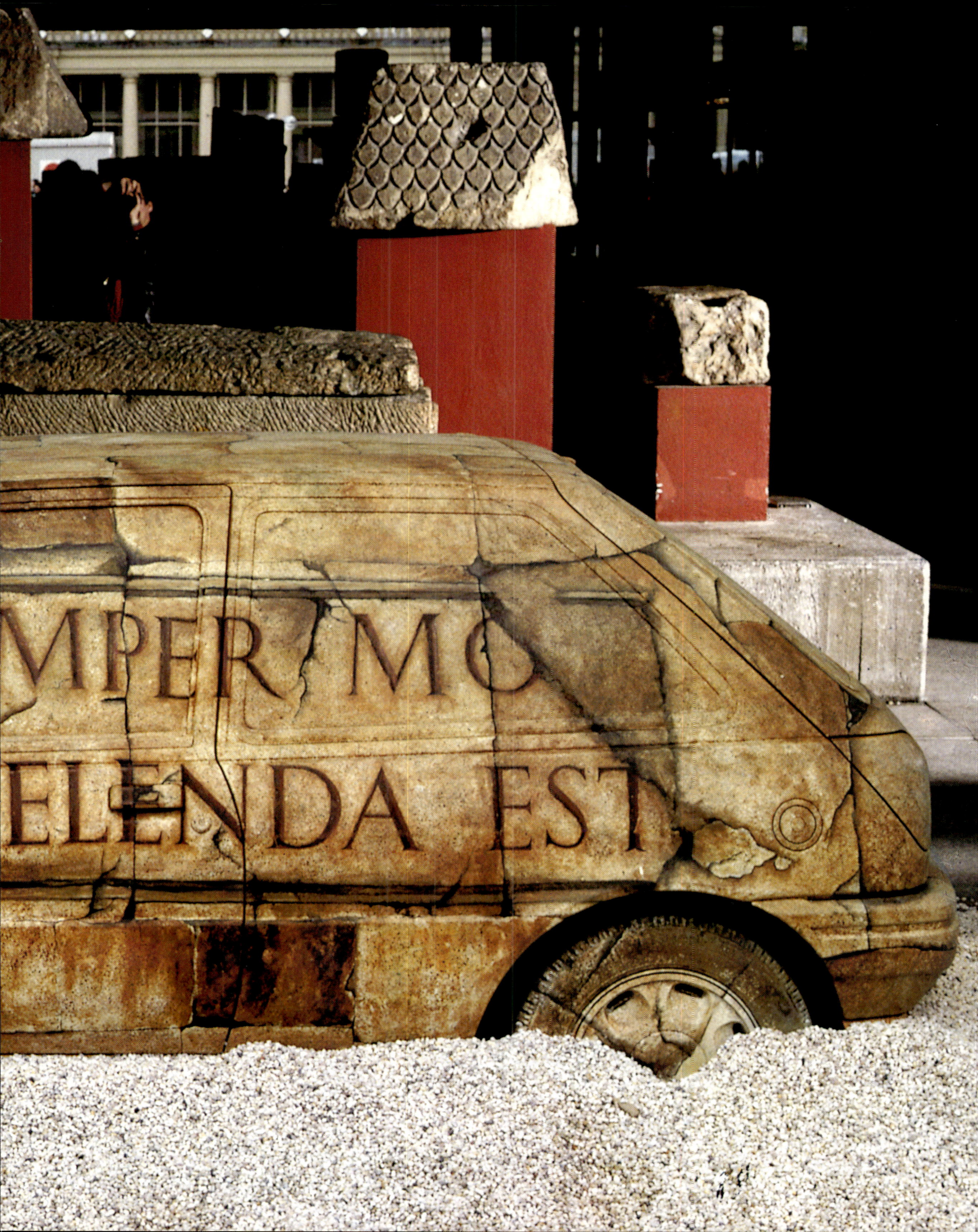
MPER MO
ELENDA EST

JETZTZEIT

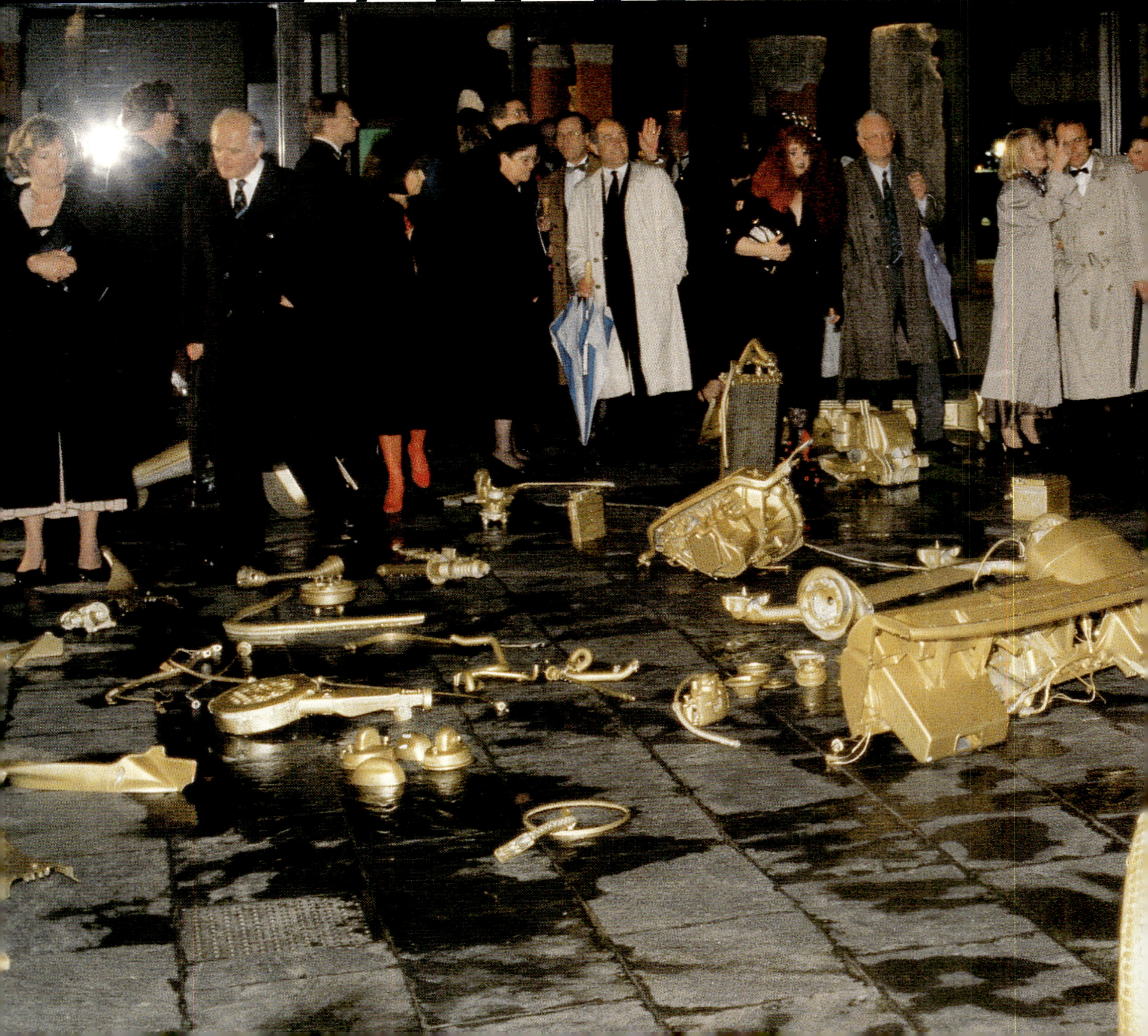

ARCHÄOLOGIE

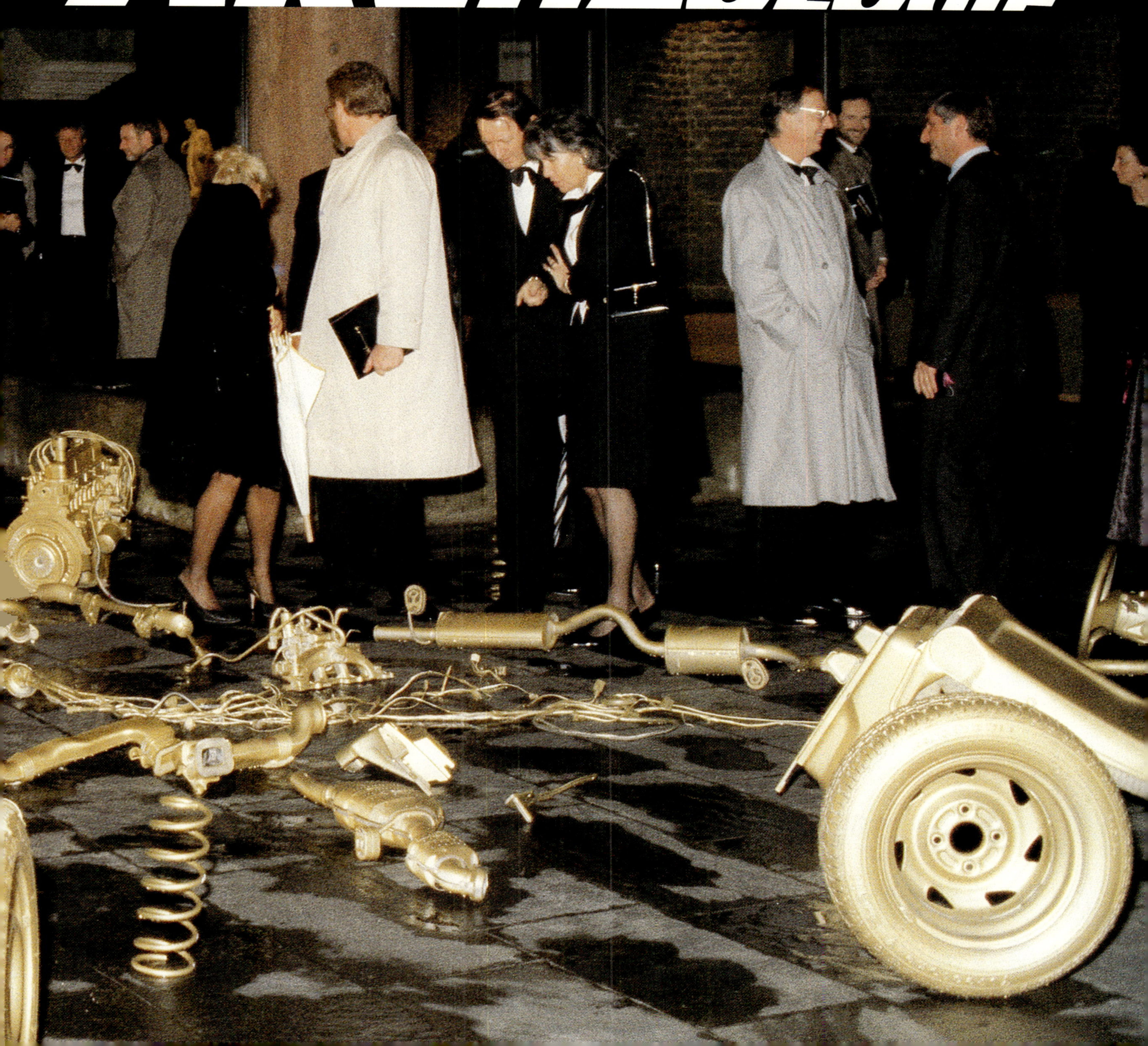

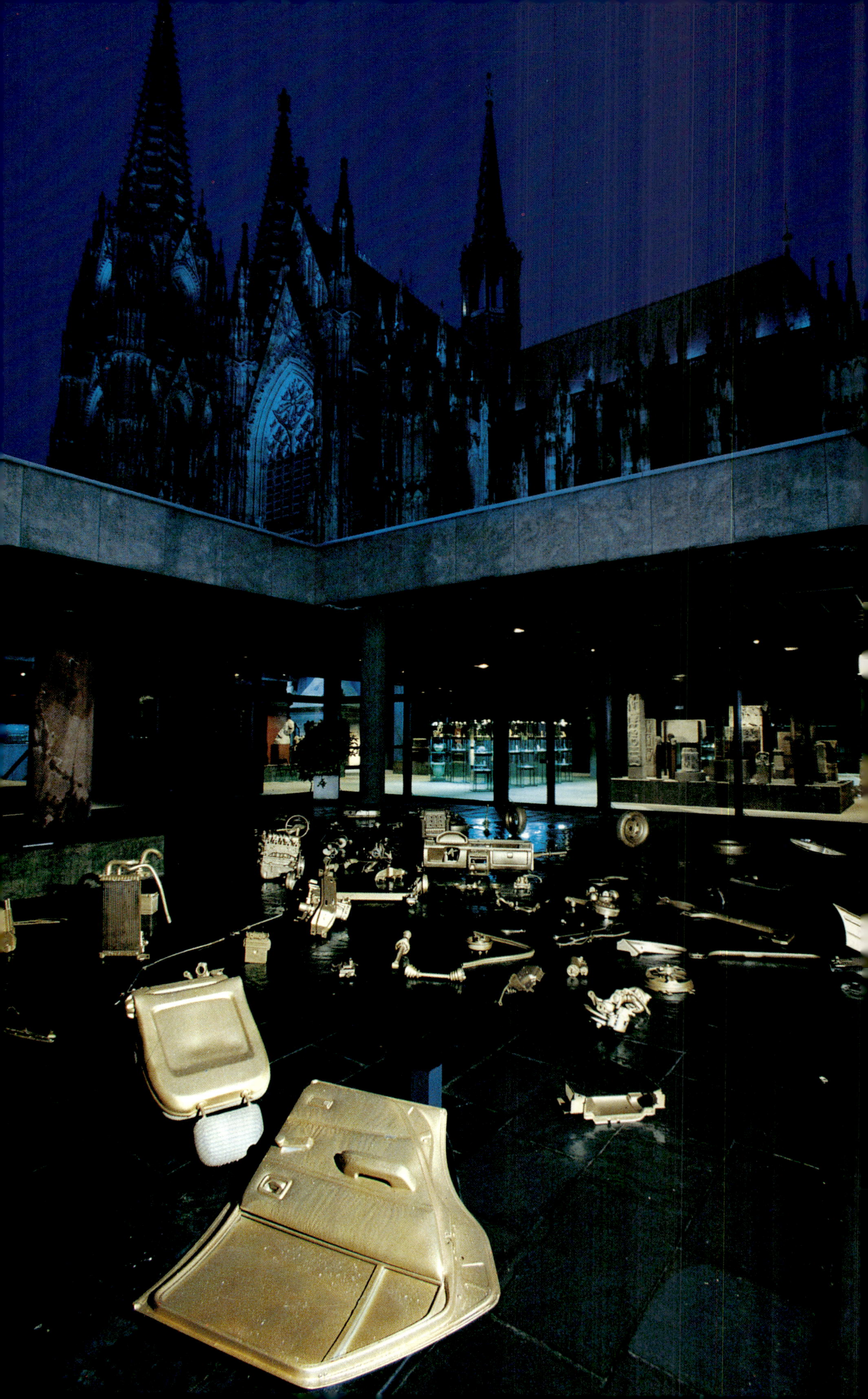

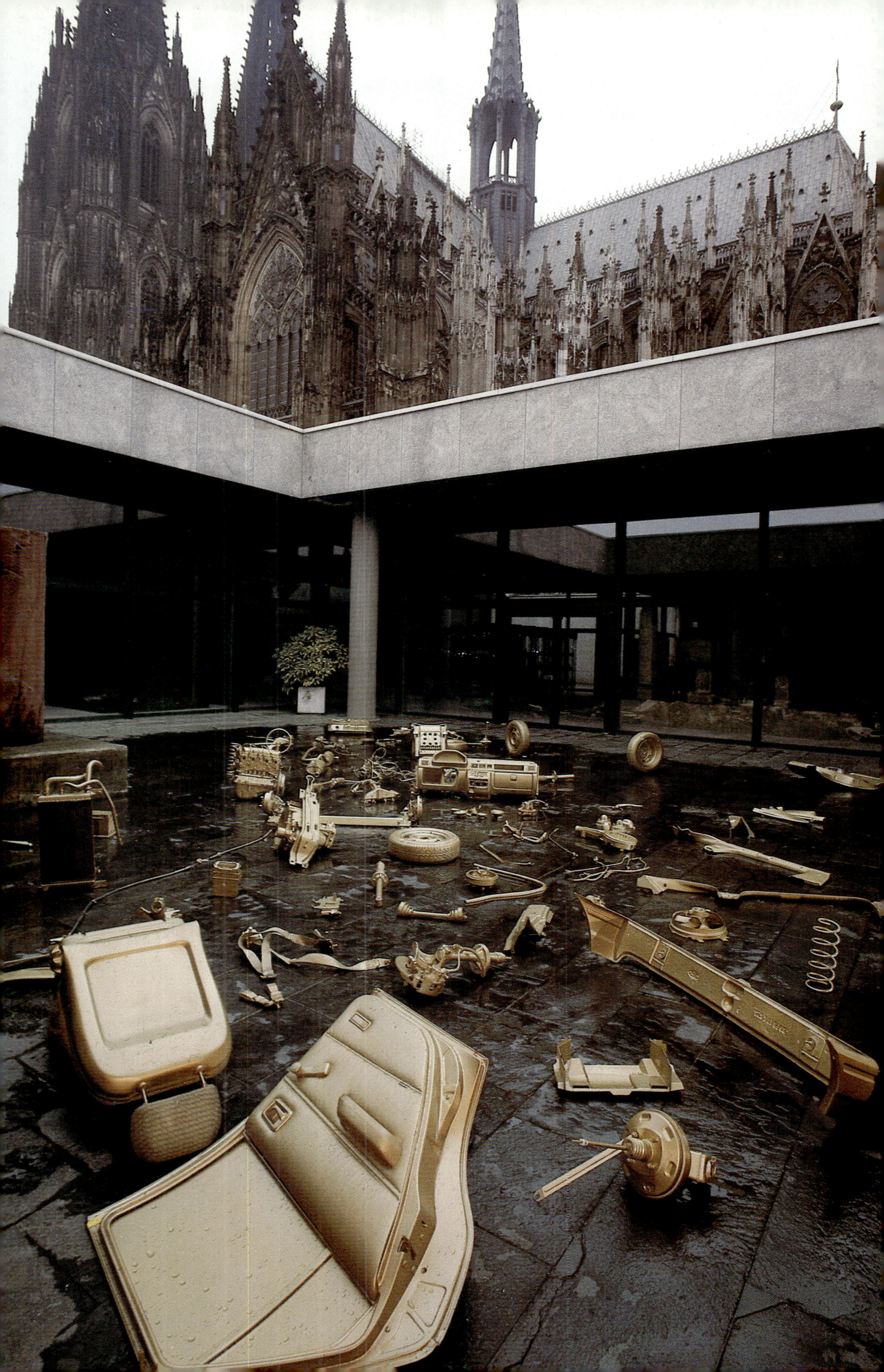

STEINERNE

ZEIT

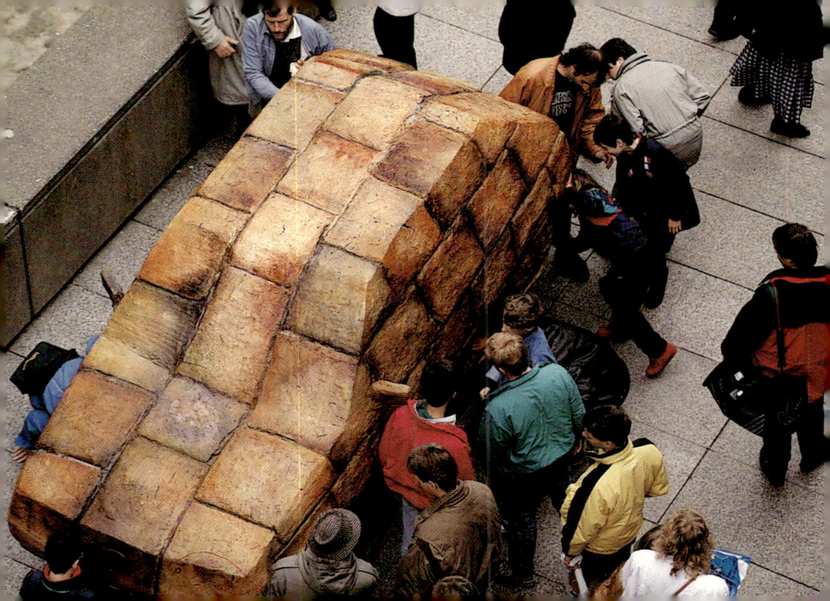

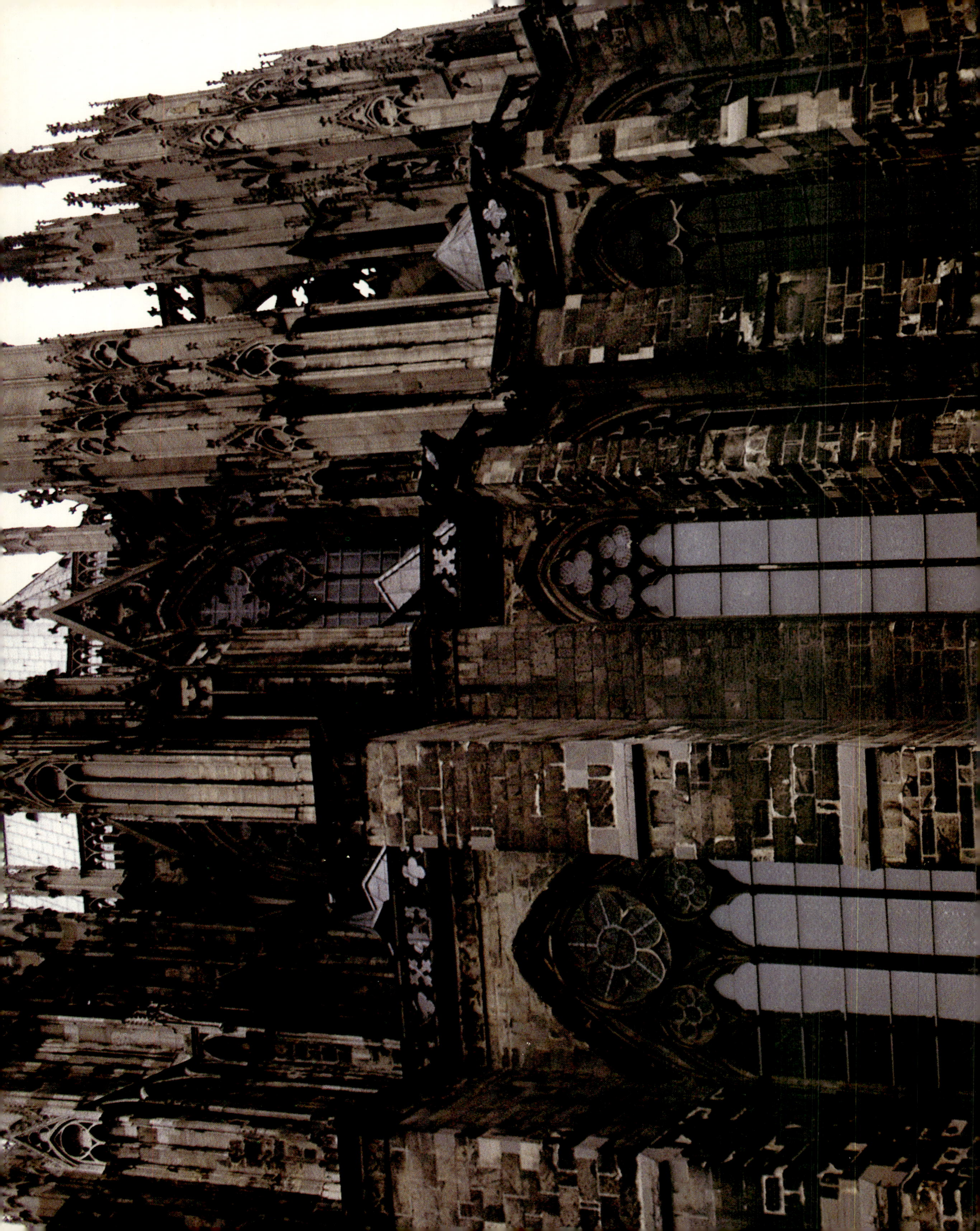

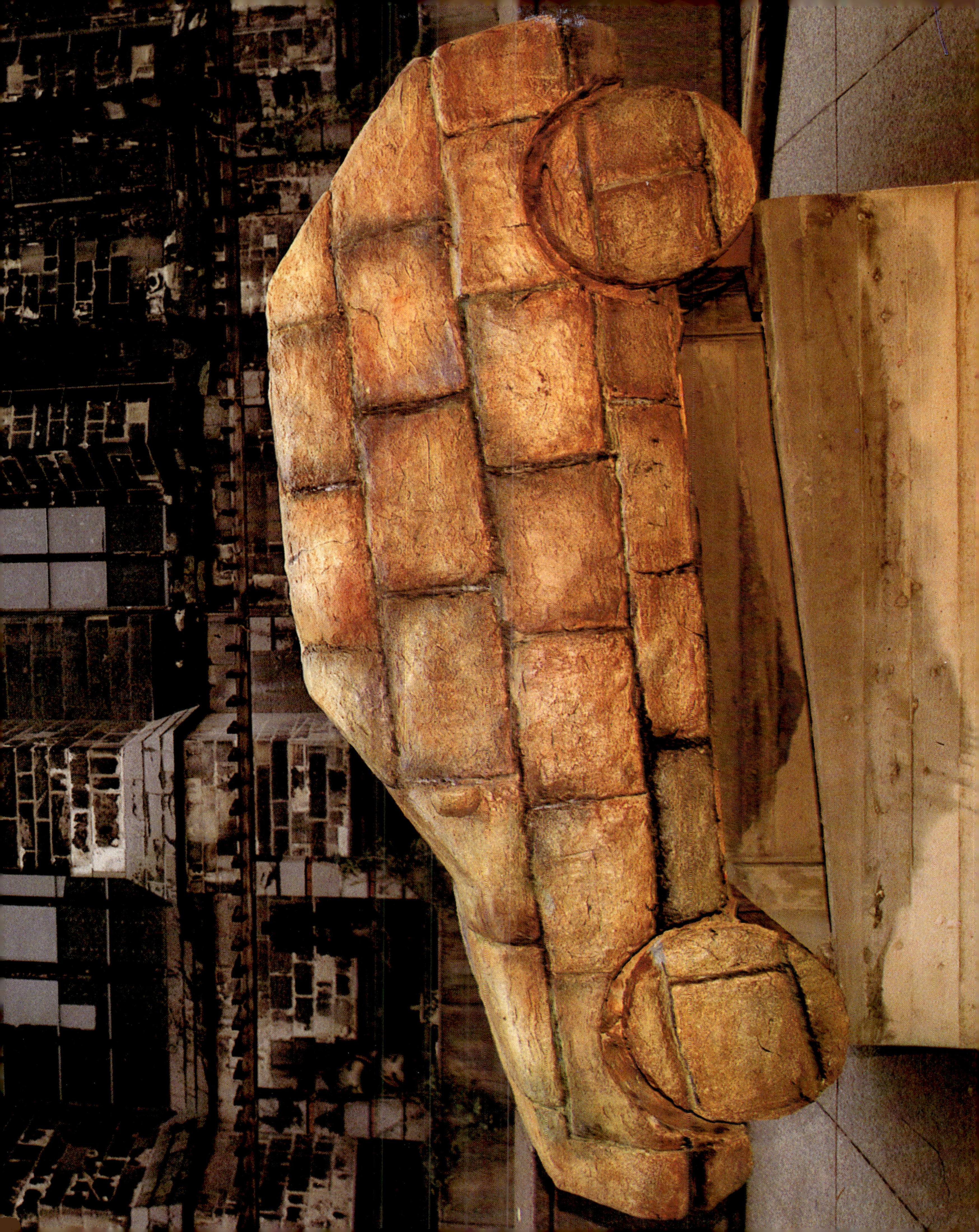

STILLE ZEIT

SILENT TIME

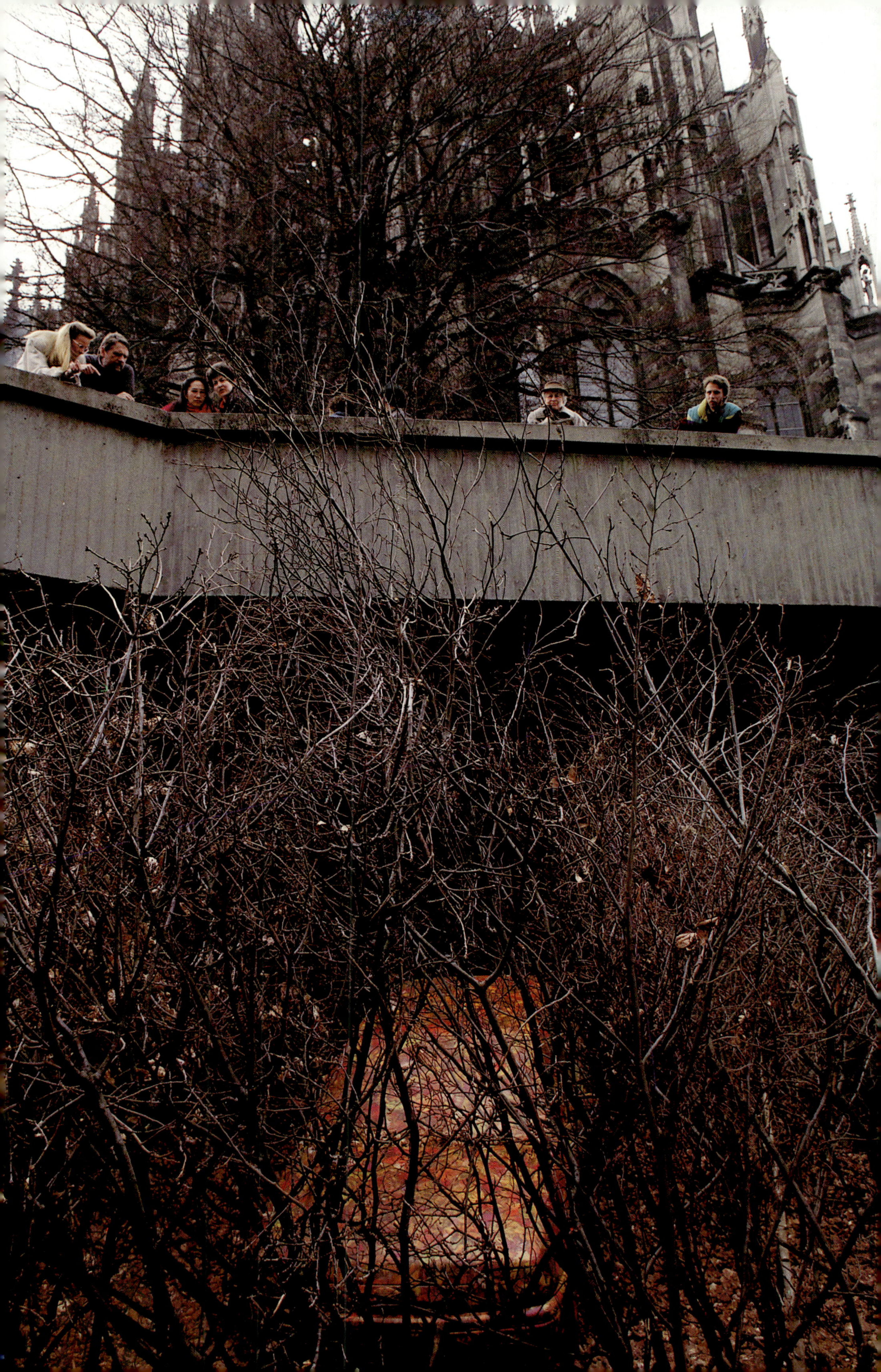

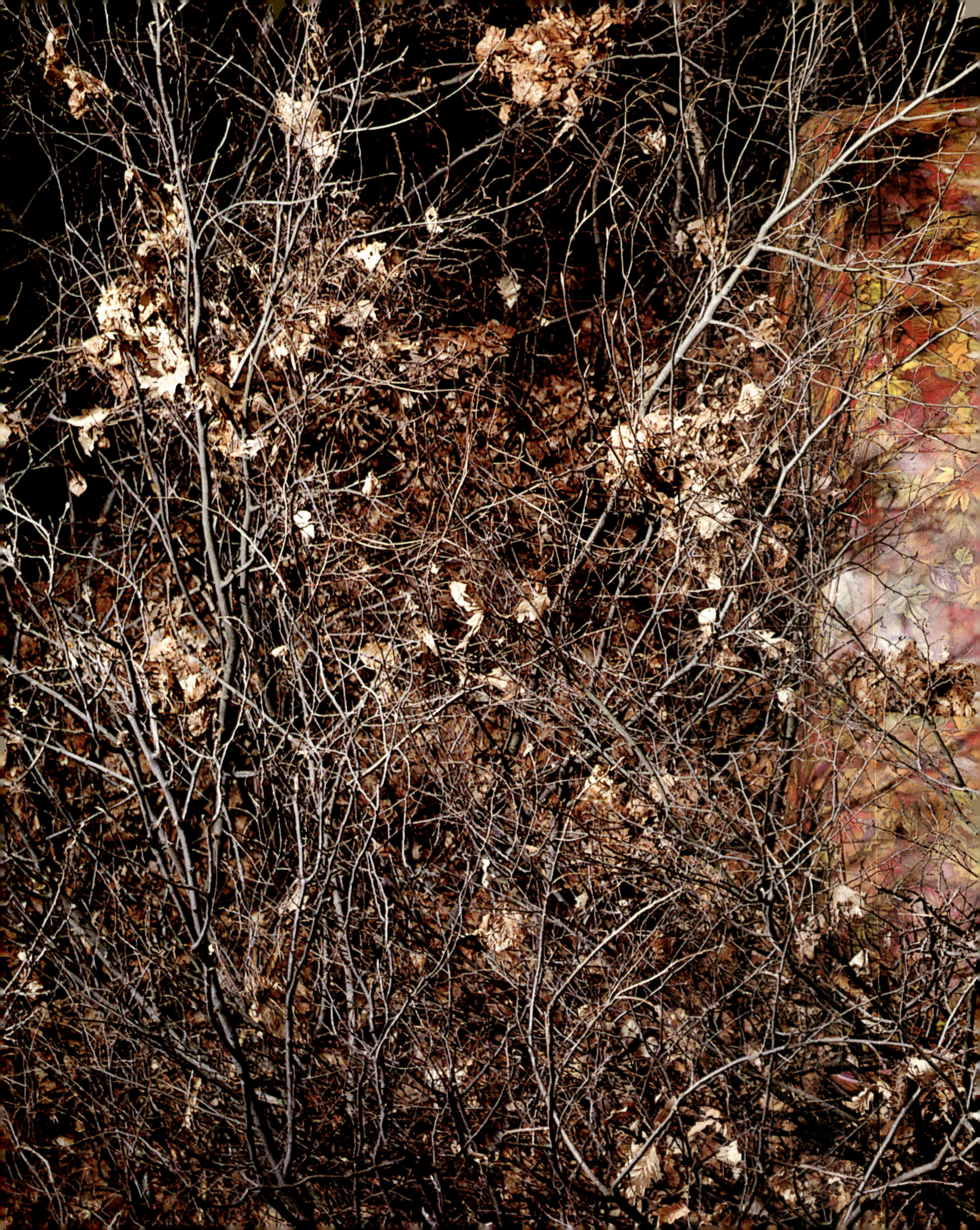

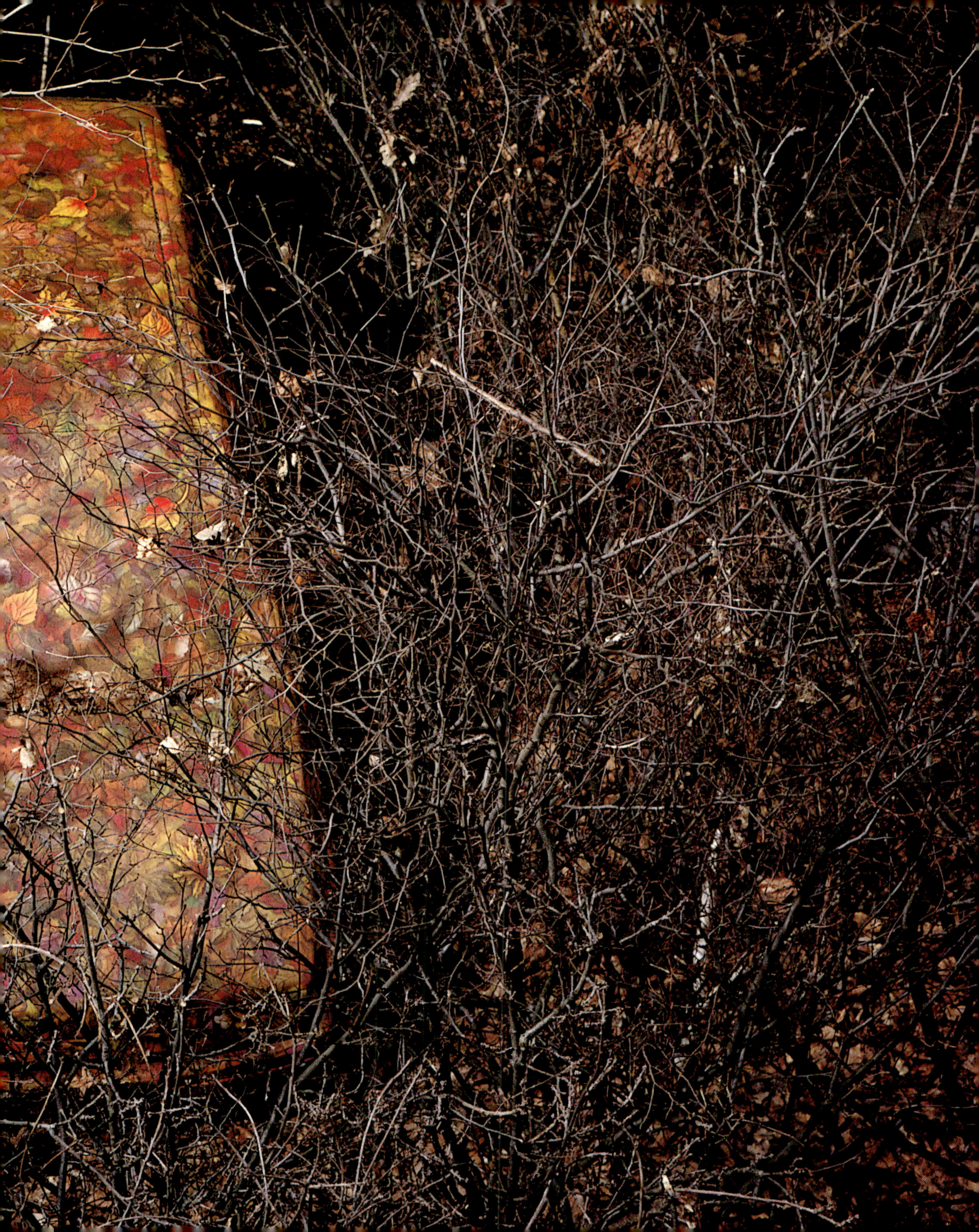

DAS

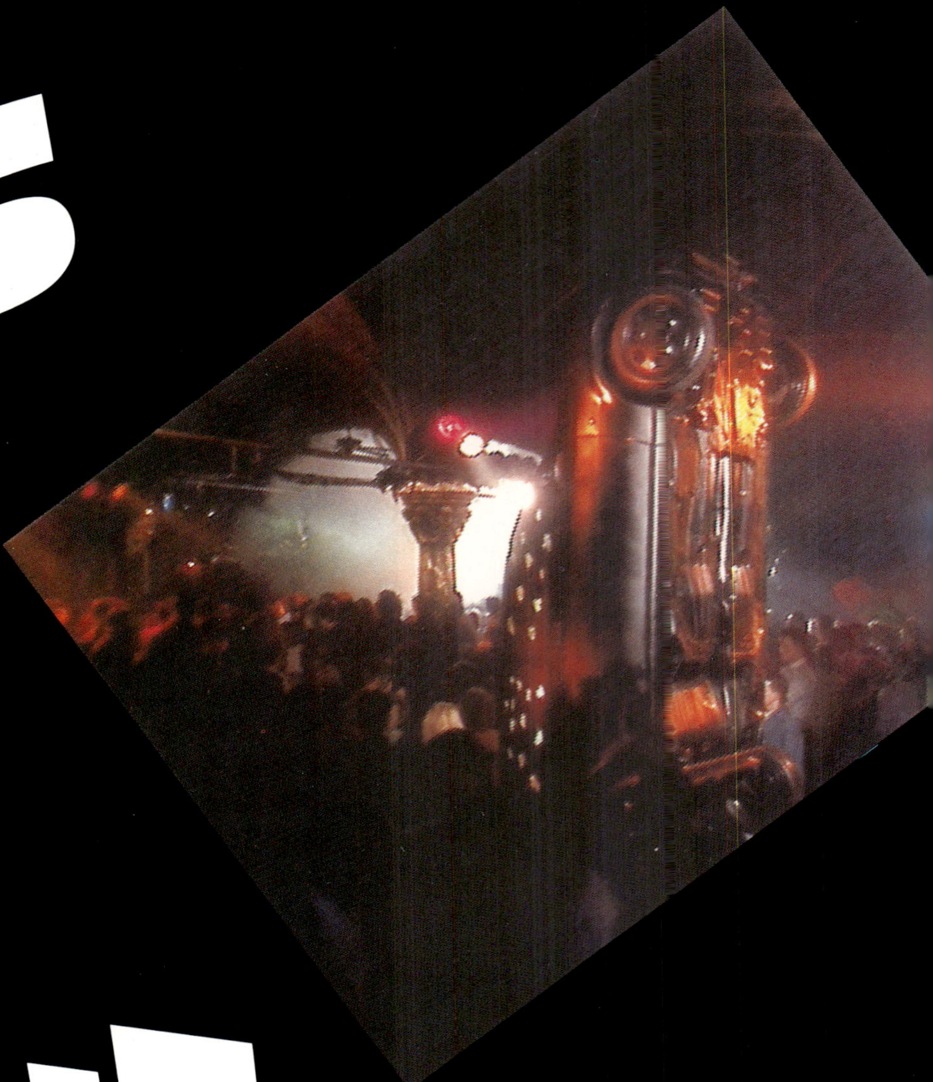

TANZENDE

THE DANCING CAR

AUTO

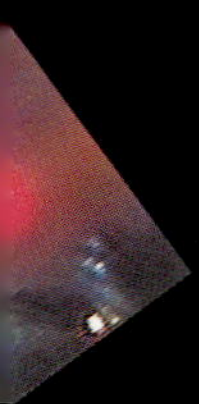

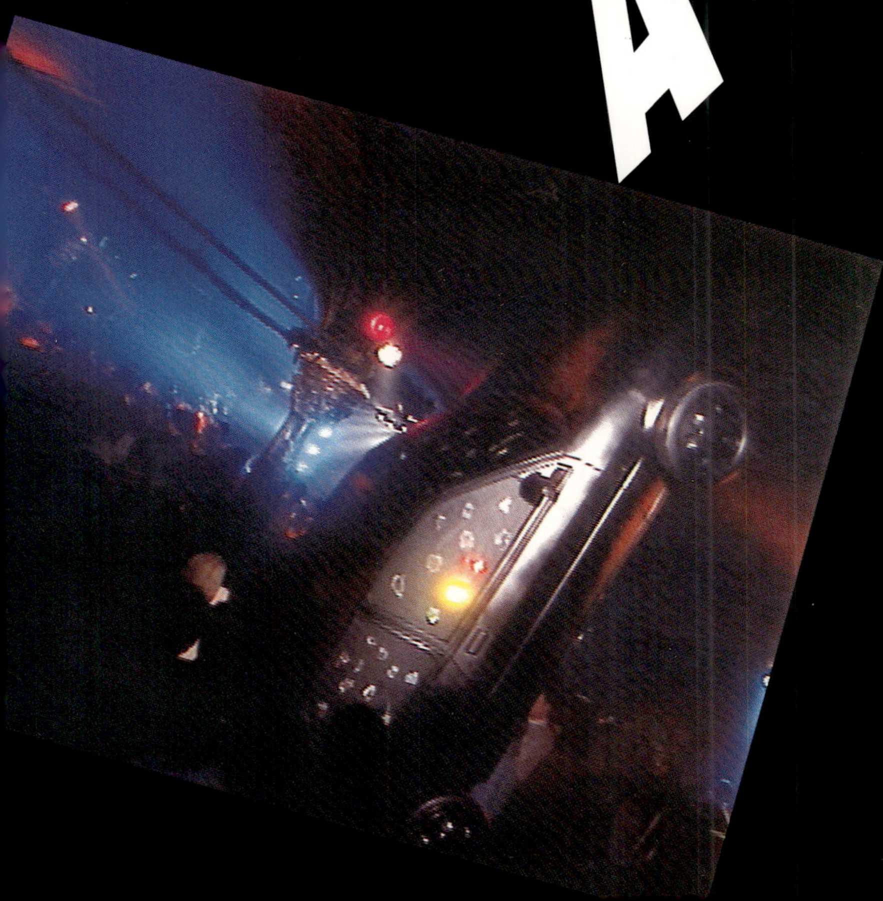

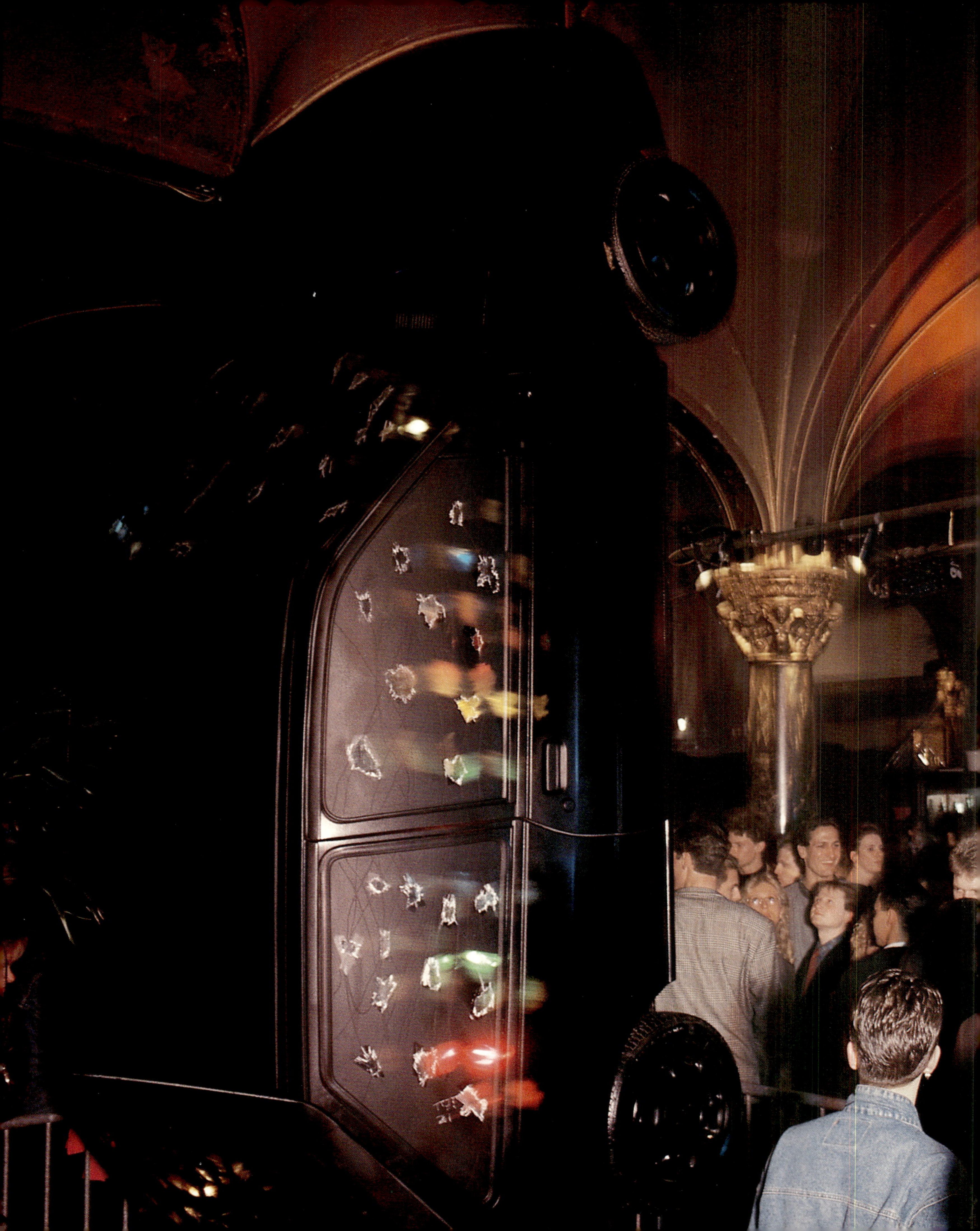

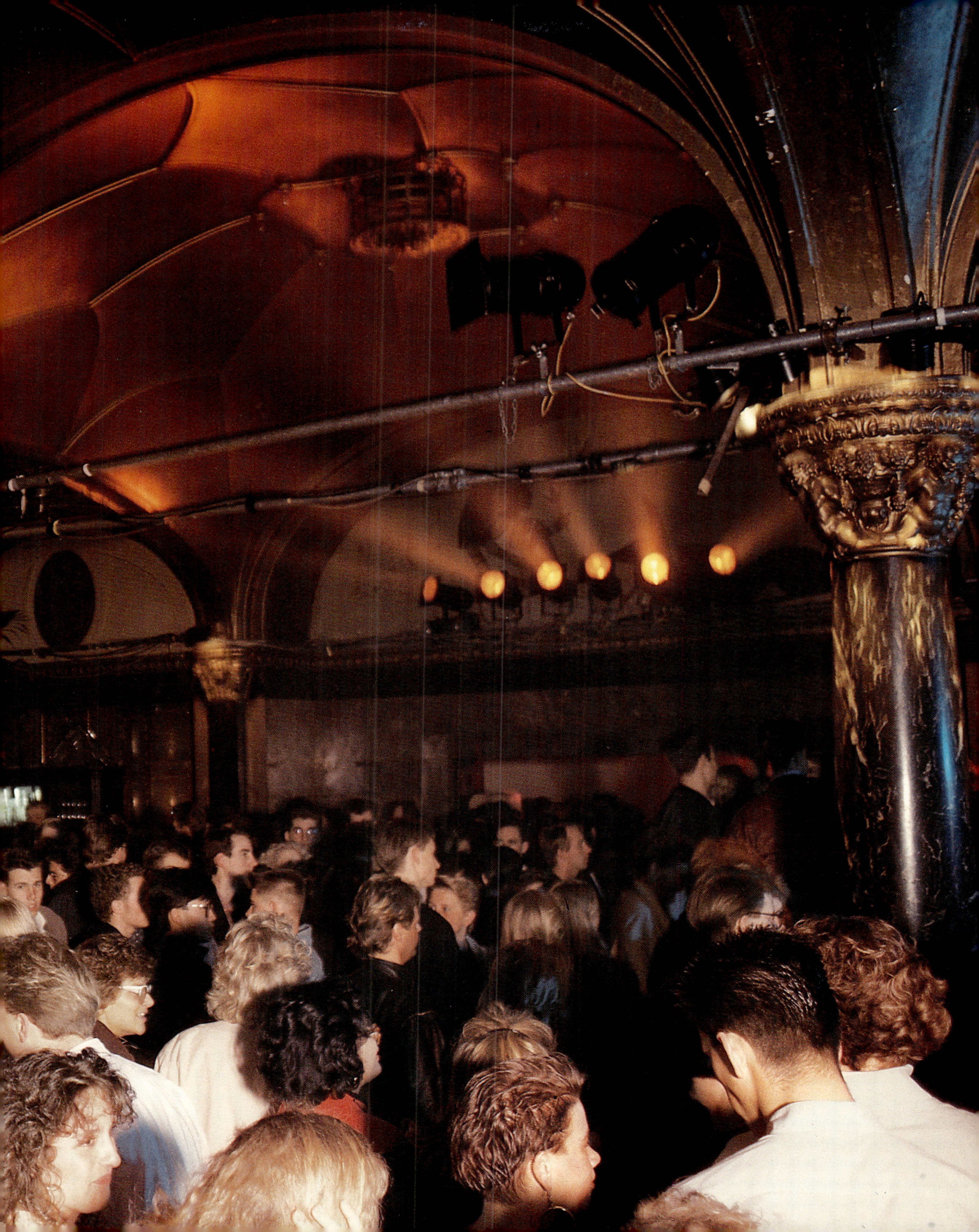

DER

THE FETISH

FETISCH

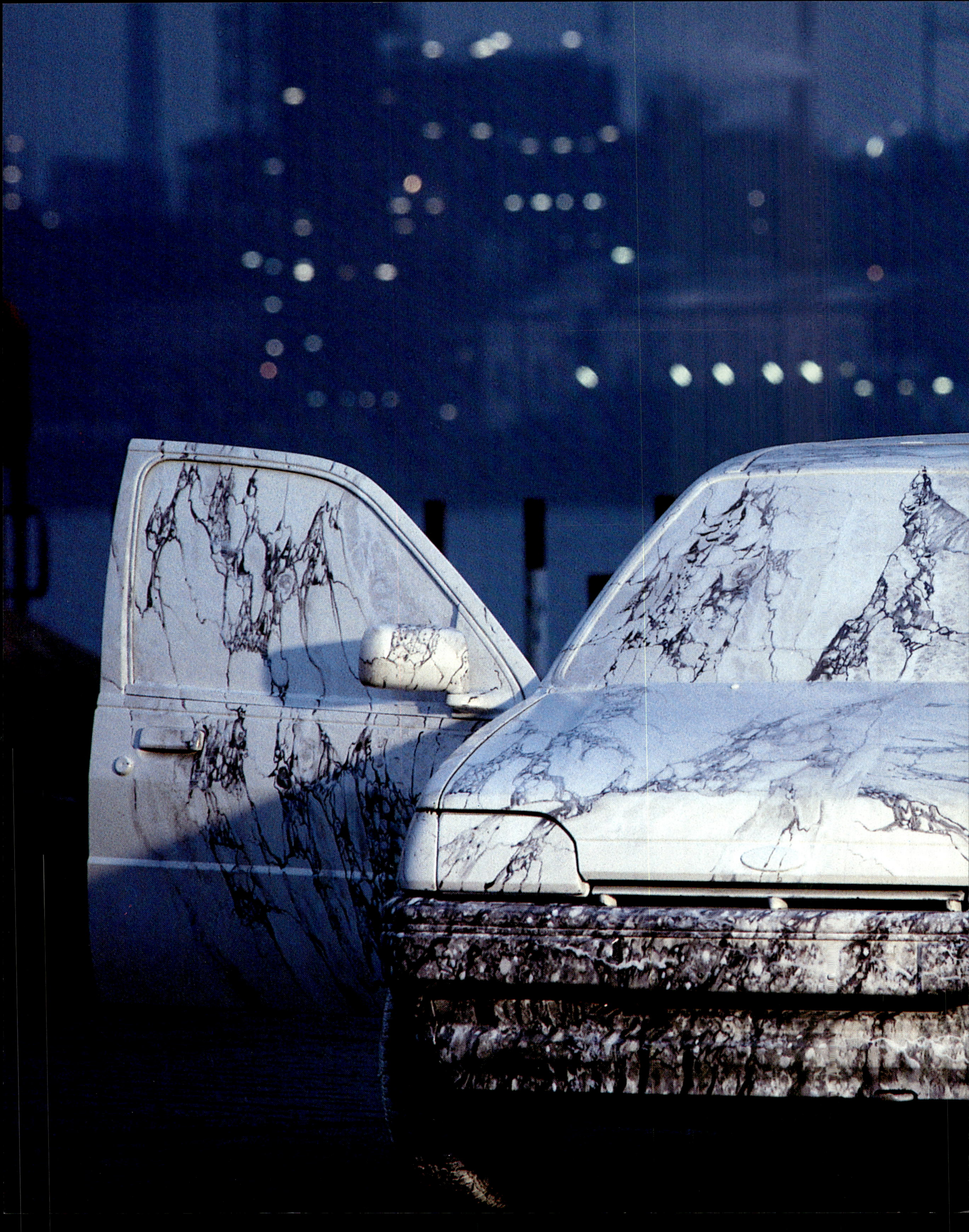

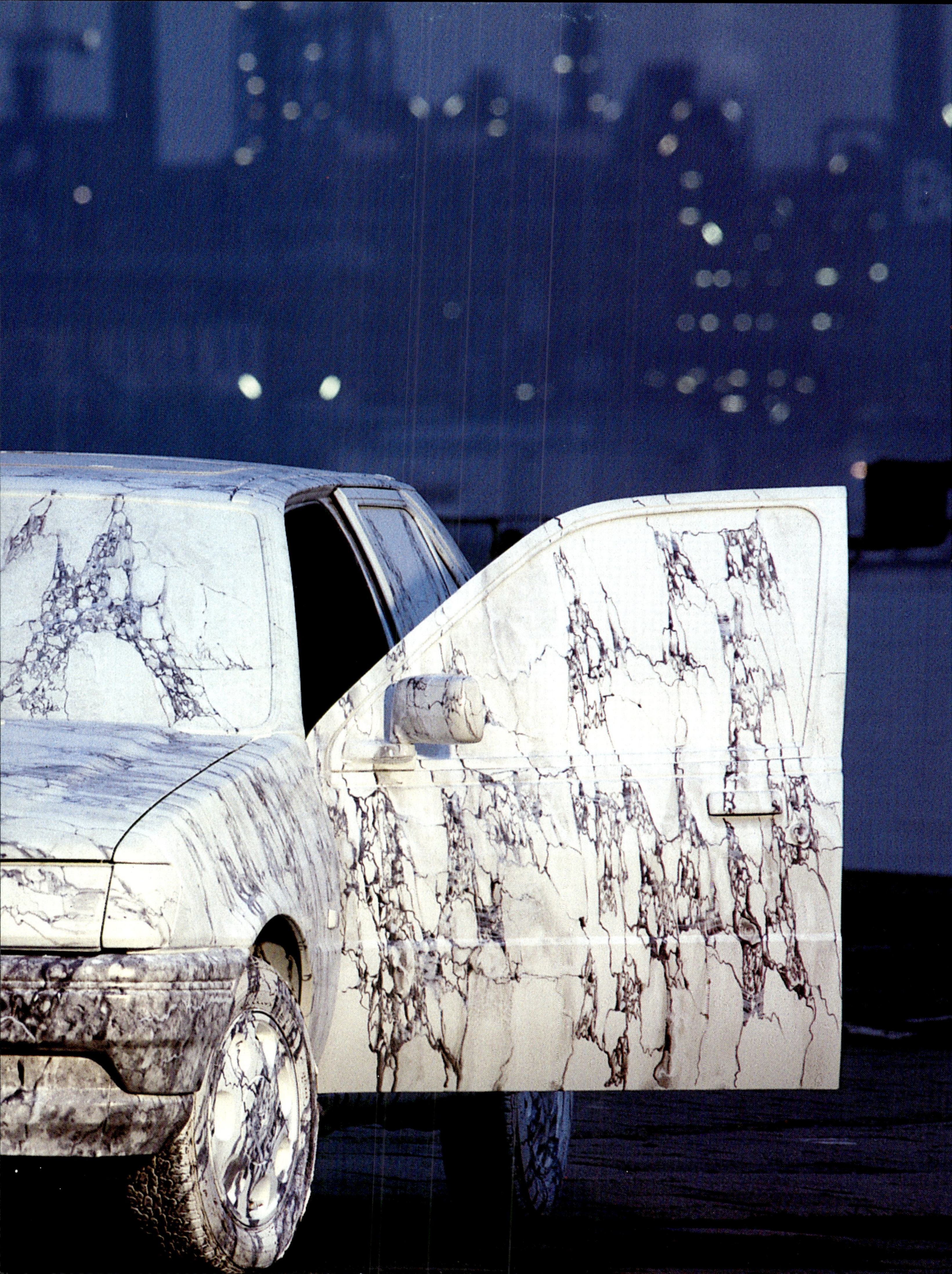

Fetisch Auto
Eine Aktion
von HA Schult.
Produktion:
Elke Koska
Technik:
Hermann Ino
Trompe-l'oeil-Malerei:
Prof. Gérard Gabet
Ecole des Beaux-Arts de Cambrai
Unter Mitarbeit von:

Nicolas Archin
Friedrich M. Albert
Arcus-Air-Logistic
Alter Wartesaal GmbH
Helmut Börnert
Stefan Biber
Walter Bauer
Alfred Beutler
Jochen Becker
Hans Brockmeyer
Wilfried Bürmann
Klaus Baumanns
Breuer GmbH
Paolo Campi
Horst Doberstein
Thomas De Vries
Hughes Dubois
Hakki Davidson
Andreas Edlinger
Bruno Eberhardt
Michael Fischera
Frank Follaco
Horst Güttler
Heinz Gerd
...ig Hochhuth
...Häger
...berg
...H

Tek…
ICI Lac…
Gerhard Ka…
Heinz Kretzler
Walter Klemme
Kurt Killat
Friedrich Köcher
Margret Klein
Ferdi Klett
Hans Klemm
Prof. Dr. Hiltrud Kier
Karlheinz Kaiser
Kühlhaus Köln GmbH
Jerome Liétard
Peter Lohmar
Andreas Lichter
Franz Massmann
Rolf Mörs
Heinz Moritz
Jürgen Mengler
Hans-Günther Meyer
Gisela Mentchen
Dr. Friedmar Nusch
Jürgen Niebsch
Hans Nominikat
Heinz Nagel
Manfred Nebeling
Willy Oberwalleney
Heinz-Dieter Pielen
Pit Paffen
Martin Rick
Bernd Reul
Klaus Räcker
Friedhelm Schlösser
Jürgen Schön
Wilhelm Sonder
Markus Schlagner
Rolf Schmidt
Gottlieb Schmitt
Toni Schmitz
Hans Steingans
Brigitta Schäfer
Sophie Simon
Christophe Scherperee
Reinhold Skarnek
Peter Statetzny
Peter Strunden
Wolfgang Schofenberg
Hansgeorg Stiegeler
Christoph Stemmer
Christel Tarnowski
Rosi Thelen
Jens Uhlig

Besonderer Dank gilt:

Kurt Rossa
Oberstadtdirektor

Prof. Dr. Hugo Borger
Generaldirektor der Kölner Museen

Prof. Dr. Hansgerd Hellenkemper
Direktor Römisch-Germanisches Museum Köln

Kurt Loose
Amt für Brücken- und U-Bahn Köln

Ford-Werke Köln
Rainer Nistl
Klaus Tarlatt
Peter Siegel

Amt für Brücken- und U-Bahn-Bau
Amt für öffentliche Ordnung
Amt für Straßenbau
Bezirksamt 1
Dombauverwaltung
Grünflächenamt
Häfen GmbH
Kreishandwerkerschaft Köln
Messe Köln GmbH
Polizei Schutzbereich I
Regierungspräsident Düsseldorf, Dez. 53
Römisch-Germanisches Museum
Wasser- und Schiffahrtsamt
Wasserschutzpolizei

DIE

TEXT BY

MUSE

EVA WINDMÖLLER

It can be said, put very simply, that HA Schult has an idea and his wife, Elke Koska, carries it out. It helps that she is an artwork herself. A more inconspicuous person, I say this from experience, would inevitably be steamrollered by Schult's total extroversion. Not Elke. She stands firmly on the plateau of her unbelievable boots, specially made for her. The left one is silver, the right gold, and they are something between pumps and stilts. For more than 20 years she has hurried with them from one adventure to the next as the muse of the Macher. She walks fast. She talks fast. She does everything fast (and immediately). A slow Elke would be just as much of a contradiction in terms as a slow Ha-Ah. (German pronunciation of HA).

How do you manage on the long run to be a pair that storms through the red lights of life on principle? That prefers the high-wire act, a tightrope walk with a possible fall, to solid ground? "Well, life with Schult is extreme," she admits. "Any simple thing always becomes chaos and catastrophe with him."

★

As usual, all signals are pointing towards hectic when Elke Koska calls us at home in New York in the middle of the *"Fetish Car"* countdown to tell us that: first, what was really very, very fantastic and excitingly new about this action was the involvement of the elements, this time it was dealing with water, earth, and air, with winds and time, and second, Schult would pick us up at the airport in Düsseldorf on Wednesday, April 12th. This was not very sensible of him because he had hardly slept at all the past nights, "but you know him. He can't be talked out of anything like that."

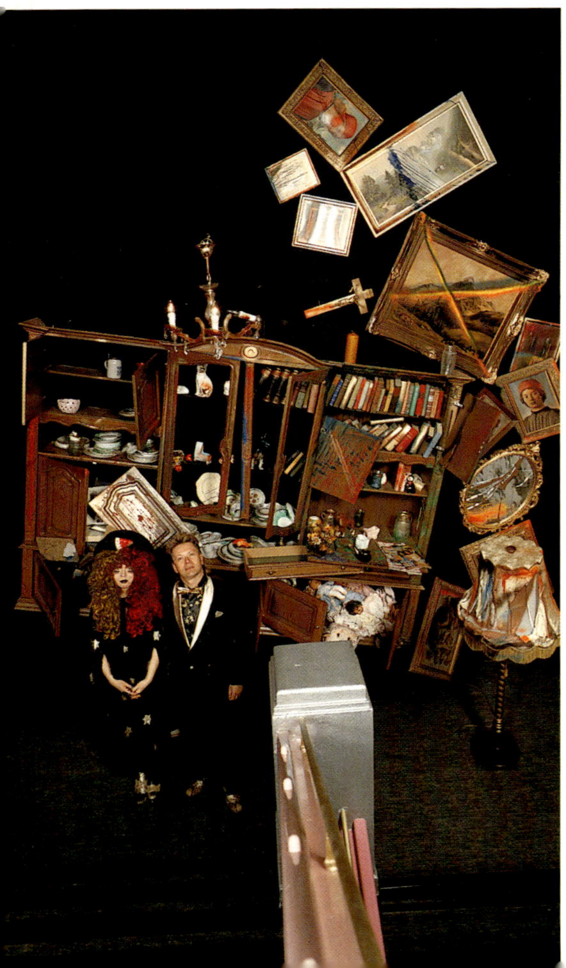

A highly charged Schult in snakeskin boots, Japanese coat, and with flowing hair actually does liven up the almost totally deserted baggage claim hall at seven in the morning, and already begins to shower us with superlatives on the way to the new Ford Scorpio that Elke had bought him. "All of Cologne is in *Fetish Car fever! – Incredible! – Talk shows, radio programs, leads in the local press! – The way this action is being brought to a boil, I have to watch out that it doesn't overflow prematurely! 200 000 visitors are expected on the weekend! All the museums, including those in New York, can only dream of numbers like that!"* he said, enraptured, his foot on the gas pedal, weaving his way through rush-hour traffic.

But what would a Schult event be without words, without the dramatically exaggerated concepts with which the Macher keeps his audience holding its breath. We would miss a lot: the car as *social sculpture.* The action as *gigantic interdisciplinary collage of imagination and reality.* The cathedral plate as a *carpet of events of the incomparable culture of this city.* "Here I finally have the chance," he declaims after a bold passing manoeuvre, "to expand what I've made in my boxes as models to an indescribably exciting area! We have the Rhine as a river of transportation. We have streets, underpasses, the Cologne train station with its Wilhelminian touches. We have the cathedral,

Stark vereinfacht ist es so, daß der Aktionskünstler HA Schult eine Idee hat, und seine Frau, Elke Koska, führt sie aus. Ihr kommt dabei zugute, daß sie selbst ein Kunstwerk ist. Ein unauffälligerer Mensch, das sage ich aus Erfahrung, wird von Schults totaler Extrovertiertheit zwangsläufig überrollt.

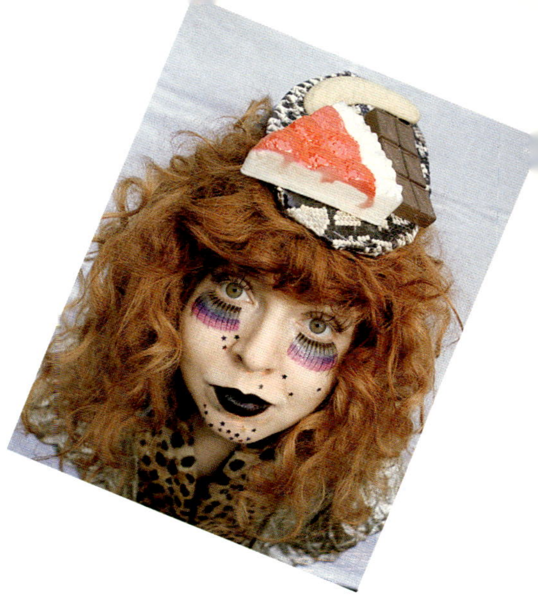

Nicht so Elke. Sie steht fest auf dem Plateau ihrer unglaublichen Stiefeletten, die linke silbern, die rechte golden, eine Sonderanfertigung zwischen Pumps und Stelzen, mit denen sie nun schon seit über 20 Jahren als Muse des Machers von einem Abenteuer ins nächste eilt. Sie geht schnell. Sie spricht schnell. Sie macht alles schnell (und sofort). Eine langsame Elke wäre ebenso ein Widerspruch in sich selbst wie ein langsamer Ha-Ah.

Wie schafft man es auf die Dauer, ein Paar zu sein, das grundsätzlich bei Rot über die Kreuzungen des Lebens stürmt? Das statt des sicheren Bodens den Hochseilakt bevorzugt, die Gratwanderung mit möglichem Absturz? "Also das Leben mit Schult ist schon extrem", gibt sie zu. "Ein einfacher Vorgang ist bei ihm immer Chaos und Katastrophe."

★

Die Zeichen stehen wie gewohnt auf Hektik, als Elke Koska uns mitten im *"Fetisch Auto"*-Countdown zuhause in New York anruft, um uns erstens mitzuteilen, das ganz-ganz Tolle, weil aufregend Neue an dieser Aktion sei die Einbeziehung der Elemente, sie habe es diesmal mit Wasser, Erde und Luft, mit Winden und der Zeit zu tun, und zweitens hole der Schult uns am Mittwoch, dem 12. April vom Flughafen Düsseldorf ab. Dies sei zwar unvernünftig, denn er habe die letzten Nächte kaum noch geschlafen, "aber ihr kennt ihn ja. Er läßt sich so was nicht ausreden."

Ein überdrehter Schult mit Schlangenlederstiefeln, japanischem Mantel und wehendem Haar belebt dann in der Tat früh um sieben die fast menschenleere Gepäckabfertigungshalle und schüttet schon auf dem Weg zu seinem neuen Ford Scorpio, den Elke ihm gekauft hat, Superlative über uns aus. *Ganz Köln im 'Fetisch Auto'-Fieber! – Irre! – Dauernd Talk Shows, Radiosendungen, Aufmacher in der Lokalpresse! – So wie diese Aktion hochgekocht wird, muß ich aufpassen, daß sie nicht frühzeitig überläuft! 200 000 Besucher würden am Wochenende erwartet, jedem Museum, inklusive New York, nur gewünscht!* berauscht er sich, den Fuß auf dem Gaspedal, im dichten Berufsverkehr.

Aber was wäre ein Schult-Ereignis ohne Worte, ohne die dramatisch überhöhenden Begriffe, mit denen der Macher sein Publikum in Atem hält. Uns würde vieles entgehen: Das Auto als *soziale Skulptur.* Die Aktion als *gigantische interdisziplinäre Collage aus Imagination und Realität.* Die Domplatte als *Ereignisteppich einer unvergleichbaren Stadtkultur.* "Hier hab ich jetzt wirklich die Chance", deklamiert er nach kühnem Überholmanöver, "das, was ich modellhaft in meinen Kästen mache, auf einem unbeschreiblich spannenden Areal auszubreiten! Wir haben den Rhein als Verkehrsfluß. Wir haben Straßen, Unterführungen, den Kölner Bahnhof mit seinen wilhelminischen Ansät-

the Römisch-Germanisches Museum, the Museum Ludwig – all standing on top of underground parking garages. So if the cathedral really does fall down sometime, then it will probably fall on top of the cars down there – haaaach! It's insane, isn't it?!"

★

How nice it would be right now after our transatlantic flight to tune out for a while, just for a half hour. But to drift off from this stream of talk for even five minutes seems impossible. Schult would notice. He demands our undivided attention. He throws out hooks, and, beyond all his excesses, proves to be a careful observer who doesn't miss a thing. And what he has to say is always interesting. He knows a great deal about the international art market, is full of nasty remarks and information. A magnificant exaggerator. An agent provocateur who is hard to slow down. One wouldn't like to have him as an enemy.

★

After his last radio program on the topic 'car' – three hours live with music on the Stuttgarter Rundfunk –, about 25 to 30 people drove off the highway because of him, he reports, shaking with laughter. Some to personally beat him up or to complain to the responsible editor – such a crazy person shouldn't be allowed to speak on the air, what's it all about, only on state owned radio stations would something like this be possible – yes, and the others to shake his hand in thanks ("Someone finally had to say that!").

We take a detour to the Ford grounds – Schult tries to sell it to us as a short cut –, and he takes the opportunity to feed us with pleasant data about his sponsor, who cofinanced the *"Fetish Car"* action. "A gigantic area, 25 000 people work there, an annual surplus of 500 Million marks, surplus! Just imagine that! Pleasant people he negotiated with, who worked for the chairman of the board, Goeudevert; they could just as well be museum directors or editors of feuilletons, you know?"

To the left the new spare parts stockroom. "And in this spare parts stockroom only one single person is working! Isn't that insane? Where are we? We've driven tough, dear ones, during all this talk we've manged to drive around the traffic jam in ten minutes. So, that is the spare parts stockroom, Eva. It's absurd because there's only one person working in there with a robot. It gets everything out. Indescribable! I'd like to go in there sometime, it must be crazy! Look, how high that thing is, look! You can order your fender there, everything. Insane! Science fiction!"

It gets ghostly on the factory premises at night. "And there is the marble car, Thomas, on a marble pedestal in front of the factory building. We'll place it, cool and easy, right in the middle of the highway lane so that you can still get the Rhine in the picture and the view of the refinery."

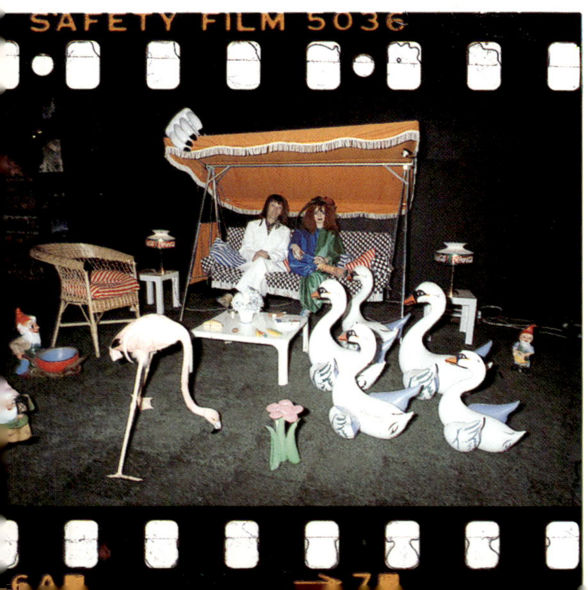

zen. Wir haben den Dom, das Römisch-Germanische Museum, das Museum Ludwig – das Ganze gebaut auf Tiefgaragen. Also wenn der Dom mal wirklich runterfällt, dann fällt er wahrscheinlich auf die Autos da unten – haaaach! Nicht? Ist doch Wahnsinn?!"

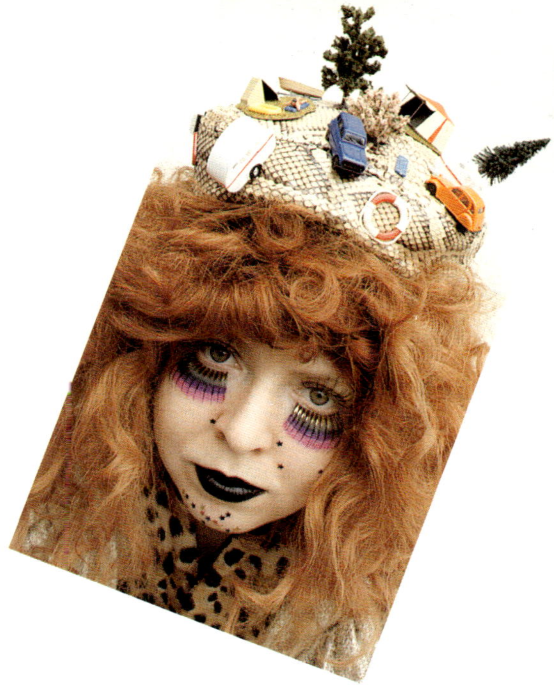

★

Wie schön wär's im Moment, nach unserem Transatlantikflug ein halbes Stündchen abzuschalten. Doch selbst nur für Minuten aus diesem Redefluß wegzudriften erscheint unmöglich. Schult würde es merken. Er verlangt ungeteilte Aufmerksamkeit. Er wirft Haken aus, erweist sich hinter all seinen Übersteigerungen als ein scharfer Beobachter, dem nichts entgeht. Es ist ja auch immer interessant, was er mitzuteilen hat, er weiß sehr viel über den internationalen Kunstmarkt, steckt voller Bosheiten und Informationen. Ein grandioser Übertreiber. Ein schwer zu bremsender Provokateur. Zum Feind haben möchte man ihn nicht.

★

Nach seiner letzten Radiosendung zum Thema Auto – drei Stunden live mit Musik, beim Stuttgarter Rundfunk – seien so 25 bis 30 Leute seinetwegen von der Autobahn abgefahren, berichtet er, von Lachanfällen geschüttelt. Die einen, um ihn persönlich zu verprügeln oder sich beim Redakteur zu beschweren, so einen Irren dürfte man überhaupt nicht an den Sender lassen, was das denn sei, nur bei öffentlich-rechtlichen Anstalten sei so was möglich, ja, und die anderen, um sich mit Handschlag ("Das mußte endlich mal gesagt werden!") bei ihm zu bedanken.

Wir machen einen Umweg durchs Ford-Gelände, den Schult uns als Abkürzung verkauft, wobei er die Gelegenheit nutzt, uns mit erfreulichen Daten über seinen Sponsor zu füttern, der die *"Fetisch Auto"*-Aktion mitfinanziert hat. "Ein Riesenareal, ja, 25 000 Menschen arbeiten da, Jahresüberschuß 500 Millionen Mark, Überschuß! Das muß man sich mal vorstellen! Angenehme Leute um Vorstandschef Goeudevert, mit denen ich da verhandelt habe; könnten ebensogut Museumsdirektoren sein oder Feuilletonchefs, nicht?"

Zur Linken das neue Ersatzteillager. "Und in diesem Ersatzteillager, da arbeitet nur ein einziger Mensch! Ist das Wahnsinn? Wo sind wir? Wir sind sehr tough gefahren, Ihr Lieben, bei allem Gerede haben wir den Stau doch in zehn Minuten umfahren. So, das ist das Ersatzteillager, Eva, das ist absurd, weil da arbeitet nur ein Mensch drin mit einem Roboter, der holt alles raus. Unbeschreiblich! Ich möchte da mal rein, das muß wahnsinnig sein! Kuck mal, wie hoch das Ding ist, kuck mal! Da kannst du deinen Kotflügel abrufen, alles. Wahnsinn! Science fiction!"

Nachts sei es unheimlich auf dem Werksgelände. "Und da steht dann das Marmor-Auto, Thomas, auf einem Marmorsockel vor dem Portal. Wir stellen es ganz cool und lässig mitten auf die Fahrbahn, daß du den Rhein noch ins Bild bekommst und den Blick auf die Raffinerie."

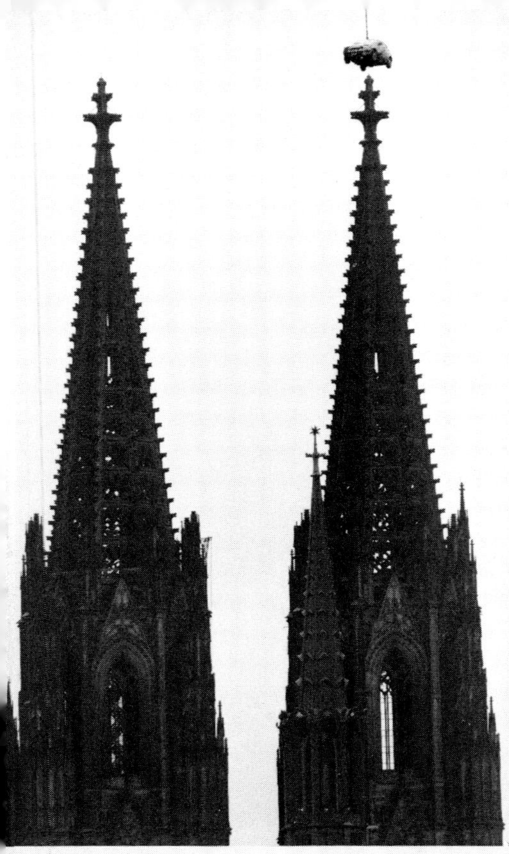

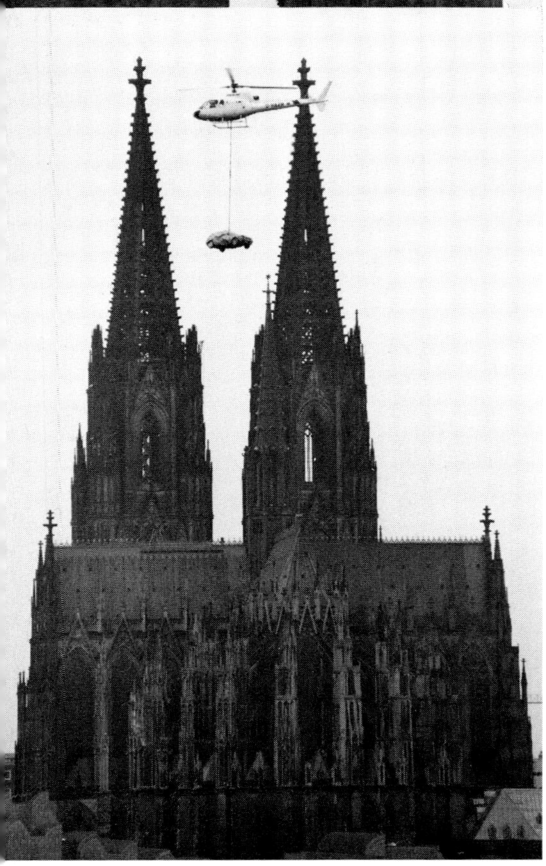

Schult leaves us at the Hyatt Hotel in Cologne with a view of the unfortunately muddy river. Ten minutes later he calls again: Thomas Höpker has to go onto the roof at once to shoot the cloud-car between the towers of the cathedral. This was Elke's spontaneous decision, he kept out of it. Looking at the darkening skies, she had said: "Now's the time! Now or never!" and had sent for the helicopter. Better to have a definite picture in gray for the documentation of *"Fetish Car"* than perhaps none at all in blue. Good timing. The gray picture is hardly on film when the first drops begin to fall. The rain steadily increases till the weekend.

★

"The bags! Where are the plastic bags?" shouts Elke Koska to one of her assistants, who are spreading gravel around the sandstone Ford Fiesta *Time Leap* in front of the Römisch-Germanisches Museum. She covers the ground with the empty plastic bags, thereby lowering the costs of cleaning up during dismantling. Schult always has thousands of ideas and never thinks about the budget, which is, once again, impressively overdrawn. But Elke has never known it to be any different. When occasionally alternative reporters are provoked enough by her uncategorizable appearance to ask her if HA's profits go to world hunger relief, she says: "We never make a profit."

Schult finances his actions in part through the sale of picture boxes, prints, drawings, and collages and in part through the help of sponsors. 300 000 marks in debt, he returned in 1986 from his two New York actions to Germany, where he started again by setting up the "HA Schult Museum for Action Art" in a remodeled former school.

Elke Koska was already ingenious at juggling deficits when her ecologically minded HA filled the Schackstraße in Munich with wastepaper and was presented with a bill for 7000 marks by the city for cleaning up the same. "A fireman who is waiting for a call gets 24,50 marks an hour. When he is working, he gets 36 marks. You learn something new every day." The young Macher could only offer the court his biokinetic idea of smuggling bacteria into a picture as collateral. This led to the agreement that the repayment of the debt should be set at a monthly rate of 30 marks. Elke Koska got the piece of advice from their frequent visitor, the bailiff, that she should persuade her artist to find another job. He would never get anywhere this way.

But she knew that then already: "If you make art to get rich, you must be bad. You have to make art because you believe that your specific statement is important."

The Roman-Germanic Ford Fiesta is, in the meantime, embedded up to its hub in gravel. One member of the educated classes deciphered the Latin inscription, which looked like it was chiseled, on the rear side: "FUI NON SUM NON CURO. I was. I am not. I don't worry? Total nonsense!" A girl asks Elke if this is real Latin? – No,

Im Kölner Hyatt-Hotel mit Blick auf den leider trüben Strom entläßt uns Schult bis auf später. Nach zehn Minuten ruft er schon wieder an: der Höpker müsse sofort aufs Dach, um das Wolken-Auto zwischen den Domtürmen zu schießen. Das sei Elkes Ad-hoc-Entscheidung, da halte er sich heraus. In Anbetracht des sich verdüsternden Himmels habe sie gesagt: "Jetzt ist der Moment! Jetzt oder nie!" und den Hubschrauber bestellt, um für die Dokumentation *"Fetisch Auto"* lieber ein sicheres Bild in Grau zu kriegen, als vielleicht gar keins in Blau. Gutes Timing. Kaum ist das graue Bild im Kasten, fallen die ersten Tropfen. Bis zum Wochenende regnet sich's ein.

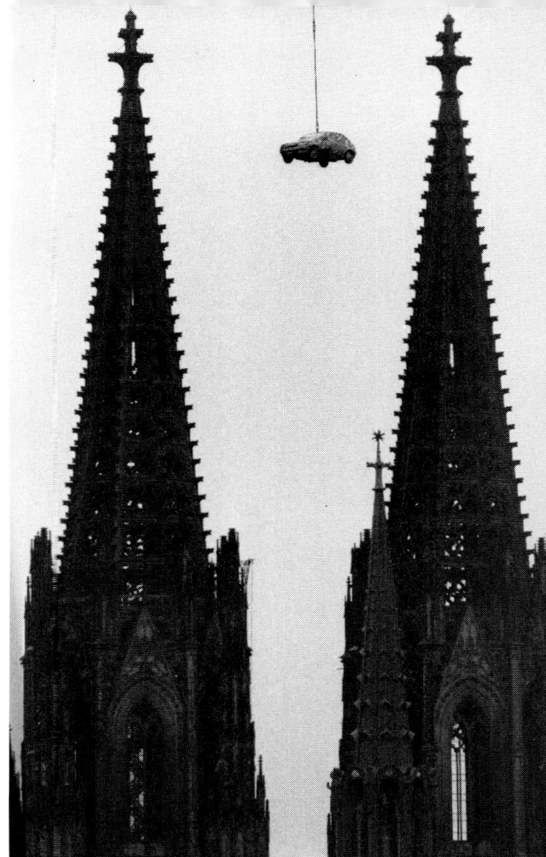

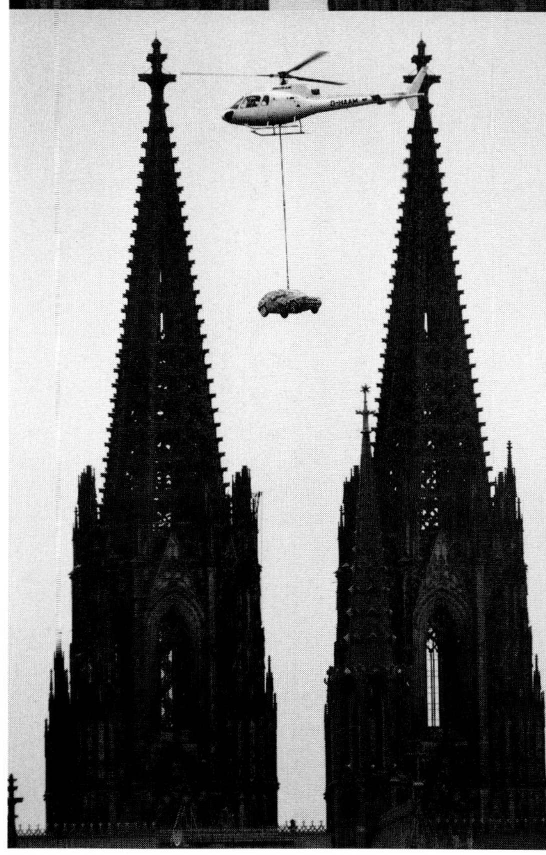

★

"Die Säcke! Wo sind die Plastiksäcke?" ruft Elke Koska einem ihrer Helfer zu, die um den Sandstein-Fiesta *Zeit-Sprung* vorm Römisch-Germanischen Museum Kies aufschütten. Mit den leeren Plastikhüllen läßt sie den Boden abdecken, wodurch sich beim Abbau die Reinigungskosten senken werden, Schult hat immer tausend Ideen und denkt dabei nie ans Budget, das schon wieder in beeindruckender Weise überzogen ist, aber das kennt sie nicht anders. Wenn sie gelegentlich alternative Reporter durch ihre schwer einzuordnende Erscheinung zu der Frage provoziert, ob HA's Gewinne denn wohl an die Welthungerhilfe gingen, sagt sie: "Wir machen nie einen Gewinn."

Seine Aktionen finanziert Schult zum Teil aus dem Verkauf von Bildkästen, Grafiken, Zeichnungen und Collagen, zum anderen durch Sponsoren. Von seinen beiden New Yorker Aktionen kehrte er 1986 mit 300 000 Mark Schulden nach Deutschland zurück, um sich in einer zum "HA Schult-Museum für Aktionskunst" umgestalteten ehemaligen Schule in Essen wieder aufzubauen.

Im Jonglieren von Defiziten war Elke Koska schon erfinderisch, als ihr umweltbesessener HA 1969 in München die Schackstraße mit Altpapier vollmüllte und die Stadt für die Beseitigung desselben eine Rechnung von 7000 Mark präsentierte. "Ein wartender Feuerwehrmann kostete 24,50 Mark die Stunde, ein arbeitender 36 Mark, man lernt ja immer etwas dabei." Als Sicherheit konnte der Jung-Macher vor Gericht nur seine biokinetische Idee anbieten, Bakterien in ein Bild einzuschleusen, was zu der Vereinbarung führte, die Tilgung der Schuld auf Monatsraten von 30 Mark festzusetzen. Vom häufig auftauchenden Gerichtsvollzieher bekam Elke Koska den Rat, ihren Künstler zu einem anderen Beruf zu überreden, so komme er nie auf einen grünen Zweig.

Aber das hat sie damals schon gewußt: "Wenn du Kunst machst, um reich zu werden, kannst du nur schlecht sein. Du mußt Kunst machen, weil du glaubst, daß diese bestimmte Äußerung von dir wichtig ist."

Der römisch-germanische Ford Fiesta ist inzwischen bis zur Radnabe im Kies eingebettet. Ein Bildungsbürger entziffert die wie eingemeißelt wirkende lateinische Inschrift auf der rückwärtigen

more like an idea of it, analogous to the idea of stone. – So it's a quote? – Yes, something like that. – Aha.

Two students decipher the inscription on the front side: "SEMPER is always, MO is probably supposed to mean motor, DELENDA EST is: it is destroyed. Translated: The motor is always breaking down."

★

Elke, incidentally, clearly changed her style a year ago. One morning she decided to be 25, even if it could then be concluded that she must have fallen in love with the adolescent high school student Schult at the tender age of five. Doesn't matter. Now she is clothed totally in black leather, very mini and sexy, with a corsage like one out of "Liaisons Dangereuses", black lace stockings, black fingerless lace gloves, and a gigantic, black floppy hat, decorated with all kinds of plastic frippery.

When I first met her in 1983 at Schult's *"NOW!"*-action *("New York as a gigantic reality collage and paper river on Washington Street.")*, she was wearing garish, baggy things and hid a great deal of herself behind wide capes, silk pyjamas, mountains of wigs (of course), and pounds of glitter on her white porcelain face.

Elke, the artificial, the artwork – I can remember exactly how I tried not to show any provincial amazement at her black-on-black house in Lower Manhattan, that brownstone monument to plastic kitsch. Everything, up to the plastic fruit in the dark kitchen where tango music was playing, was stylized, like in a Cocteau film. Āch Ā (American pronunciation) – in that era he still wore a silk Pierrot costume with pompoms in the places where we normally have buttons – ate the Nouvelle Cuisine creations of his at least three star cook Elke at a long, candlelit table from glass plates and talked in between bites, gesticulating, sometimes jumping up, shrieking. Yes, I thought then, inspite of all the media's critique of the self-appointed Macher ("Is this art?" "Why is it art?"), one thing seems clear: the New York of Schult and Koska comes very close to the real essence ot this city.

And in the middle of it all, the black schnauzer half-breed Taschi barked continuously (he died recently in Cologne of old age). Taschi, interested in people in a good-natured, vehement manner, went under women's skirts and occasionally sank his teeth into the legs of departing guests' pants. Elke explained that he had to keep the herd together. His mother was a Swiss sheep dog.

A comparison of Schult and Koska to Christo, who is, simply put, as fascinated by wrapping as Schult is by the arrangement of trash, and his wife: At Christo actions it is his wife Jeanne-Claude who lets off steam ten times a day in stress situations whereas her husband is relaxed and even smiling at the edge of the catastrophes that are always connected to these megahappenings. In the Schult-Koska team, it is Elke who manages every minute of the night and day to keep the whole thing from falling apart by a disciplined auto-

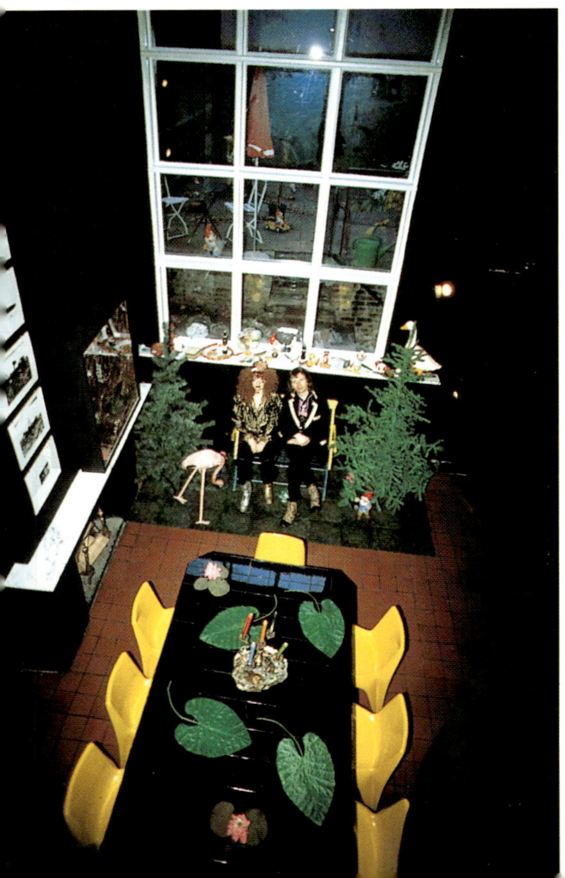

Seite: FUI NON SUM NON CURO: "Ich war. Ich bin nicht. Ich mache mir keine Sorgen? Barer Unsinn!" Elke wird von einem Mädchen angesprochen, ob dies richtiges Latein sei? Nein, eher die Idee davon, analog der Idee des Steins. – Also ein Zitat? – Ja, in dieser Richtung. – Aha.

Zwei Studenten, die vorderseitige Inschrift entziffernd: "SEMPER heißt immer, MO soll wohl Motor bedeuten, DELENDA EST heißt: es ist zerstört. Zu Deutsch: Immer ist der Motor kaputt."

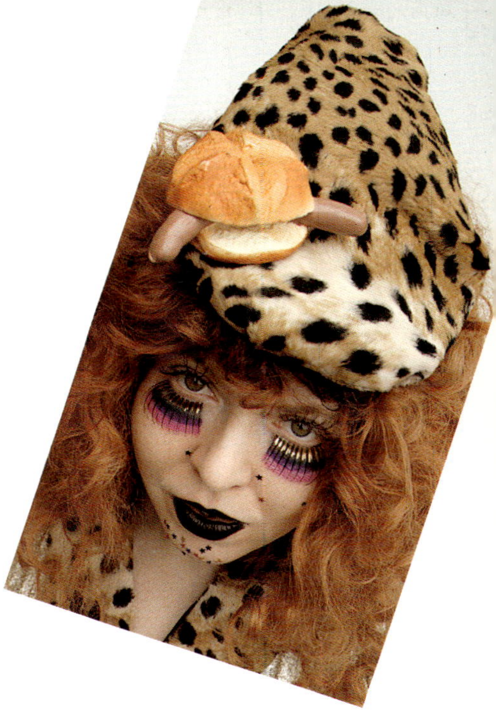

★

Elke hat übrigens vor einem Jahr ihren Stil deutlich verändert. Eines Morgens beschloß sie, 25 zu sein, auch auf die Gefahr der Folgerung hin, daß sie sich dann ja bereits im Kindergartenalter von fünf Jahren in den entsprechend pubertären Oberschüler Schult verliebt haben müßte. Egal. Sie geht jetzt ganz in schwarzem Leder, sehr mini und sexy, mit einer Corsage wie aus den "Gefährlichen Liebschaften", dazu schwarze Spitzenstrümpfe, schwarzer fingerloser Spitzenhandschuh, schwarzer, mit allerlei Plastikfirlefanz besteckter Riesenschlapphut.

Als ich sie 1983 bei Schults *"NOW!"*-Aktion *("New York als gigantische Realitäts-Collage und Papier-Fluß auf der Washington Street")* kennenlernte, trug sie grellbunte Schlabbersachen und versteckte den wesentlichen Teil von sich hinter weiten Capes, Seidenpyjamas, Perückenbergen (sowieso) und pfundweise Glitzer auf ihrem weißen Porzellangesicht.

Elke, die Künstliche, das Kunstwerk – ich weiß noch genau, wie ich versuchte, kein provinzielles Erstaunen zu zeigen in dem von ihr gestalteten schwarz-schwarzen Haus in Lower Manhattan, dieser Brownstone-Villa-Hügel des Plastikkitsches, in der alles stilisiert war bis zum Plastikobst in der dunklen Küche, aus der Tangomusik ertönte, während "Äitsch-Äi" (amerikanische Aussprache) – in jener Epoche noch in seidenem Pierrot-Kostüm mit Pompons an den Stellen, wo unsereiner Knöpfe trägt – wie in einem Cocteaufilm an langer, kerzenbeleuchteter Tafel von gläsernen Tellern die Nouvelle Cuisine-Kompositionen seiner (mindestens) Drei-Sterne-Köchin Elke verspeiste, zwischen zwei Häppchen redend, gestikulierend, zuweilen kreischend aufspringend. Ja, dachte ich mir damals, bei aller Medienkritik an den Aktionen des selbsternannten Machers ("Ist das Kunst?" "Wieso ist das Kunst?") erscheint eines sicher: das New York von Schult & Koska kommt der Essenz von dem, was diese Stadt wirklich ist, schon sehr nahe. Und mittendrin mit ausdauerndem Gebell der schwarze Riesenschnauzermischling Taschi (er starb kürzlich in Köln an Altersschwäche). Taschi, auf gutmütig-heftige Weise an Menschen interessiert, ging den Frauen unter die Röcke und kniff gelegentlich ins Hosenbein eines sich verabschiedenden Partygastes, was Elke damit begründete, daß er die Herde zusammenhalten müsse, von der Mutter her sei er ein Schweizer Sennenhund.

suggestion ("Oh, everything will be wonderful!"). And there are always innumerable possible breaking points in events of this kind.

Elke – a stranger has never seen her without a mask, without a complete costume. One asks oneself: How does she sleep? How does she bathe? Elke feels so comfortable in her second home New York because none yells "Halloween time again?" or something of the sort when she walks by. She is more likely to be greeted by a "You look terrific!" when she buys espresso coffee and quails at Dean and de Lucca in SoHo on a bright morning with a plastic chocolate cupcake on her velvet beret.

Behind the mask, an optimally functioning organizational genius is hidden. She would organize the altar away from St. Patrick's Cathedral for HIM, for "Schult" (she never says "my husband"), if necessary. The day before the *"NOW!"* weekend marathon, however, she was very tense, too; after all she could not even leave the house anymore because the press was lying in wait to try to get a still secret location out of her. And this was one of the rare occasions when Thomas Höpker saw her without a wig as she whooshed out of a room. The few seconds were enough for him to come to the conclusion: "She really does have red hair."

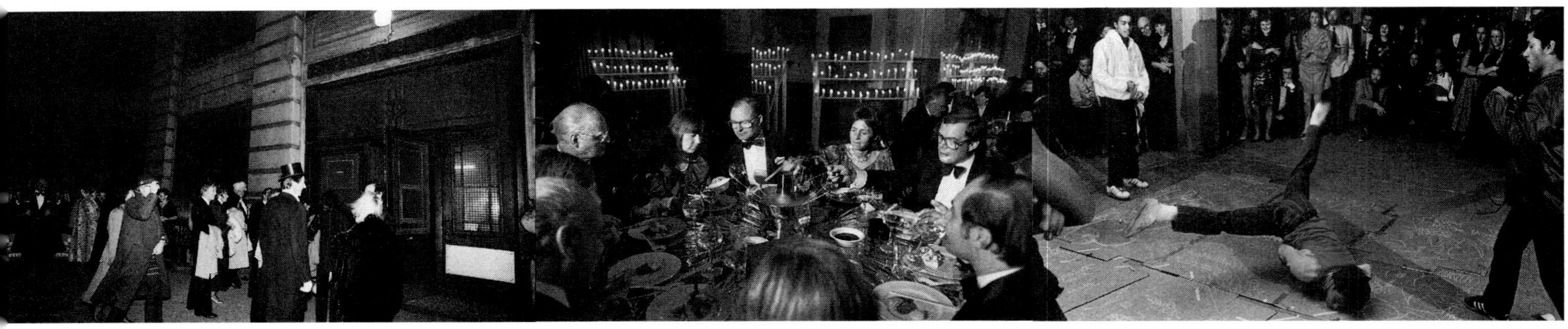

The secret place was an old warehouse in the sinister harbor area to which Elke Koska had invited 300 action participants to an opening banquet in festive clothing. The guests were as relieved as they were delighted when the freight elevator brought them up, without getting stuck, to a huge warehouse floor with a view of the East River, shimmering in the light of thousands of colorful candles. Elke had stands specially made of wood to hold them and had thought of engaging a team of candle changers.

Before dessert, crowned by a breakdance show, she hurried back to her gym, where 300 school children from the Bronx were crumpling 600 000 copies of the New York Times with which they would cover Washington Street at night for a fee of 50 dollars per person. If it had rained, she would have transferred what might have become a *paper river at the bottom of the World Trade Center* to a covered pier that had been rented for 6000 dollars as a precautionary measure. But it didn't rain. And so both tourists and New Yorkers were greeted at dawn on October 30, 1983 by the sight of one of those temporary images about which the Macher likes to say that they "can never be erased from memory".

Um vergleichsweise einmal Christo heranzuziehen, der - verkürzt gesagt - vom Verpacken ebenso fasziniert ist wie Schult von der Gestaltung des Mülls: Bei Christo-Aktionen ist Ehefrau Jeanne-Claude diejenige, die in Stress-Situationen zehnmal am Tag Dampf abläßt, während ihr Mann selbst am Rande der mit solchen Mega-Happenings immer verbundenen Katastrophen relaxed und sogar noch zu einem Lächeln imstande ist. Beim Gespann Schult-Koska ist Elke diejenige, die durch disziplinierte Autosuggestion zum Positiven ("Oh, alles wird wunderbar!") in jeder Minute des Tages und der Nacht verhindert, daß das Ganze auseinanderfällt. Und mögliche Bruchstellen gibt es bei Unternehmungen dieser Art ja ungezählte.

Elke - noch nie hat eines Fremden Auge sie ohne Maske gesehen, ohne totale Kostümierung. Man fragt sich: Wie schäft sie? Wie badet sie? Elke fühlt sich in ihrer zweiten Heimat New York deshalb so wohl, weil ihr niemand "Ham wir schon Karneval?" oder Ähnliches hinterherruft, sondern eher "You look terrific", wenn sie bei 'Dean and de Lucca' in SoHo mit einem Plastik-Schokoladentörtchen auf dem Samtbarett am hellen Vormittag Espressokaffee und Wachteln einkauft.

Hinter der Maske steckt natürlich ein optimal funktionierendes Organisationsgenie, das für IHN, für "den Schult" (nie sagt sie "mein Mann") den Altar aus der St. Patricks-Kathedrale wegorganisieren würde, wenn es sein müßte. Am Tag vor dem *"NOW!"*-Weekend-Marathon allerdings war auch sie sehr hochgespannt, schließlich konnte sie nicht mehr aus dem Haus gehen, weil davor die Presse lauerte, um einen geheimgehaltenen Ort aus ihr herauszukriegen. Und dies war eine der seltenen Gelegenheiten, daß Thomas Höpker sie einmal ohne Perücke aus einem Zimmer huschen sah, für Sekunden, was zu der Feststellung reichte: "Sie hat wirklich rotes Haar."

Der geheime Ort war ein altes Lagerhaus in düsterer Hafengegend, in das Elke die 300 Aktionsteilnehmer zum Eröffnungsbankett in festlicher Kleidung gebeten hatte. Die Gäste waren ebenso erleichtert wie entzückt, als der gemeine Lastenaufzug sie ohne Stocken in eine Riesenlagerhalle mit Blick auf den East River hochtrug, die im Schein von Tausenden farbiger Kerzen erstrahlte. Zu deren Befestigung hatte Elke extra Holzgestelle anfertigen lassen und auch daran gedacht, ein Team von Kerzenaustauschern zu engagieren.

Noch vor dem von einer Breakdance-Show gekrönten Dessert war sie zurück in ihre Turnhalle geeilt, wo dreihundert Schulkinder aus der Bronx für ein Honorar von je 50 Dollar 600 000 Exemplare der New York Times zerknüllten und über Nacht auf der Washington Street auslegten. Bei Regen hätte sie den *Papierfluß am Fuße des World Trade Centers* kurzerhand in ein für 6000 Dollar vorsorglich angemietetes überdachtes Piergelände verlegt. Aber es regnete nicht. Und so bot sich Touristen wie New Yorkern beim Sonnenaufgang des 30. Oktober 1983 eines jener *auf Zeit gebauten Bilder,* von denen der Macher gern sagt, daß sie "niemals aus der Erinnerung auszulöschen sind".

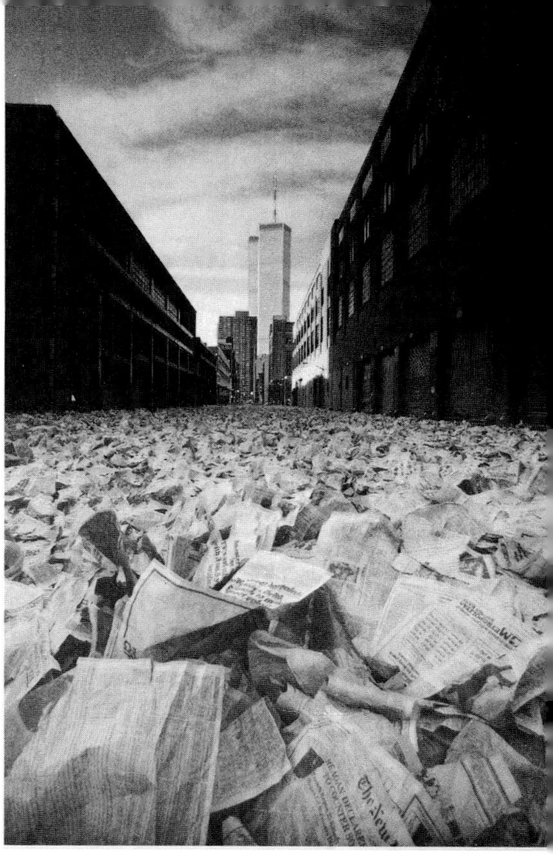

"NOW!" New York, 1983

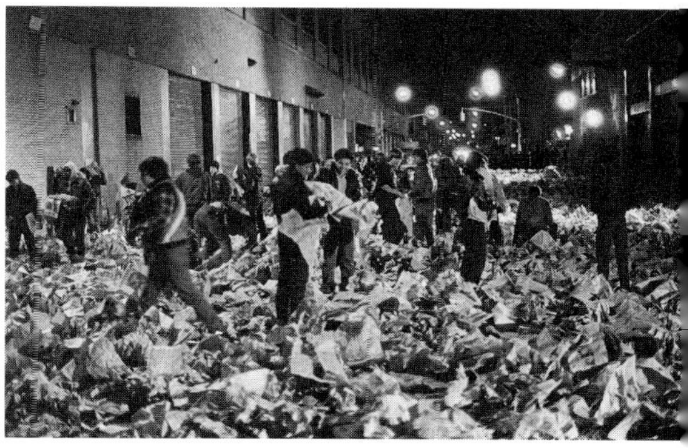

Washington Street

At night in the Restaurant 'Alter Wartesaal' of the train station in Cologne. Elke Koska has hardly appeared when she is called to the bar to take a telephone call. In two days is the big press conference with a tour through the production of the action drama *"Fetish Car"* afterwards. Everything is still chaotic. "Well, what should I get?" she asks the new wave styled waiter. "At any rate, first a cappuccino and a glass of water."

Has this been the most difficult action till now?

"I would say the most complicated. Because it really consists of ten separate actions, which all had to be organized and approved individually. Just take the simplest one, *Silent Time,* the forest down there at the Dionysos fountain. Where do you get the trees? Can't buy them, none to be had. So I went first to the head of the parks administration of the city of Cologne who brought me to the head of the arboretum. The chief forest warden and I walked through the woods together and he offered me beeches, especially beautiful ones. I rented trucks for them and engaged assistants to collect and spread leaves. An art critic helped voluntarily. There are 300 bags of leaves lying there."

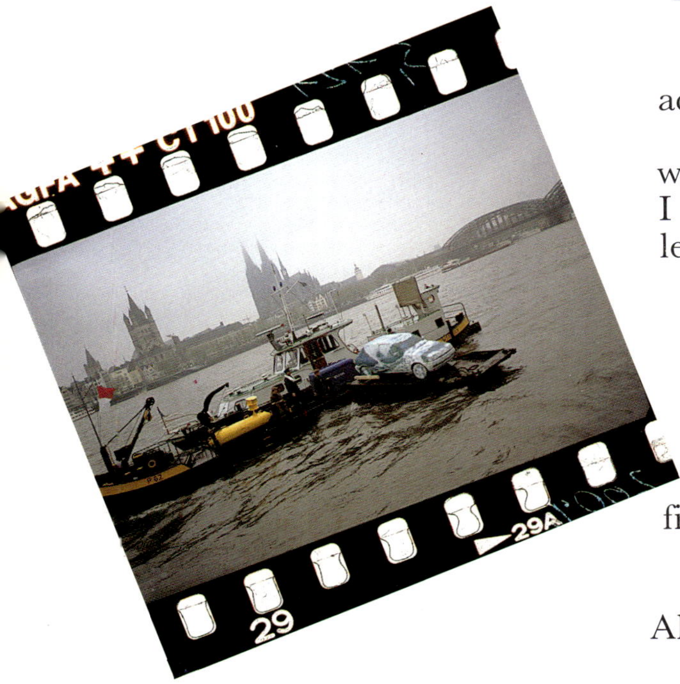

★

Is it really efficient that she does everything alone? Planning, financing, organizing, press, public relations, everything up to dealing with art collectors and gallery owners?

"It can't be done any other way. I have everything in my mind. All the names, connections from previous actions, suppliers, offices – it's all in my mind. If I were to die, the whole action couldn't take place. For instance, Schult wants a car that will swim on the Rhine as *The Wave.* Fine. But how? I know the harbormaster here in Cologne (I once rented a building in the harbor for Car-Oscar and left the building in good condition) and talked to him about it. He got his colleagues together and they discussed it, and one of them said: It'll only work with a pontoon. I didn't even know till then that pontoons existed. Now I know everything about pontoons. Then I had to rent a mooring in the harbor, and in the process I ask: Do you know someone who has a tug that could pull the pontoon for me? and he introduces me to the tugboat skipper 'Heinz', and so on."

Great. But doesn't she at least need a secretary?

"Never! I would never send someone else anywhere or let them call because I'm the only one who can motivate people. That's the whole secret: motivation. Nothing else. No-one's going to say, oh, good that you came. I've always wanted to give you a permit. Everyone says: That's impossible. That's forbidden. That's too dangerous. That's never been done. There's no law about that. I get people who start out grumpy and afraid to risk anything, end up unable to do anything else except to help me do something that I have convinced them about. For once in their life they stand out. I'm enthusiastic, and I fill them with so much enthusiasm that they put in their evenings and nights for our project."

Nachts im Restaurant 'Alter Wartesaal' des Kölner Hauptbahnhofs. Kaum ist Elke Koska erschienen, wird sie von der Bar schon ans Telefon gerufen. In zwei Tagen ist große Pressekonferenz mit anschließender Führung durch die Inszenierung des Aktionsdramas *"Fetisch Auto"*, und noch ist alles Chaos. "Ja, was nehm ich denn?" fragt sie den new wavegestylten Kellner. "Auf jeden Fall erst mal einen Cappuccino und ein Wasser."

War dies ihre schwierigste Aktion bisher?

"Ich würde sagen, die komplizierteste. Weil sie ja praktisch aus zehn Einzelaktionen besteht, die alle gesondert organisiert und genehmigt werden mußten. Nimm nur die einfachste, die *Stille Zeit,* den Wald da unten am Dionysosbrunnen. Wo kriegst du die Bäume her? Kannst du ja nicht kaufen, gibt's ja nicht. Also bin ich in erster Instanz zum Chef des Grünflächenamts der Stadt Köln, der mich zum Chef des Forstbotanischen Gartens brachte. Der Oberförster und ich sind durch den Wald gegangen, er bot mir dann Buchen, besonders schöne, für die ich Laster gemietet habe, und Helfer hab ich engagiert zum Sammeln und Aufschütten von Blättern. Ein Kunstkritiker hat freiwillig mitgemacht. 300 Säcke Laub liegen da."

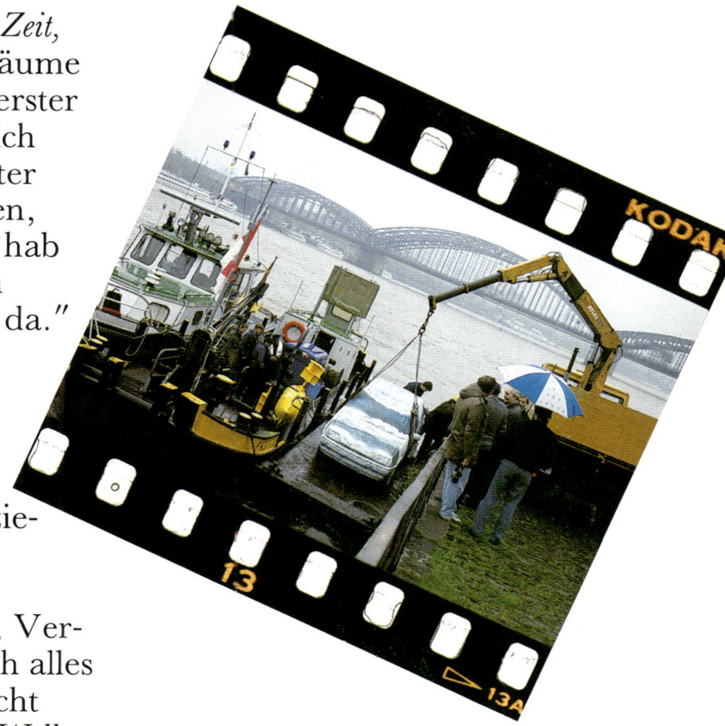

★

Ist es rationell, daß sie alles allein macht? Planung, Finanzierung, Organisation, Presse, PR, bis hin zum Kunsthandel mit Sammlern und Galeristen?

"Es geht nicht anders. Ich hab alles im Kopf. Alle Namen, Verbindungen aus früheren Aktionen, Lieferanten, Ämter – hab ich alles im Kopf. Wenn ich sterben würde, könnte die ganze Aktion nicht stattfinden. Zum Beispiel, der Schult will ein Auto, das als *Die Welle* auf dem Rhein schwimmt. Gut. Ja, aber wie? Ich kenn den Hafenmeister hier in Köln (ich hatte mal für den Auto-Oscar im Hafen eine Halle gemietet und die Halle in gutem Zustand hinterlassen), dem trag ich das vor. Der holt seine Kollegen dazu, die beratschlagen das, und einer sagt: Da kommt nur ein Ponton in Frage. Ich hatte bis dahin gar nicht gewußt, daß es Pontons gibt. Jetzt weiß ich alles über Pontons. Da muß ich einen Hafenliegeplatz mieten, und dabei frag ich: Kennen Sie nicht 'nen Schlepper, der mir den Ponton zieht? Und der vermittelt mir Schlepper 'Heinz', und all solche Sachen."

Schön. Aber braucht sie nicht wenigstens eine Sekretärin?

"Nie! Niemals würde ich jemand anderen irgendwo hinschicken oder anrufen lassen, weil nur ich die Leute motivieren kann. Das ist das ganze Geheimnis: Motivation. Sonst nichts. Keiner sagt doch, hach, gut, daß Sie kommen, ich wollte Ihnen immer schon mal 'ne Genehmigung geben. Alle sagen: Das geht nicht. Das ist verboten. Das ist doch gefährlich. Das hat man doch noch nie gemacht. Da gibt es doch gar kein Gesetz für. Ich bring Leute, die anfangs ganz muffig sind und Angst haben, ein Risiko einzugehen, dazu, schließlich nicht mehr anders zu können, als etwas für mich zu tun, wovon ich sie überzeugt habe. Einmal im Leben treten sie heraus. Ich bin begeistert, und ich begeistere sie, so daß sie am Ende noch ihre Abende und Nächte für unser Projekt dranhängen".

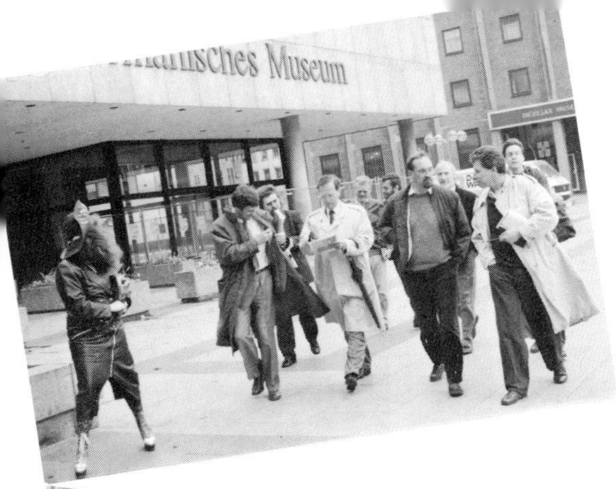

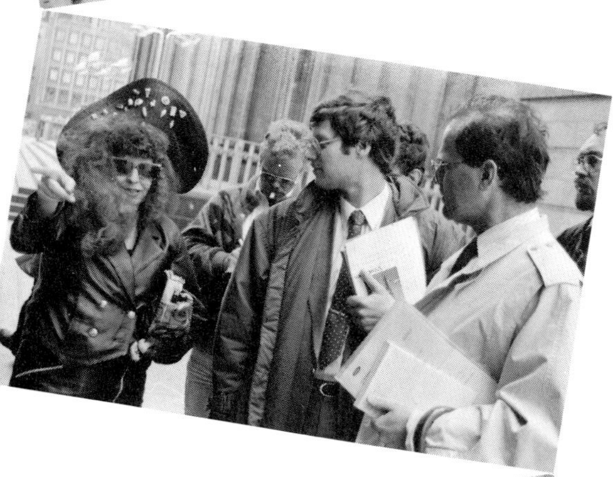

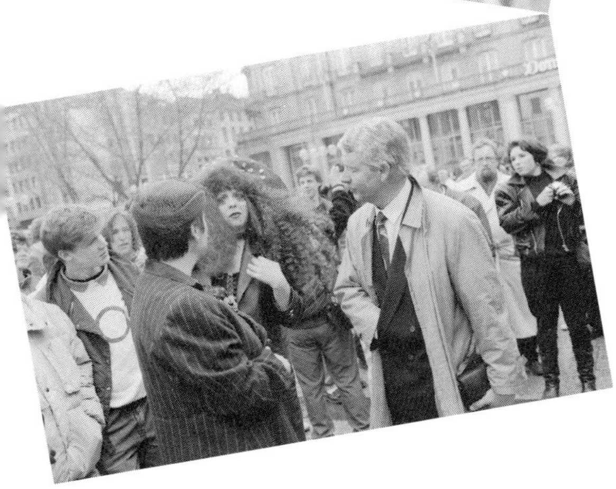

How does she use her appearance?

"I laugh and charm and flirt a little bit. People are basically helpful if you take them seriously and support their personalities and give them a feeling of success. And I must say, they'll help me again because it is an exceptional situation in their lives. 20 years from now, while leafing through their family photo albums, they will still be able to say how I lifted the *Bird* onto the roof, or how I put a *Wave* on the water. It is the exceptional."

For three and a half months, from morning till night and finally round the clock, Elke Koska lived for the organization of *"Fetish Car"*. Negotiations with the authorities began in January. Her first task was to convince the somewhat obdurate District Office 1 in Cologne that HA's ten image-tableaus of cars transformed into the elements air, water, and earth, into stone, ice, and marble absolutely had to be staged on the cathedral plate where so many before them, many too many, had wanted to stage something.

The District Office had given its go-ahead, the police had approved the settings of the action, the roads department and the department of civil engineering didn't have any reservations. Then a structural engineer, Kurt Loose of the department for bridge and subway construction, tested the load-bearing capacity of the Roncalli Square, onto which the 30 ton block of ice *Frozen Movement* was to be placed by a crane and found: too heavy for the cathedrale plate. Danger of collapse. The block of ice alone was defensible, but only without the crane. It was finally agreed to move the block of ice on a rolling steel construction with the help of a towing vehicle over the street to the middle of the square. A new problem for Koska: to close of a main street in Cologne's inner city for six hours on a Friday, for which she would again have to get permission from the roads department, the department of civil engineering, and the police.

★

For the agile Mr. Loose, whom I met in the early morning on a drizzling April 13th at the Stapelhaus tower, where he is supervising the installation of the *Golden Bird* action art is a world with which he has seldom come into contact. He is very interested in it, however, which is why he is here, too. The Stapelhaus building isn't really his terrain. It is the Cologne district trade department's terrain, and Elke Koska first had to convince them that Schult's idea of letting a Ford Fiesta float like a winged sculpture over the setting of the historic houses along the Rhine was a wonderful idea. It would be seen face on, in the shadow of Groß St. Martin's Church, from the Deutzer Bridge and in profile, a silhouette against the sky, from the Rhine Garden.

Elke Koska had discovered a pair of old Christmas angel's wings with an elastic band to attach them to children's backs in a junk store. Memed Ino – who, out of the 30 assistants for Schult's action, is responsible for its technical aspects – used them as a model to build two five meter long, 150 kilogram synthetic wings with metal rein-

Wie setzt sie dabei ihr Äußeres ein?

"Ich mach's mit Lachen und mit Charme und flirte auch ein bißchen. Im Grunde sind die Leute ja hilfsbereit, wenn du sie ernst nimmst und ihre Persönlichkeit forderst und ihnen ein Erfolgserlebnis gibst. Und ich muß dir sagen, die helfen mir auch wieder, weil das für sie in ihrem Leben eine Ausnahmesituation war. Da können sie noch in 20 Jahren, wenn sie ihr Familienalbum durchblättern, sagen: Wie ich damals den Vogel aufs Dach gehoben hab. Oder wie ich damals da eine Welle aufs Wasser gelegt hab. Es ist das Außergewöhnliche."

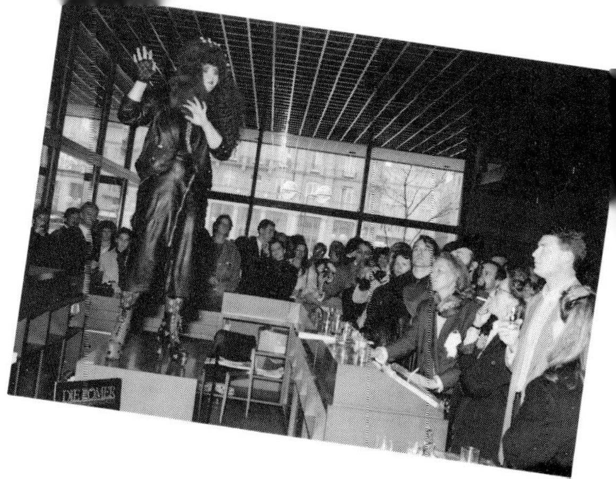

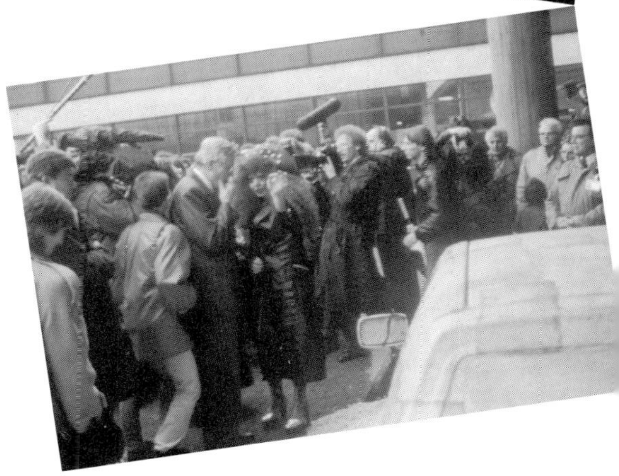

Dreieinhalb Monate, von morgens bis nachts und zum Schluß manchmal rund um die Uhr, hat Elke Koska für die Organisation von *"Fetisch Auto"* gelebt. Im Januar begannen ihre Verhandlungen mit den Ämtern. Zuerst galt es, das eher spröde Bezirksamt 1 davon zu überzeugen, daß HA's zehn Bild-Tableaus des in die Elemente Luft, Wasser und Erde, in Stein, Eis und Marmor verwandelten Autos unbedingt auf der Domplatte inszeniert werden mußten, wo ja schon viele, zu viele Veranstalter dauernd etwas inszenieren wollen.

Das Bezirksamt hatte grünes Licht gegeben, das Amt für öffentliche Ordnung die Schauplätze genehmigt, Tiefbauamt und Straßenbauamt keine Bedenken angemeldet. Da untersuchte der Statiker Kurt Loose vom Amt für Brücken- und U-Bahn-Bau die Belastbarkeit des Roncalliplatzes, auf den der 30 Tonnen schwere Eisblock *Eingefrorene Bewegung* von einem Kran abgesetzt werden sollte, und befand: Zu schwer für die Domplatte. Einsturzgefahr. Der Eisblock allein sei vertretbar, aber ohne den Kran. Man einigte sich schließlich auf die Konstruktion eines rollenden Stahluntersatzes, auf dem der Eisblock von der Straße aus mit Hilfe einer Zugmaschine in die Mitte des Platzes gebracht werden sollte. Neues Koska-Problem: für sechs Stunden an einem Freitag eine Hauptverkehrsstraße in der Kölner Innenstadt sperren zu lassen, was wiederum von Straßenbauamt, Tiefbauamt und Polizei genehmigt werden mußte.

★

Für den agilen Herrn Loose, den ich in der Morgenfrühe des 13. April im Nieselregen am Stapelhausturm kennenlerne, wo er die Installierung des *Goldenen Vogels* überwacht, ist die Aktionskunst eine Welt, mit der er bis dahin wenig Berührung hatte. Sie interessiert ihn lebhaft, und deshalb ist er jetzt auch hier, denn an und für sich ist das Stapelhausgebäude gar nicht sein Terrain, sondern das der Kreishandwerkerschaft Köln. Die hatte Elke Koska erst einmal von Schults wunderbarer Idee überzeugen müssen, einen Fiesta wie eine geflügelte Skulptur über der historischen Häuserkulisse am Rhein schweben zu lassen, en face – vom Blickpunkt der Deutzer Brücke aus – im Schatten Groß-St.-Martins, und im Profil – von der Rheingartenseite her gesehen – als Silhouette gegen den Himmel gesetzt.

In einem Flohmarktladen hatte Elke Koska ein Paar alte Weihnachtsengelsflügel mit Gummiband für Kinder entdeckt. Nach denen baute Memed Ino, unter den 30 Mitarbeitern der Schult-Aktion für

forcements. A strong pipe was welded onto them and then fitted into the appropriate metal shaft in the car's interior during the assembly of the pair of wings and the car.

It is unfortunately impossible to persuade people, especially official people, how beautiful something would be once it was built, says Elke Koska. They have to see it first. After getting the district trade department's go-ahead, she had to get the approval of a woman known to be tough, Prof. Kier, responsible for the protection of historical monuments. Elke was warned: "You'll never get it." She did get it, on the condition that she would have the structure of the Stapelhaus tower's roof checked to see if it could carry the weight of the winged car.

She called up Mr. Loose for advice. "He was a dear and came right away and climbed up into that incredible tower. For the last 20 meters, I couldn't even climb up after him in my shoes and hat because there were only iron hooks in the wall. Then I said to him, I leave everything up to you, I have complete trust in you, and I turned around. Mr. Loose said, oh, the roof can't carry anything. It was made of a thin metal sheet. We talked so much, I told him about art, and then he said, oh, I'll do it. I'll make a construction for the roof with my people, we'll go there, we'll do it. And then he not only supported the roof, but he also constructed a track with clamps with which the car was anchored. Even with a wind pressure of 80 kilometers an hour, it's stuck up there."

★

At seven in the morning, the haulage firm Breuer was to have placed the *Golden Bird* on the Stapelhaus roof with a huge crane. Six television teams and two dozen reporters were waiting in the rain. It was almost nine when the car arrives – where are the wings? Such situations are hardly bearable for HA, the Macher, because he can do nothing other than spread his wide, black sleeves and say: "Ask Elke." Where is Elke? Schult says to an AP photographer, who asks him where she can park her car here: "Park it in the Rhine." She's known him for a while. She only laughs.

Half an hour later Elke appears with the wings. The hauler had simply forgotten to load them on – things like that happen – whereupon Elke took a deep breath and called Avis. "However carefully you plan an action," she says, "something – and that's where the suspense is – always goes wrong. Because everyone here is doing something that they have never done before."

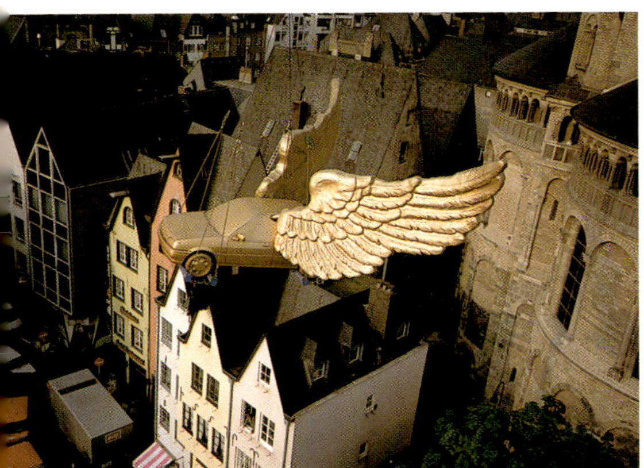

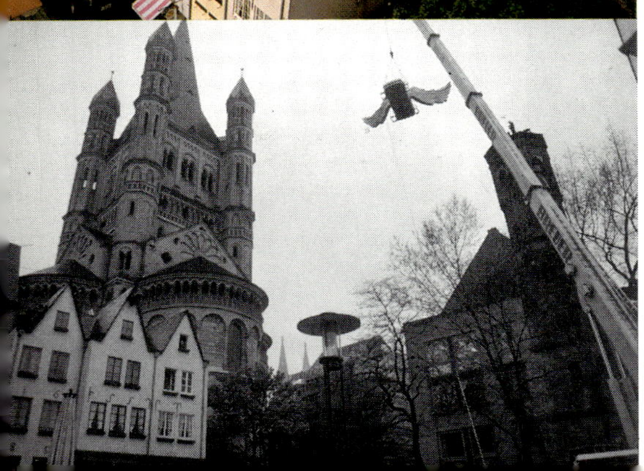

★

The bird, with wet wings, is standing in its place as if it couldn't be standing in any place else. "That's what's so great here," says a retired Rhine boatman in a strong local dialect. "Something's always going on in Cologne." Peter Siegel, Ford manager, remarks that Schult's car had gained its own momentum and moved away from Ford, and they are just as glad.

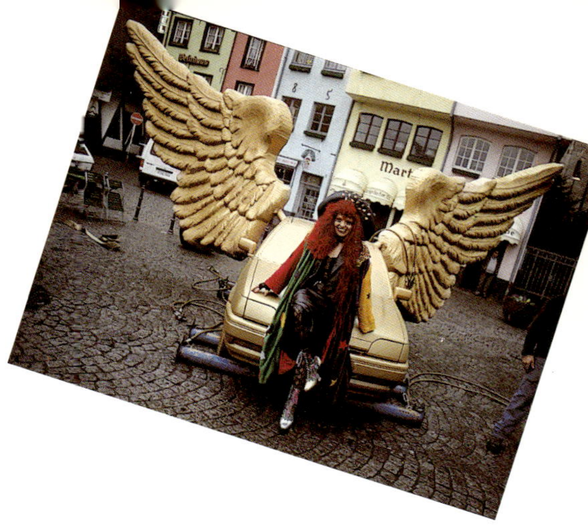

die Technik zuständig, zwei je fünf Meter lange, 150 Kilogramm schwere Kunststoffflügel mit Metallverstärkung und einem angeschweißten starken Rohr, das bei der Montage von Flügelpaar und Auto in den entsprechenden Metallschaft im Wageninnern eingepaßt wurde.

Man könne den Leuten, vor allem auf den Ämtern, ja leider nie klarmachen, wie schön etwas würde, sagt Elke Koska. Sie müßten's immer erst sehen. Nach der Kreishandwerkerschaft mußte die als strikt bekannte Denkmalschützerin Frau Professor Kier ihr Okay geben, und Elke wurde gewarnt: "Das kriegst du nie." Sie kriegte es, mit der Auflage, statisch untersuchen zu lassen, ob die Decke des Stapelhausturms das Flügelauto trage.

Ratsuchend rief sie Herrn Loose an. "Der war ein Schatz und kam sofort und stieg in diesen unsagbaren Turm hoch, in dem ich ihm auf den letzten 20 Metern gar nicht mehr nachsteigen konnte mit meinen Schuhen und meinem Hut, weil es nur noch Eisenhaken in der Wand gab. Da hab ich gesagt, ich überlasse Ihnen alles, ich hab vollstes Vertrauen, und bin wieder umgekehrt. Herr Loose sagte, oh, das Dach trägt überhaupt nicht. Es war aus dünnem Blech. Wir haben so geredet, ich hab ihm von der Kunst erzählt, da hat er gesagt, ach, ich mach das. Ich mach die Dachkonstruktion mit meinen Leuten, da gehn wir hin, das machen wir. Und dann hat er nicht nur das Dach abgestützt, sondern auch noch eine Trasse mit Haltevorrichtungen konstruiert, in denen der Wagen verankert wurde. Auch bei einer Windbelastung von 80 Stundenkilometern, das sitzt fest."

★

Um sieben Uhr früh sollte der *Goldene Vogel* von der Schwertransportfirma Breuer mit einem Riesenkran aufs Stapelhausdach gesetzt werden. Sechs Fernsehteams und zwei Dutzend Reporter warten im Regen. Es geht auf neun, das Auto ist da – wo sind die Flügel? Solche Situationen sind für HA, den Macher, schwer erträglich, weil er nichts tun kann außer seine weiten schwarzen Ärmel auszubreiten und zu sagen: "Fragt Elke." Wo ist Elke? Schult auf die Frage einer AP-Fotografin, wo sie hier ihren Wagen parken solle: "Parken Sie ihn doch im Rhein." Sie kennt ihn schon länger. Sie lacht nur.

Eine halbe Stunde später ist Elke da mit den Flügeln. Der Schwertransporter hatte schlicht vergessen, sie aufzuladen, so was passiert, woraufhin Elke einmal durchgeatmet und bei Avis angerufen hatte. "Eine Aktion kannst du noch so sehr planen", sagt sie, "irgendwas – darin liegt auch die Spannung – geht immer schief. Denn hier macht ja jeder etwas, das er vorher noch nie gemacht hat."

★

Der Vogel, mit nassen Flügeln, steht an seinem Platz, als könne er nirgendwo anders stehen. "Dat is dat Schöne", sagt ein pensionierter Rheinschiffer, "in Kölle is immer wat los." Ford-Manager Peter Siegel bemerkt, das Schult-Auto habe eine Eigendynamik bekommen und sich von Ford entfernt, und das sei ihnen ebenso recht.

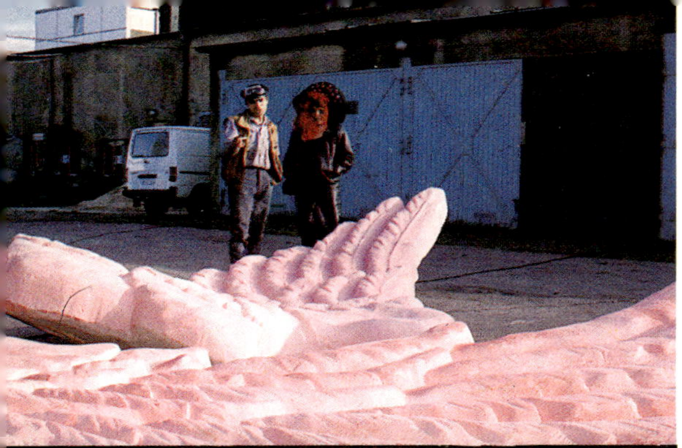

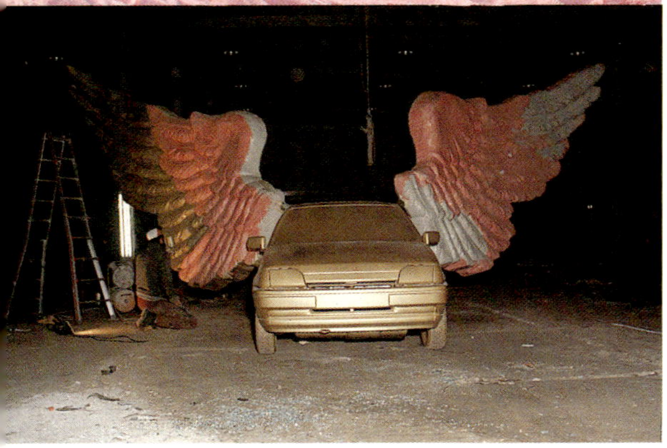

Schult's socially conscious sculptures are already standing in other settings. HA Schult actually only wanted to have the plain body of the car together with the wheels as material for his objects. But to take eleven unfinished Fiestas out of production was impossible, and so a building with 3000 cubic meters space ("my biggest studio up to now") in the working class neighborhood Cologne-Ehrenfeld was rented. Here, in an arduous procedure that took several weeks, the brand new, sprayed cars were cored, sanded down, and covered with a special undercoating before Professor Gérard Gabet from the Ecole des Beaux-Arts de Cambrai and his team of seven students could begin their trompe l'oeil painting.

★

Monsieur Gabet, an endearing, quiet person, is considered a genius at marbling. "He has already marbled in the palace of Versailles," Schult says enthusiastically, "and in the Louvre. He lives for marble. He says, Picasso could do everything except marble, no more than Magritte could." Elke relates that Gabet stood in the gigantic hall with tiny, fine paintbrushes and demanded linseed oil and nonhardened, nondyed beeswax, for which they had to send someone to France as it was not to be obtained in Germany.

The Studio

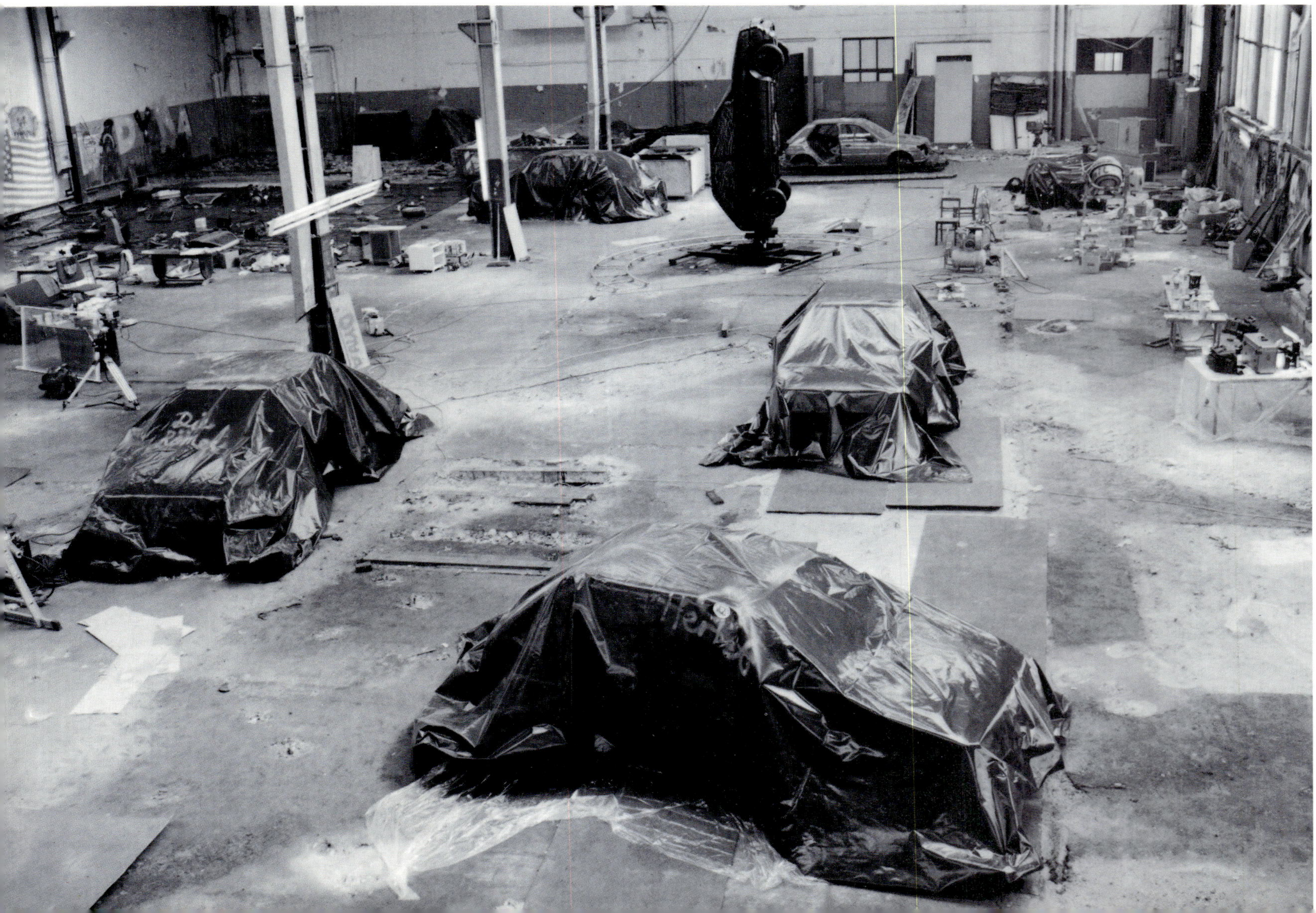

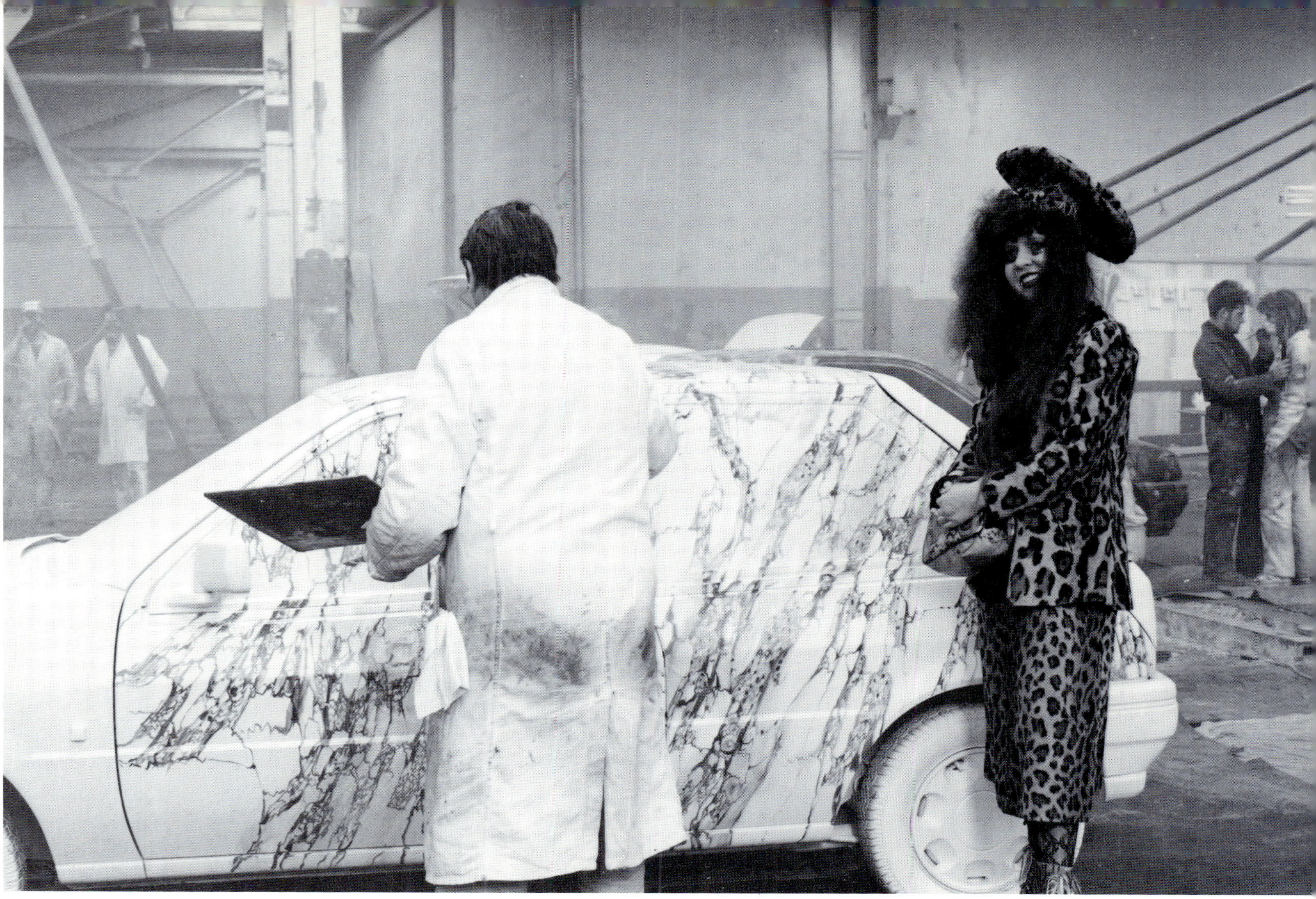

Auch an anderen Schauplätzen stehen Schults *soziale Skulpturen* inzwischen. Eigentlich hatte HA Schult als Material für seine Objekte nur die rohen Karosserien samt Rädern haben wollen. Aber elf Fiestas unfertig aus der Produktion zu ziehen war nicht möglich, und so wurde im Arbeiterviertel Köln-Ehrenfeld eine Halle von 3000 Quadratmetern ("mein bisher größtes Atelier") gemietet, in der die nagelneuen lackierten Wagen in mühsamer, über mehrere Wochen sich hinziehender Prozedur entkernt, abgeschmirgelt und samt Scheiben und Rädern mit einer Spezialgrundierung überzogen wurden, damit Professor Gerard Gabet von der Ecole des Beaux-Arts de Cambrai mit seinem Team von sieben Studenten mit der Trompe-l'Oeuil-Malerei beginnen konnte.

Köln-Ehrenfeld

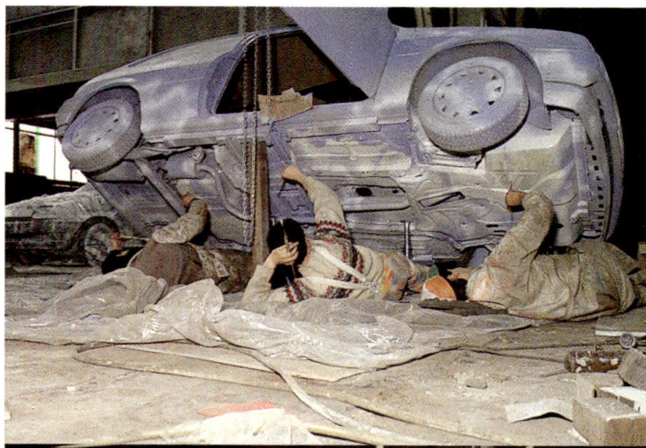

★

Monsieur Gabet, ein liebenswürdiger stiller Mensch, gilt als Koryphäe auf dem Gebiet der Marmormalerei. "Er hat schon Marmor im Schloß von Versailles gemalt", schwärmt Schult, "und im Louvre. Er lebt für den Marmor. Er sagt, Picasso konnte alles, aber Marmor konnte er nicht, sowenig wie Magritte." Elke erzählt, Gabet habe mit winzig feinen Pinseln in der Riesenhalle gestanden und nach Leinöl und ungehärtetem, ungefärbtem Bienenwachs verlangt, wofür sie jemanden nach Frankreich habe schicken müssen, weil das in Deutschland nicht zu beschaffen gewesen sei.

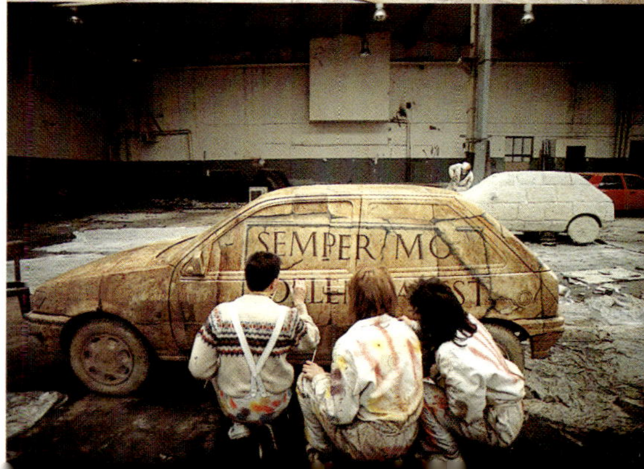

A fork lift is about to put the white-grey shimmering regal car *Marble Time* – its counterpart *(The Fetish)* is in the Ford plant – down onto Gabet's black-veined pedestal. The pedestal seems to be a trifle too short. "Four centimeters," Elke guesses. "You direct it onto there," calls HA. "No, you," Elke laughs, enviably calm in such a situation. "Those were your measurements, Schult." Neither of them watch, but the car stands stably, thank God. And the viewer can interpret the wheels that protrude in the back and the front to be the paradox of marble weightlessness.

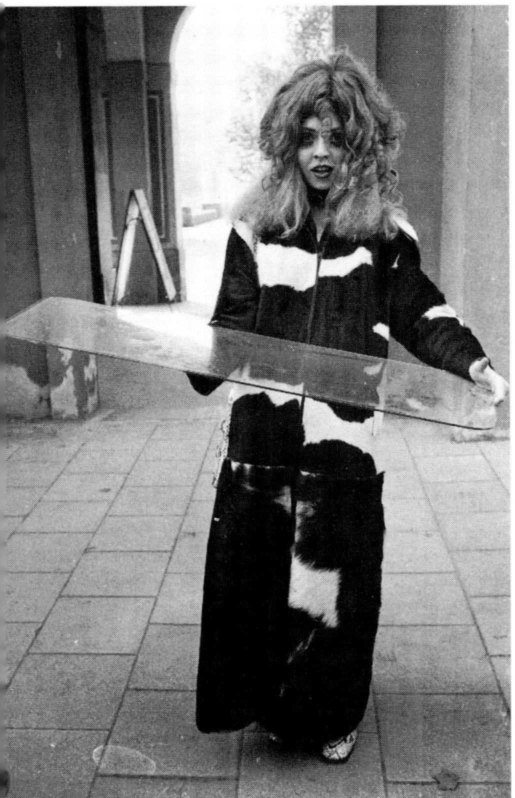

★

22 years Schult & Koska – the two of them really deserve a small plastic medal with diamonds for that. The pair appears as a photogenic whole in public, congruent, synchronous, the absolute symbiosis. In private, however, there are, of course, breaks and tensions and struggles, as there would be in any relationship of two equally strong personalities. Naturally, says Elke. Schult is so strong that one has to put up a great deal of resistance. Schult wears a lot of people out, he already has worn out a lot of the people who surround him.

Neither of them wants to hear anything about a possible rivalry, although there are signs of it. For instance, when HA Schult occasionally would rather negotiate with people "because Elke is too wild for me."

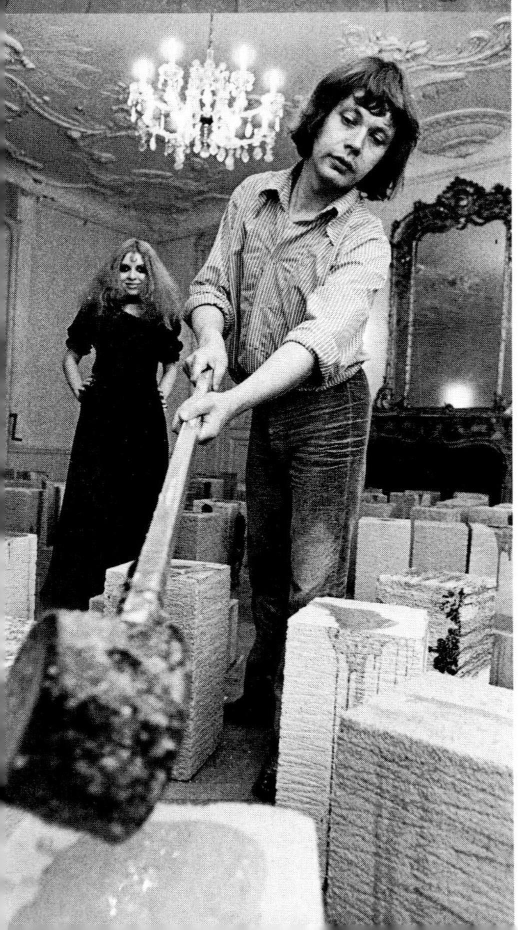

Elke's costumes could be seen as her method to assert herself, purely optically, next to the constantly revved up egocentric. She shakes her head: "I do it just for myself. Because I live with myself, I do it everyday. I simply feel good this way. I don't do it for Schult, I don't do it to provoke people either, then I would be dependent on their reactions. I don't care at all what they say. I always wanted to be different, even as a little girl. Funny. When I was eight years old I cut holes in my sweaters because I thought it was pretty."

She grew up in Dortmund, went to a school run by nuns, comes from a middle-class family. Father engineer, brother engineer, mother a quiet woman, whom the daughter found uncanny. When she was 17 she went to Munich to go to drama school. There she met Rainer Werner Fassbinder, was in his anti-theater and later in 'Hair' She was incredibly hard-working, she says, and looked extreme: "The shortest minis, socks with holes, the highest-heeled boots. After two month everyone knew me in Schwabing. I was a character there. I had a rich admirer, who picked me up now and then from the theater and took me out to eat at the Bayerischer Hof. One day I got in a taxi with him. On the way he had the driver stop so that he could deposit his takings at the bank. Then the taxi driver and I agreed that we had fallen madly in love with each other. Since

Ein Gabelstapler ist im Begriff, das weißgrau schimmernde Edelauto *Marmorne Zeit,* von dem ein Pendant *(Der Fetisch)* im Ford-Werk steht, auf einen schwarzgeäderten Gabet'schen Sockel abzusetzen. Der Sockel erscheint eine Idee zu kurz geraten. "Vier Zentimeter", schätzt Elke. "Dirigier du ihn da drauf", ruft HA. "Nein, du", lacht Elke, gemessen an der Situation beneidenswert unbekümmert, "das waren deine Maße, Schult." Beide gucken nicht hin, doch der Wagen steht stabil, Gott sei Dank. Und daß die Räder vorn und hinten überragen, mag der Betrachter als Paradoxon marmorner Schwerelosigkeit interpretieren.

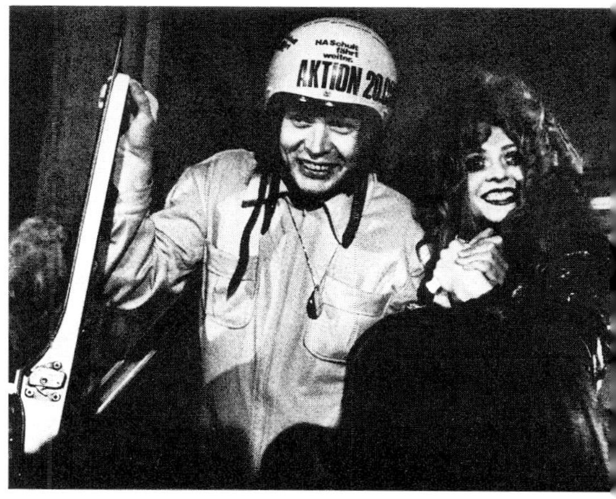

★

22 Jahre Schult & Koska – dafür hätten beide eigentlich einen kleinen Plastikorden verdient, mit Brillanten. Öffentlich tritt das Paar als fotogene Dauereinheit auf, deckungsgleich, synchron, die absolute Symbiose. Privat jedoch gibt es da natürlich auch Brüche und Spannungen und Positionskämpfe, wie in jeder Beziehung mit zwei gleich starken Persönlichkeiten. Logisch, sagt Elke. Der Schult sei so stark, daß man sich ihm ganz stark entgegensetzen müsse. Der würde viele Leute verschleißen, habe er ja auch schon, in seiner Umgebung.

Von einer möglichen Konkurrenzsituation wollen beide nichts wissen, obwohl es dafür Anzeichen gibt. Etwa, wenn HA Schult gelegentlich lieber allein mit Leuten verhandelt, "weil, die Elke, die ist mir zu bunt".

Elkes Kostümierung wiederum könnte als ihre Methode gedeutet werden, sich neben dem hochtourigen Egozentriker schon rein optisch zu behaupten. Sie schüttelt den Kopf: "Das mach ich nur für mich. Da ich mit mir zusammenlebe, mach ich's jeden Tag. Ich fühl mich einfach wohl so. Ich mach's nicht für Schult, ich mach's auch nicht als Provokation für die Leute, dann wäre ich ja von deren Reaktionen abhängig. Was die sagen, ist mir völlig egal. Ich wollte immer anders sein, schon als kleines Mädchen. Schon mit acht Jahren hab ich mir Löcher in Pullover geschnitten, weil ich das schön fand."

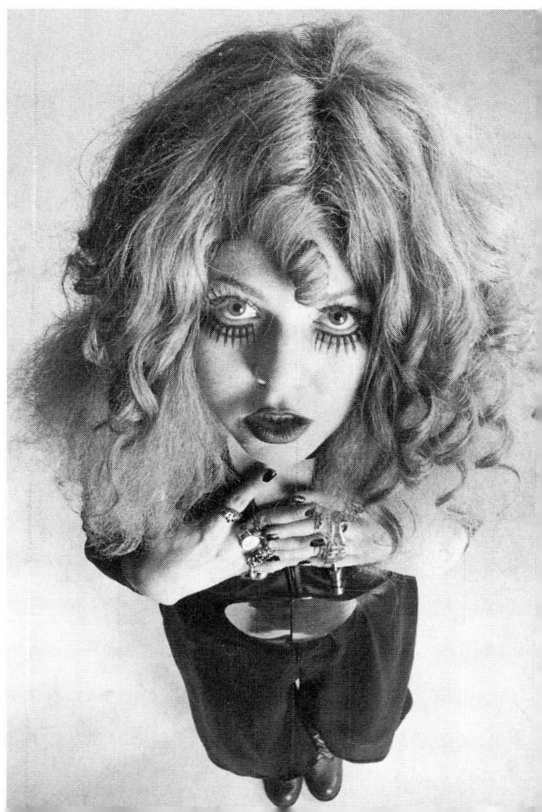

Sie ist in Dortmund aufgewachsen, hat ein Nonnenstift besucht, stammt aus bürgerlichem Elternhaus. Vater Ingenieur, Bruder Ingenieur, Mutter eine stille Frau, der die Tochter unheimlich war. Mit 17 ging sie nach München auf die Schauspielschule, lernte Rainer Werner Fassbinder kennen, machte in seinem antitheater mit und später in 'Hair'. Sie sei unheimlich fleißig gewesen, erzählt sie, und habe extrem ausgesehen: "Die kürzesten Minis, löchrige Strümpfe, die hochhackigsten Stiefel. Nach zwei Monaten kannte mich jeder in Schwabing, da war ich 'ne Figur. Ich hatte einen reichen Verehrer, der mich ab und zu vom Theater abholte und mich zum Essen in den Bayerischen Hof ausführte. Eines Tages stieg ich mit ihm in ein

that time Schult and I have been together. We drove off and left the admirer standing there."

They were young, poor, and full of high spirits, lived in a room for 150 marks rent, which they were always late in paying, and talked continuously about art. Schult's art.

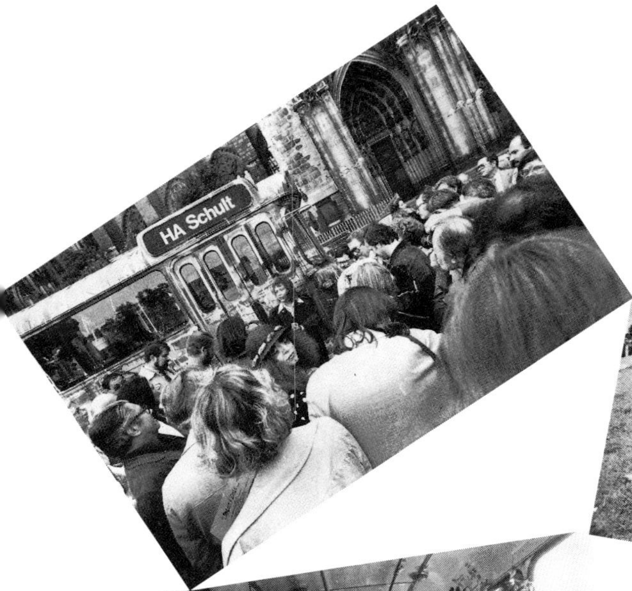

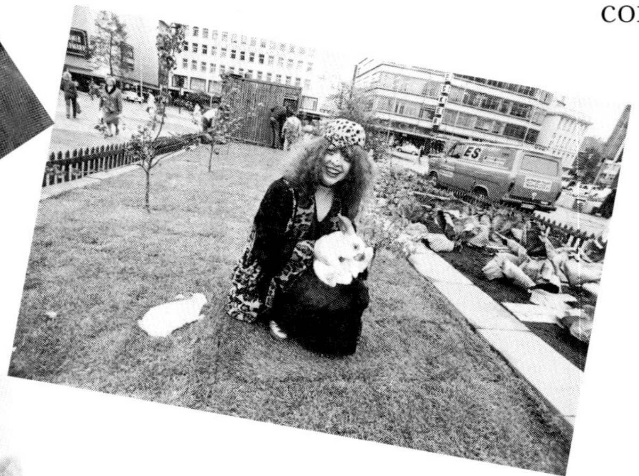

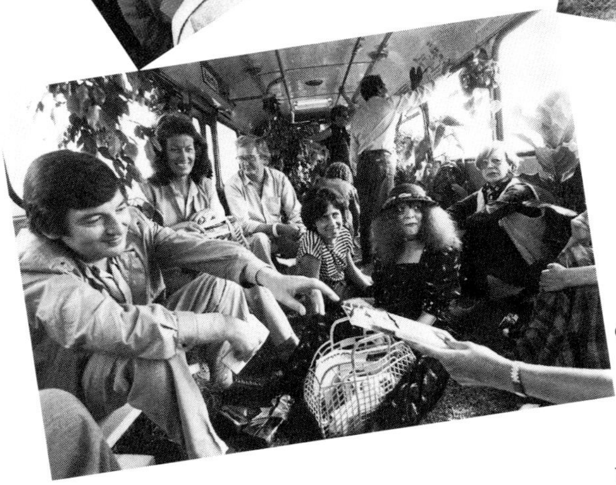

Soon Elke Koska found it more important to help him carry out his ideas than to keep on being an actress. In one of our conversations she drops a key sentence: "I have always wished to have a husband for whom I could be a muse."

You really think so? "Apparently, yes." That sounds rather unemancipated for an actress with ambitions. "You know, it's quite stupid to think that to subordinate oneself is weakness. I think it is a great strength to be able to subordinate oneself and still stay free. Free enough to not always need to have feelings of success. I don't have any problems in presenting myself because I take this little bit of freedom in the way I look. Then I don't need to test it somewhere else. And then I don't need to emancipate myself from Schult. I have never been repressed, which is ultimately also due to Schult. He was egoistical, but he never consciously repressed me. After all, I placed him in the foreground myself."

Are there still muses today at all?

"Less and less. Which is connected to false ideas of emancipation. I think that all muses, including muses of the past, were actually always very emancipated women. And always very strong women. For they basically carried the artist's creativity on their shoulders. They were his manager, arranged his exhibitions, organized his life, kept daily life away from him, inspired him, erotically, too, and encouraged him and whatever. It's an incredibly wide range."

That means that for 20 years now you have been so convinced by what Schult does that it is your life?

"Totally. There is simply nothing that could be more important. I also believe that there are very few artists who are worth it. You can only be as good a muse as the man for whom you are the muse. To be an average muse for something average is extremely dissatisfying."

What do you find appealing about HA Schult?

"I found it appealing that he is very different, that he is important for art history because he brings up themes and puts them into other contexts, themes that are very significant for our society. I'm also fascinated, of course, by how obsessed an artist he is. And how sincere he is. And also how self-critical he is."

Minicar-Taxi. Unterwegs ließ er anhalten, um seine Geschäftseinnahmen bei der Bank zu deponieren, da waren der Taxifahrer und ich uns einig, daß wir uns unsterblich ineinander verliebt hatten. Wir ließen den Verehrer stehen und fuhren weg. Seit der Zeit sind der Schult und ich zusammen."

Sie waren jung, arm und voller Übermut, wohnten auf einem Zimmer für 150 Mark Miete, mit der sie immer im Rückstand waren, und redeten ununterbrochen über Kunst. Schults Kunst.

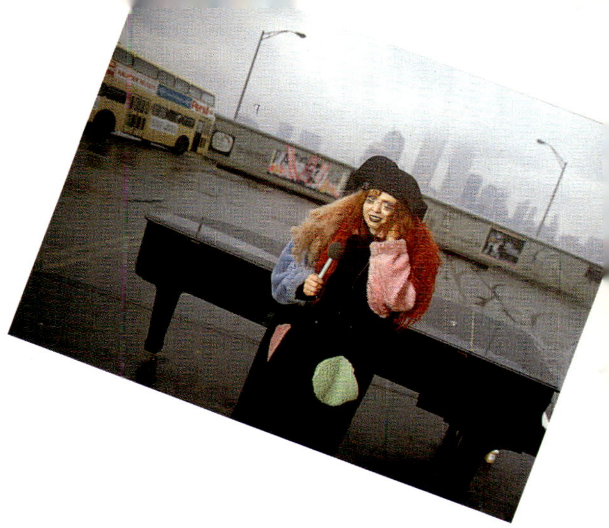

Bald fand Elke Koska es wichtiger, ihm bei der Realisierung seiner Ideen zu helfen, als weiterhin Schauspielerin zu sein. Bei einem unserer Gespräche fällt der Schlüsselsatz: "Ich hab mir immer gewünscht, einen Mann zu haben, für den ich Muse sein konnte."

Ja, meinst du wirklich?

"Anscheinend ja."

Für eine Schauspielerin mit Karriereehrgeiz klingt das recht unemanzipiert.

"Du, es ist ganz dumm gedacht, Sich-Unterordnen sei Schwäche. Ich finde es eine große Stärke, sich unterordnen zu können und dabei frei zu bleiben. Frei genug, um nicht dauernd Erfolgserlebnisse haben zu müssen. Ich hab kein Problem, mich selbst darzustellen, weil ich einfach diesen kleinen Freiraum mir nehme in meinem Äußeren. Da brauch ich das nicht noch woanders zu testen. Und da brauch ich mich auch nicht gegen Schult zu emanzipieren. Ich bin ja nie unterdrückt worden, was in letzter Konsequenz auch an Schult liegt. Er war egoistisch, aber er hat mich nicht bewußt unterdrückt. Ich hab ihn ja selber in den Vordergrund gerückt."

Gibt es heute überhaupt noch Musen?

"Immer weniger. Was mit falschen Emanzipationsvorstellungen zusammenhängt. Für mich sind eigentlich alle Musen, auch aus vergangener Zeit, immer sehr emanzipierte Frauen gewesen. Und immer sehr starke Frauen. Denn die haben im Grunde die Kreativität des Künstlers auf ihren Schultern getragen. Sie waren seine Managerin, haben seine Ausstellungen ausgerichtet, sein Leben organisiert, ihm den Alltag ferngehalten, haben ihn inspiriert, auch erotisch, und ermutigt und was weiß ich, das ist ein unheimlich weites Feld."

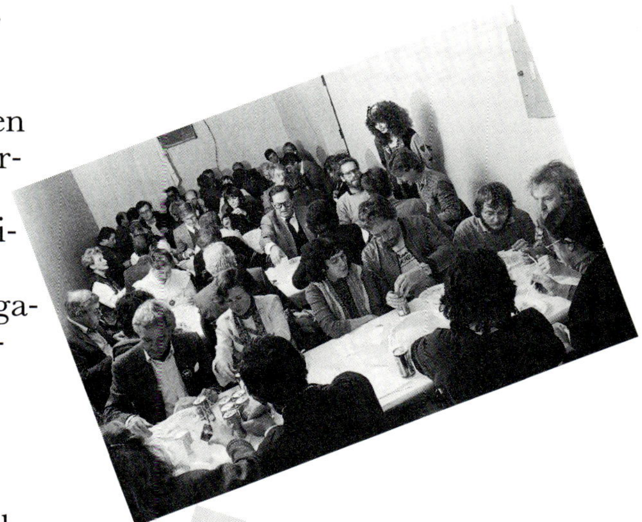

Das heißt, du bist seit 20 Jahren von dem, was der Schult macht, so überzeugt, daß es dein Leben ist?

"Total. Da gibt es einfach nichts, was wichtiger wäre. Ich glaube auch, daß es sehr wenig Künstler gibt, für die sich's lohnt. Du kannst als Muse nur so gut sein wie der, für den du die Muse bist. Also für irgendwas Durchschnittliches eine durchschnittliche Muse zu sein ist ja äußerst unbefriedigend."

Was reizt dich an HA Schult?

"Mich hat gereizt, daß er eben ganz anders ist, daß er wichtig für die Kunstgeschichte ist, weil er Themen aufreißt und in einen anderen Zusammenhang stellt, die für unsere Gesellschaft eine ganz starke Bedeutung haben. Mich fasziniert natürlich auch, daß er ein so besessener Künstler ist. Und wie ehrlich er ist. Und auch wie kritisch mit sich selbst."

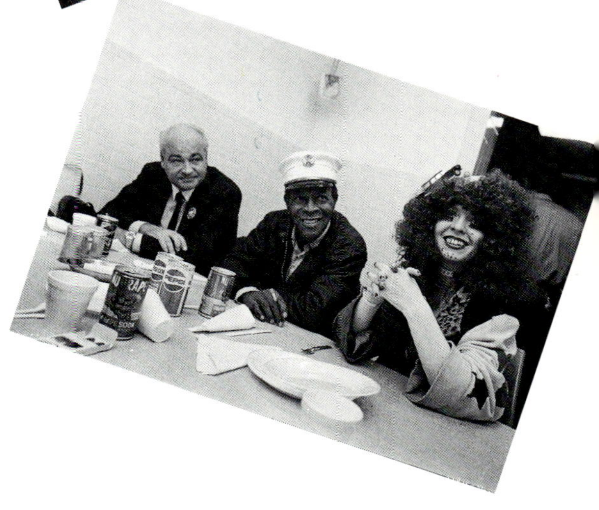

With which we've arrived at a less well-known HA. The HA who shuts himself into his studio in Essen-Steele for up to 15 hours, who works through lonely nights in the former school with its long, empty corridors, under bright neon lights, his surroundings clear and organized. He needs order so that he can find the thousands of tiny figurative objects on the industrial shelves, from the miniature Eiffel Tower to the miniature package of the laundry detergent Persil, so small that its imprint is only legible with a magnifying glass. He places these as icons of our culture (icon is one of Schult's favorite words) on his black rubbage mountains in his black boxes. And even if I personally would not have understood why the Beethoven bust had to be placed in exactly that spot next to the motorcycle, the Coca-Cola bottle, and the broken piece of a plate with half of Hitler's face on it without the Macher's ecstatic explanation of the connection in my ear, I still am impressed, when I look at civilization's overflowing trash and the horrible test-tubes crammed full of dusty cotton, by how early HA Schult has foreseen the possibility of our collective decay.

★

In *"Fetish Car"*, however, I find that the ecological component is lacking. Everyone talks about air pollution, acid rain, speeding on the highways, jammed inner cities, landscapes covered with concrete – and the environmental artist talks about the freedom that a car brings? Is that consistent? His muse can't be asked; she puts herself protectively in front of him: Schult can't damn the car anymore the way he did when he was a very young man. He's maturer and wiser now. The young people who condemn it today, incidentally, don't walk to their demonstrations. All the cars that come – masses of them! And all of them are old, naturally, not overhauled and without catalytic convertes and they pollute the environment much more. Schult's criticism of the car's fetishistic character – the car as idol, it was not for nothing that they put the disco-car on the cover of the press folder, the dance around the golden calf! – was much more subtle. Moreover he had made simply beautiful images with the car.

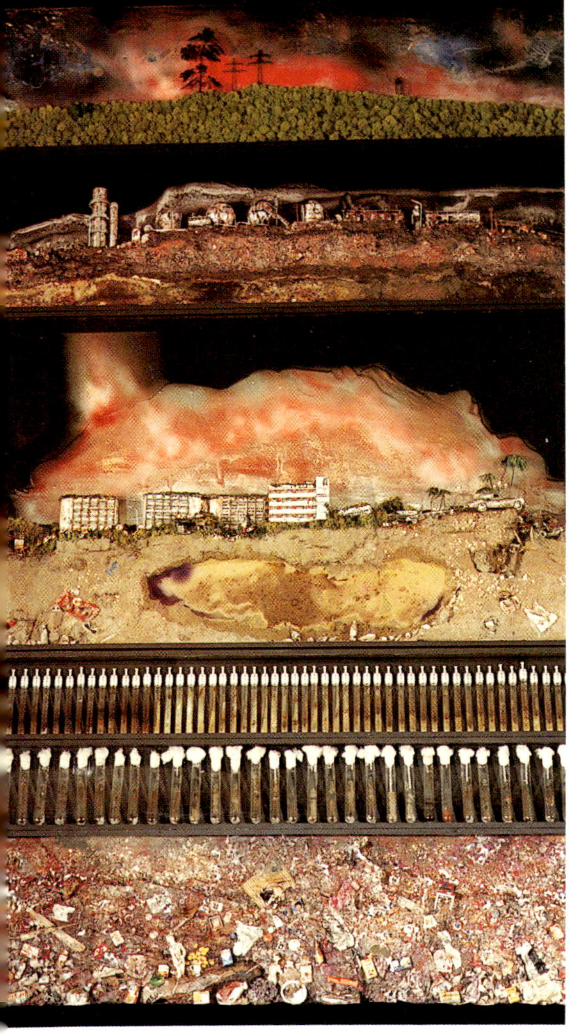

"Biokinetisches Labor"

Picture Box, 1972

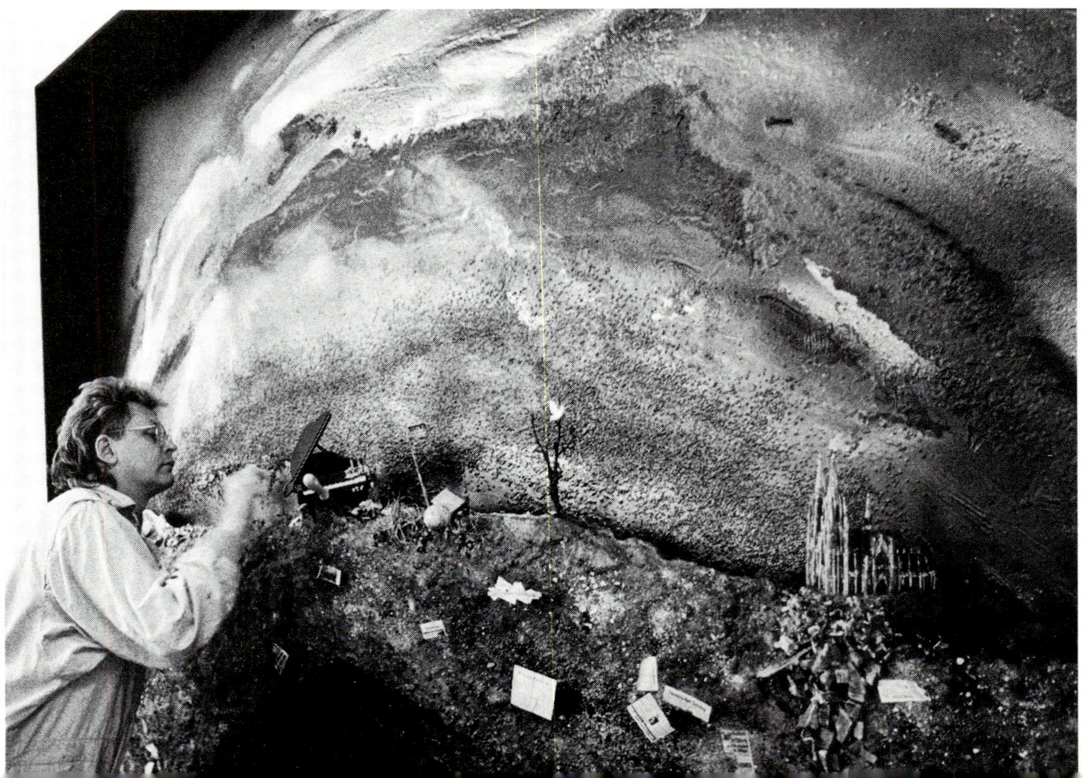

Retrospektive, Städt. Galerie im Lenbachhaus, München, 1974/75

Womit wir bei einem weniger bekannten HA wären. Dem HA, der sich bis zu 15 Stunden in seinem Atelier (in Essen-Steele) einschließt, einsame Nächte in der ehemaligen Schule mit den langen leeren Korridoren durcharbeitend, unter hellem Neonlicht, das Umfeld klar und übersichtlich. Denn Ordnung braucht er, um aus den Industrie-Regalen die Tausende winziger figurativer Materialien vom Miniatur-Eiffelturm bis zur Miniatur-Persilpackung, deren Aufdruck sich nur mit der Lupe entziffern läßt, abrufen zu können. Die setzt er dann als Ikonen unserer Kultur ("Ikone" ist ein Lieblingswort von Schult) auf seine schwarzen Schuttberge in seinen schwarzen Kästen. Und wenn ich persönlich ohne die ekstatische Erklärung des Machers am Ohr auch nie verstanden hätte, warum die Beethovenbüste jetzt genau an dieser Stelle zu dem Motorrad, der Coca-Cola-Flasche und den Tellerscherben mit dem halben Hitlergesicht in Beziehung gesetzt werden muß, so beeindruckt mich doch beim Anblick des wegrutschenden Zivilisationsmülls und der fiesen, mit verstaubter Watte zugepropften Reagenzgläser, wie frühzeitig HA Schult unser aller möglichen Zerfall vorausgesehen hat.

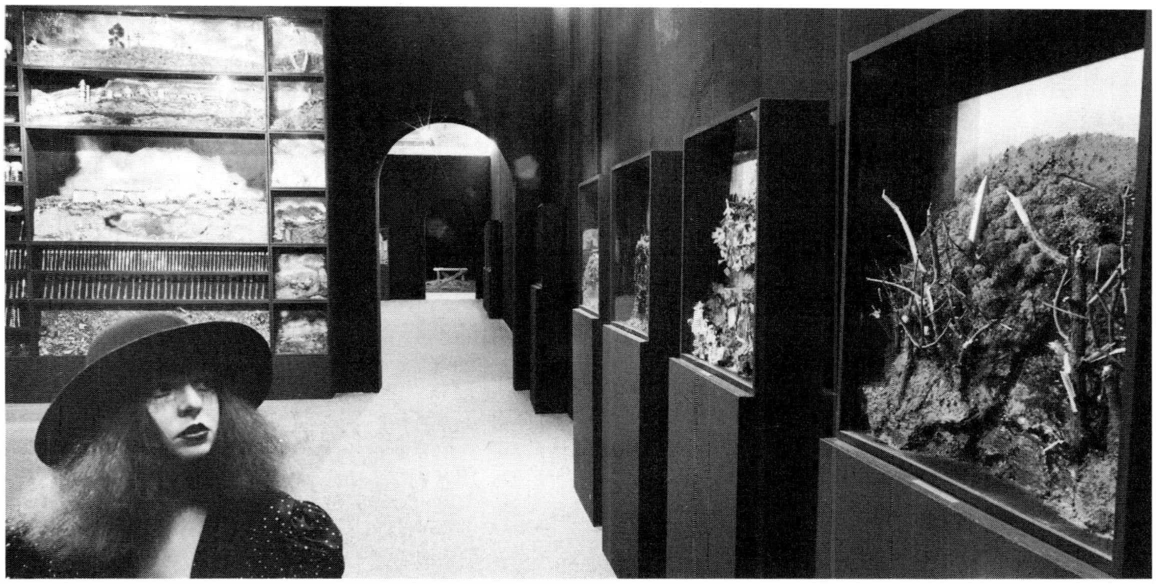

Beim *"Fetisch Auto"* dagegen vermisse ich den ökologischen Bezug. Alle sprechen von Luftverschmutzung, saurem Regen, Raserei auf den Autobahnen, verstopften Innenstädten, zubetonierter Landschaft – und der Umweltkünstler spricht von der Freiheit, die das Auto bringt? Wie verträgt sich das? Seine Muse darf man da nicht fragen, die stellt sich schützend vor ihn: Das Auto verdammen, wie der Schult das als ganz junger Mann gemacht habe, könne er heute einfach nicht mehr, weil er reifer geworden sei und klüger. Die jungen Leute, die es heute verdammten, gingen übrigens auch nicht zu Fuß zu ihrer Demo. Was da ankomme an Wagen – Mengen! Und alles alte, logisch, nicht überholt und ohne Katalysator, die verpesteten die Umwelt noch viel mehr, das nur nebenbei. Schults Kritik am Fetischcharakter des Autos – das Auto als Götze, nicht umsonst hätten sie das Disco-Auto auf den Umschlag der Pressemappe genommen: der Tanz ums Goldene Kalb! – sei viel subtiler. Zudem aber habe er mit dem Auto einfach schöne Bilder gebaut.

Arbeit am Bildobjekt "Deutsch-Land" für den Deutschen Bundestag, 1986

The night before the premiere with HA in the Restaurant 'Alter Wartesaal.' If he lets the stress show at all, it is verbally. This biggest of his projects till now, he admits, has brought them beyond what a team of two can endure. It's like climbing a mountain of 8000 meters without an oxygen mask. "Elke doesn't walk one step anymore. She's so overtired, she takes the car from the Excelsior to the train station. Two times a day we're not on speaking terms."

★

She really did have a lot of work in the past weeks. But so did he. To acquire the 20 museum exhibitions for the *"Fetish Car"* documentation, he had to drive all over Germany, every day a new city, he hadn't even know anymore whether he was in Nuremberg or Bremen. "And then every evening eating with a museum director or employee. I've played in every restaurant from Hamburg on down. You come directly off the highway into the restaurant, and then you sit with them until one o'clock at night and drink champagne with them, even though you know that you have to get going at six in the morning again. You talk and talk and talk. I couldn't talk anymore. Hoarse. A director of a museum disclosed to me: I've always wanted to tell you that I find your art superficial. Under all the time pressure, and after the humiliations when you go through the reception, I said to that: Right, you asshole, that's why I came here, your wife didn't leave you for nothing, and then I really let go. Things like that happen on the side when you are so highly charged."

Meanwhile Elke has turned up, heard the last part of the conversation, and says: "Schult, I am appalled." She can't eat anything anymore. Not even a roll with butter and salt? It makes her feel sick. The only thing right now would be potato soup, but she can't get it here. Schult is worried: "What have you eaten today at all?" – "The sandwich that belonged to the cloakroom attendant at the Römisch-Germanisches Museum."

★

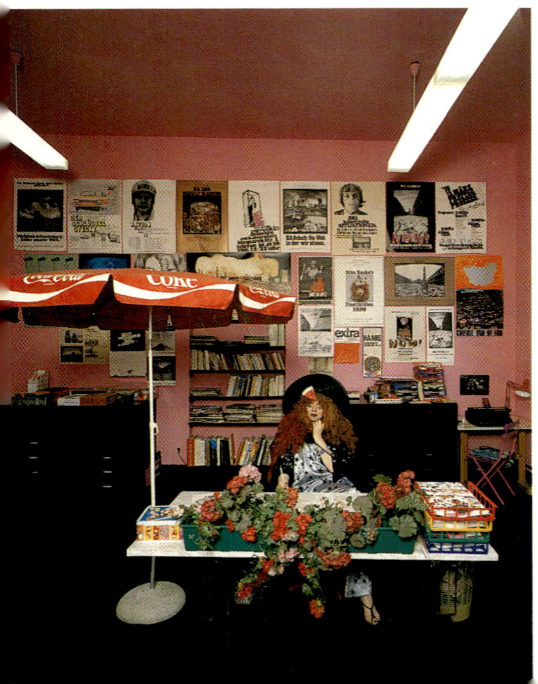

We talk about talk shows, television interviews, and Schult's dependence on the local press. "If they had written in connection with the helicopter car that low-altitude flight over residential areas was too loud or too dangerous for the citizens, then the people at the city council or at the air control board might have reacted very vehemently. So what matters is to get through the whole thing in such a way that no-one attacks it. I always have to make it clear to the craftsmen here that working with the press is very hard work. Is that clear to you, Elke?" Elke glances at him unfathomably: "I do it on the side." Schult: "What do I do then?" Elke: "Everything." She will sleep badly, if at all. "You have to prepare everything simultaneously. Like in a puzzle, there are thousands of little pieces in front of you, and you only can really tell on the last day of the action if the puzzle has been put together to make a picture."

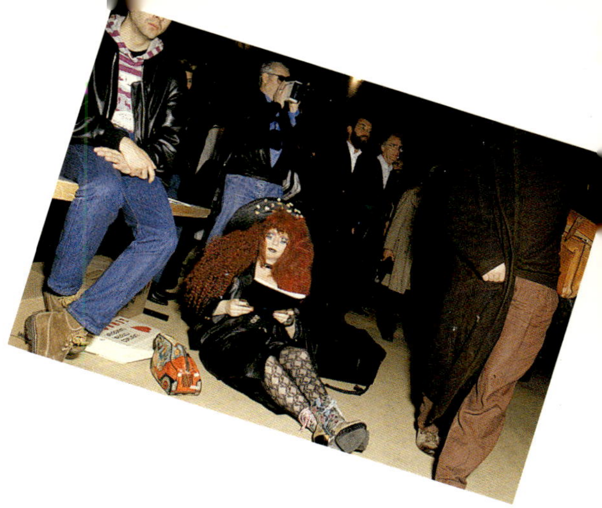

In der Nacht vor der Premiere mit HA im Restaurant 'Alter Wartesaal'. Er läßt sich den Streß allenfalls verbal anmerken, indem er zugibt, mit diesem bisher größten seiner Projekte die Grenze des Erträglichen für ein Zwei-Mann-Team überschritten zu haben. Das komme einem Achttausender ohne Sauerstoffmaske gleich. "Die Elke geht nicht mehr einen Schritt zu Fuß, sondern fährt mit dem Auto vom Excelsior zur Bahnhofshalle, so übermüdet ist die. Zweimal am Tag sind wir nicht mehr on speaking terms."

★

Sie habe wirklich viel Arbeit gehabt in den letzten Wochen. Er aber auch. Um die 20 Museums-Ausstellungen der *"Fetisch Auto"*-Dokumentation zu akquirieren, sei er durch ganz Deutschland gefahren, jeden Tag eine andere Stadt, er habe schon nicht mehr gewußt, ob er in Nürnberg oder in Bremen gewesen sei. "Und dann jeden Abend mit einem Museumsdirektor oder Mitarbeiter essen. Ich hab jedes Lokal bespielt von Hamburg runter. Du kommst direkt von der Autobahn da rein, und dann sitzt du mit denen bis ein Uhr nachts und trinkst Champagner mit, obwohl du weißt, du mußt morgens um sechs wieder raus. Man redet und redet und redet. Leergeredet war ich. Heiser. Ein Museumsdirektor hat mir eröffnet: Ich wollte dir immer schon mal sagen, daß ich deine Kunst für oberflächlich halte. Unter dem ganzen Zeitdruck, nach den Demütigungen auch, wenn du da durch die Vorzimmer gehst, sag ich darauf: Ja, du Arschloch, dafür bin ich hierhergekommen, dir ist deine Frau nicht umsonst weggelaufen, und hab mal so richtig losgelassen. Solche Dinge passieren am Rande, wenn man so überdreht ist."

Währenddessen ist Elke erschienen, hat den letzten Teil mitgehört, sagt: "Schult, ich bin entsetzt!" Essen kann sie nichts mehr. Auch nicht ein Brötchen mit Butter und Salz? Ihr wird übel. Das einzige wäre jetzt eine Kartoffelsuppe, aber die kriegt sie hier nicht. Schult ist besorgt: "Was hast du heute überhaupt gegessen?" – "Das Butterbrot der Garderobiere vom Römisch-Germanischen Museum."

★

Wir sprechen über Talk Shows, Fernsehinterviews und Schults Abhängigkeit von der Lokalpresse: "Wenn die im Zusammenhang mit dem Hubschrauber-Auto geschrieben hätten, Tieffliegen über Wohngebieten sei Lärmbelästigung oder Gefährdung der Bürger, würden die beim Stadtrat oder beim Luftaufsichtsamt aber ganz komisch reagieren. Insofern kommt es darauf an, die Sache so über die Runden zu bringen, daß sich keiner dagegen einschießt. Das muß ich den Handwerkern hier immer klarmachen, daß Pressearbeit eben auch Knochenarbeit ist. Ist *dir* das eigentlich klar, Elke?" Elke schenkt ihm einen unergründlichen Blick: "Das mach ich so nebenbei." Schult: "Was mach ich denn dann?" Elke: "Alles."

Sie wird schlecht schlafen, wenn überhaupt. "Du mußt ja alle Dinge nebeneinander vorbereiten", sagt sie. "Wie bei einem Puzzle liegen Tausende von Teilchen vor dir, und du siehst eigentlich erst am letzten Tag vor der Aktion, ob das Puzzle sich zu einem Bild zusammenfügt."

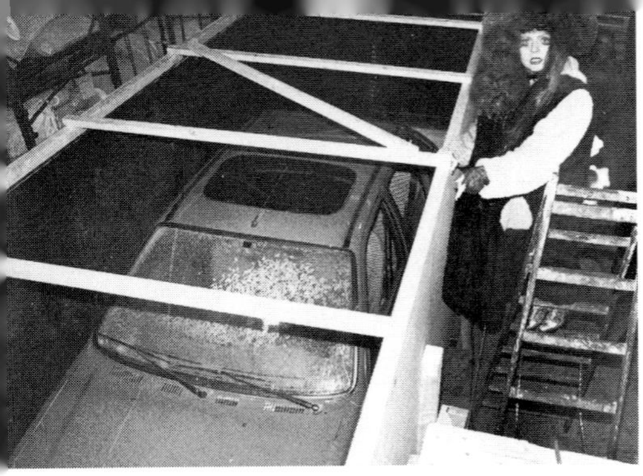

Kühlhaus Köln, 1. 3. 1989

It's now midnight, and the picture still has three empty spaces. First: while the *Dancing Car* was being installed in the disco next door, the rear window was shattered. It not only has to be replaced, it also has to be sprayed black, but that will all work out. Second, and worse: From the water and shipping department comes the bad news that waves were so high that Schult's car pontoon could not swim on the Rhine because of the danger of capsizing. Elke decides on the spot to at least present *The Wave* anchored to the middle pier of the Deutzer Bridge. To do that she has to organize a crane, a tug boat, a diver and a radar buoy and all the necessary authorizations by tomorrow morning. Once again Mr. Loose from the department for bridge and subway construction, whom she phones in the middle of the night, proves to be a savior. Third, a catastrophe: a call from the cold-storage depot Cologne in Troisdorf. The block of ice had cracked while being loaded and could not be transported. What? The sensation dead? Three weeks of work and 100 000 marks for nothing? "And even if you have to bandage it", says Elke Koska, "you must bring it here"! Nothing that can be done about it, the transport is too dangerous for traffic. "Then I'll put you in front of it and a police car behind it", insists Elke. "I have to have that block of ice on the cathedral plate"!

★

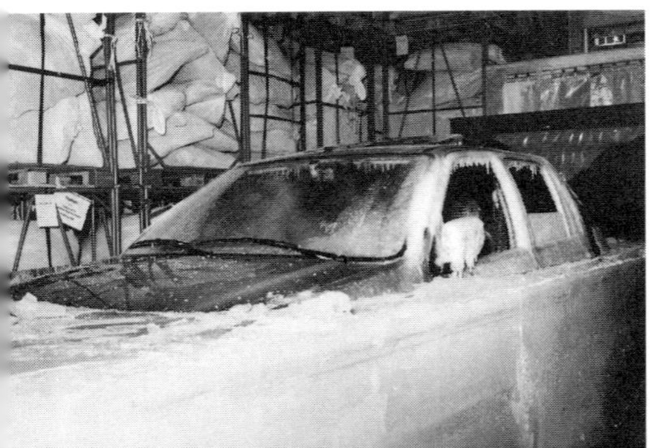

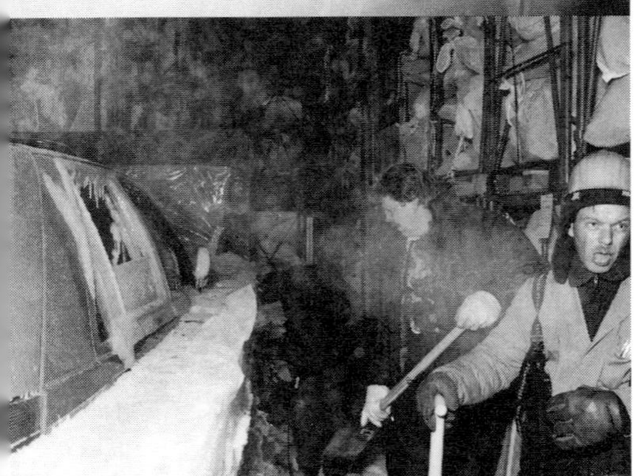

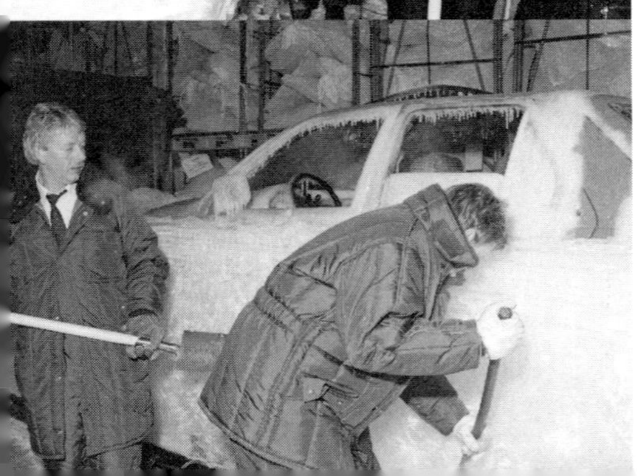

It all began as usual. Schult has the daring idea of putting a (red) Ford Fiesta as an ice sculpture on the Roncalli square. Great. But how? Elke calls the firm Linde. They don't do anything that big, but estimate that the car would have to be slowly frozen – every eight hours a layer of seven centimeters – in order to keep the pressure low enough. She has a watertight, steel enforced special crate built – 6 meters long, 3 meters high, 2 meters wide – for 28 000 marks and brings the huge construction into the cold-storage depot Cologne. It must have been quite a crazy sight – Elke in her black costume with the car and the crate "and all around us at least a couple of thousand halves of beef."

The car is brought into position on a 30 centimeter layer of ice in the crate by a fork lift and steadily freezes. A week later it suddenly crunches and cracks. "It won't work like that, honey," warns the manager of the cold-storage depot, Gerhard Katz; this is something Elke will hear again and again. The crate is bound with iron chains and, after it cracks again a few days later, secured by a corset of splints.

Five days before the action begins, the casing flew apart. Cracked iron, broken crate, the casters on the steel construction frozen solid by water flowing down. That same night, Elke Koska sent a gang of 20 with ice picks to the cold chamber. The old crate is knocked off, a new, stronger one is built, the deformed ice colossus is now coated with only one centimeter every hour around the clock. The workers can only stay in the minus 27 degree celsius chamber in rotations of 20 minutes. The costs of the materials and hours overtime go up 20 000 marks.

Es ist jetzt Mitternacht, und das Bild hat noch drei Leerstellen. Erstens: bei der Installation des *Tanzenden Autos* in der Disco nebenan ist die Heckscheibe zertrümmert worden. Sie muß nicht nur ausgewechselt, sondern zusätzlich schwarz gespritzt werden, aber das wird noch klappen. Zweitens, schon schlimmer: Vom Wasser- und Schiffahrtsamt kommt die Hiobsbotschaft, der Wellengang sei so hoch, daß Schults Auto-Ponton wegen der Gefahr des Kenterns nicht auf dem Rhein schwimmen dürfe. Elke beschließt kurzerhand, *Die Welle* dann wenigstens am Mittelpfeiler der Deutzer Brücke verankert vorzuführen. Dazu muß sie bis morgen vormittag einen Kran organisieren, einen Schlepper, einen Taucher und eine Radarboje, mitsamt den erforderlichen Genehmigungen. Als Retter bewährt sich wieder Herr Loose vom Amt für Brücken- und U-Bahn-Bau, den sie nachts noch aus dem Bett klingelt.

Drittens: eine Katastrophe, der Anruf vom Kühlhaus Köln in Troisdorf. Der Eisblock sei beim Aufladen geborsten und könne nicht transportiert werden. Was? Die Attraktion gestorben? Drei Wochen Arbeit und 100 000 Mark Kosten für nichts? "Und wenn Sie ihn bandagieren", sagt Elke Koska, "Sie bringen ihn mir hierher!" Nicht zu machen, der Transport sei verkehrsgefährdend. "Dann setz ich Ihnen davor und dahinter 'ne Polizei", beharrt Elke. "Ich will diesen Eisblock auf der Domplatte haben!"

★

Angefangen hatte es wie stets. Der Schult hat die tollkühne Idee, einen (roten) Ford Fiesta als Eis-Skulptur auf den Roncalliplatz zu stellen. Gut. Ja, aber wie? Elke ruft bei der Firma Linde an. Die machen so etwas Großes nicht, rechnen ihr aber aus, daß der Wagen langsam eingefroren werden müsse – alle acht Stunden eine Schicht von sieben Zentimetern –, um den Druck niedrig zu halten. Für 28 000 Mark läßt sie eine wasserdichte, stahlverstärkte Spezialkiste bauen, 6 Meter lang, 3 Meter hoch, 2 Meter breit, und bringt das Riesentrumm ins Kühlhaus Köln. Es muß ein irres Bild gewesen sein – Elke in schwarzer Kostümierung mit Auto und Kiste "und bestimmt ein paar tausend Rinderhälften um uns herum".

Mittels Gabelstapler wird das Auto auf einer 30 Zentimeter hohen Eisschicht in der Kiste in Position gebracht und gefriert stetig vor sich hin. Nach einer Woche plötzlich knirscht und kracht es. "Mädchen, so geht das nicht", warnt Kühlhausgeschäftsführer Gerhard Katz; den Satz wird Elke noch öfter hören. Die Kiste wird mit Eisenketten gefesselt und, als es ein paar Tage darauf wieder kracht, durch ein Korsett von Schienen abgesichert.

Fünf Tage vor Beginn der Aktion fliegt das Gehäuse auseinander. Gesprengtes Eisen, kaputte Kiste, die Rollen des Stahluntersatzes durch herabfließendes Wasser festgefroren. Noch in der gleichen Nacht schickt Elke Koska eine 20-Mann-Kolonne mit Eispickeln in die Kühlschleuse. Die alte Kiste wird abgeschlagen, eine neue stärkere gebaut, der deformierte Eiskoloß jetzt, rund um die Uhr, nur noch einen Zentimeter pro Stunde beschichtet. Bei minus 27 Grad dürfen die Arbeiter nur im 20-Minuten-Turnus in die Schleuse. Die Kosten an Material und Überstunden erhöhen sich um 20 000 Mark.

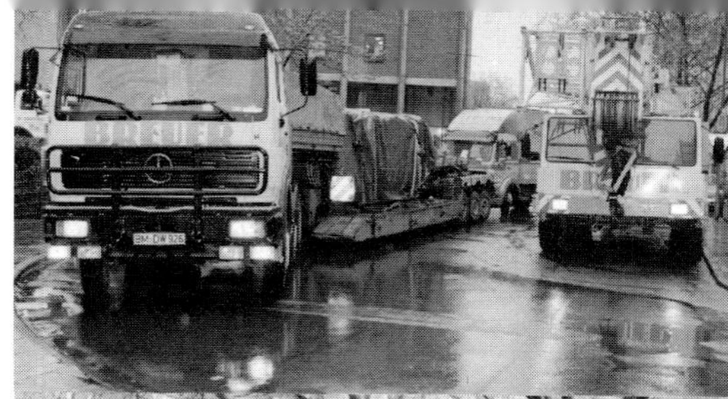

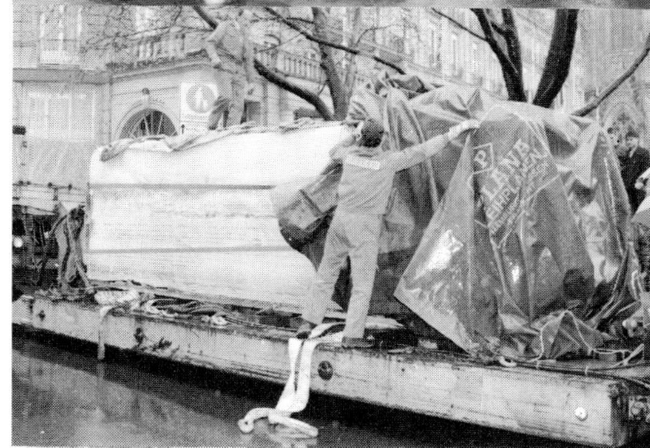

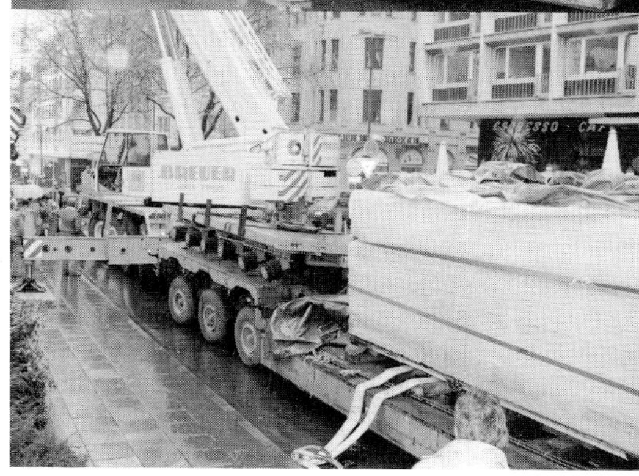

Dom/Roncalliplatz, 14. 4. 1989

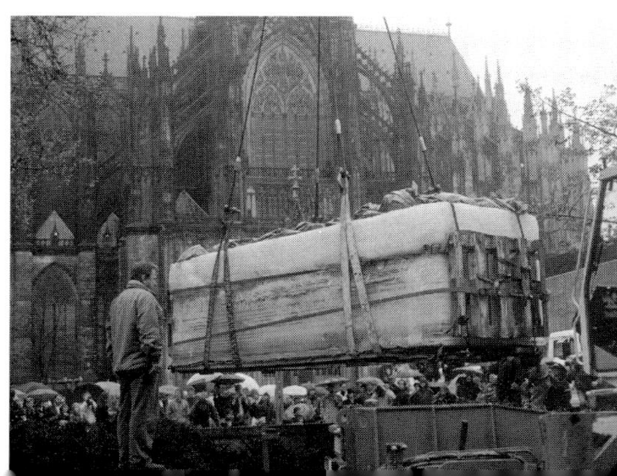

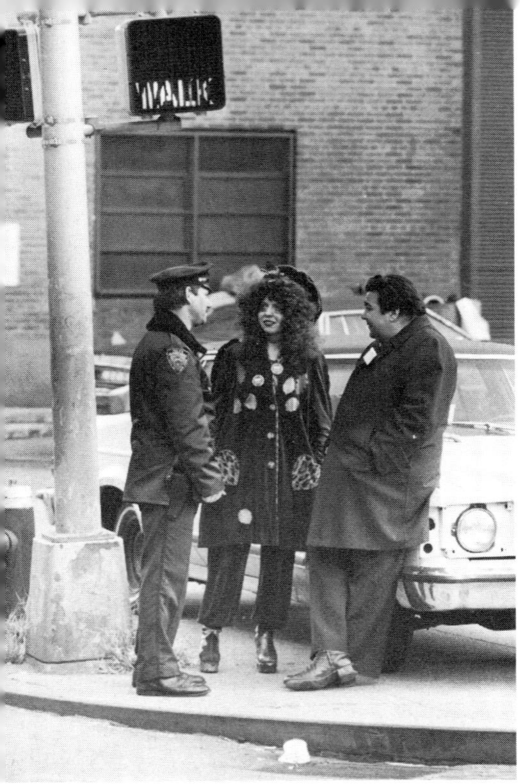

Washington Street, 1983

"But it really was wonderful!" Elke Koska remarks in retrospect. "Katz and Börnert from the Breuer haulage company and I spent many, many nights in the cold-storage depot together. Towards the end it was every night, always four or five people, a new crisis committee. And they never said anything, they put their coats on with never a complaint, went into the ice, did their job and left, and weren't even in bad moods. I always felt very guilty because I had to force them in there at three o'clock at night or six o'clock in the morning, on Saturdays, Sundays, they didn't see their wives anymore, they missed soccer games and birthday parties. That is really total motivation! Katz told me on one of the last days that his wife had asked him: Was it her personality or her appearance that made you do all that?"

★

It is drizzling again. A press conference is set for eleven in the morning in the Römisch-Germanisches Museum. A big conference with 150 people. Everyone wants to experience Schult, he always says such outrageous things. At seven we discover Elke with a walkie-talkie in her hand on the bank of the Rhine by the Deutzer Bridge. She is waiting for the diver, who is going to moor *The Wave* onto the middle pier for her. One can tell her state of mind by how much hair she needs. In stressful situations, she needs a lot of hair. Elke in the morning mist – pale face, red mouth, like a picture by Munch. She waves to us. No reason to get excited, she still has three hours time.

Does she never panic? Does she never get nervous? Apparently not. A typical story: Years ago, she wanted to bring a six meter long rolled object to New York. What is that, she was asked at Kennedy airport. That is a carpet. Fine, she had to pay customs for it. She was going to perform on Broadway, Elke told them, and could only sing if she was standing on this carpet. Well, then she should sing right now, the customs officials said. So she set herself up in front of them and sang and was able to bring the carpet in without paying customs.

Another typical Koska story: Not even every housewife's absolute nightmare can bowl her over. She had postponed a long planned dinner because she had the flu, and then an important man from Bonn – in this case inportant for Schult's next China project –, whose secretary had apparently neglected to tell him about the cancellation, called from the highway and said he would be there in ten minutes and was looking forward to the evening.

Schackstraße, Munich, 1969

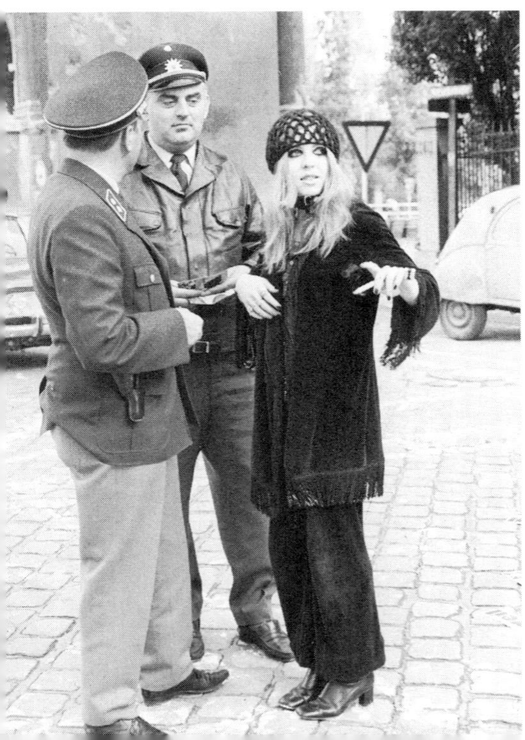

She had just enough time to jump out of bed, put make-up on, put on her wig, and to start up the little trees of lights and the tape with the bird twitterings in the black dining room, and then he was at the door. While Schult led him through his museum, Elke Koska recalls, she rushed into the kitchen to gather all the left-overs she could find: putting vol-au-vents in the oven, baking puffs, and filling them with pureed smoked trout as appetizers. Then the plates hurriedly decorated and carried in, chatted, back to the kitchen for the next course and for sneezing and coughing – she hates nothing more

"Aber es war schon toll!" bemerkt Elke Koska im nachhinein. "Der Katz und der Börnert von Breuer Schwertransporte und ich, wir waren ja viele viele Nächte im Kühlhaus zusammen. Zum Schluß jede Nacht, immer vier, fünf Leute, neuer Krisenstab. Und die haben nichts gesagt, klaglos zogen die ihren Mantel an, gingen ins Eis, machten ihre Arbeit und weg, und waren nicht einmal schlecht gelaunt. Ich war schon immer voller Schuldgefühle, weil ich sie da wieder reintreiben mußte nachts um drei oder morgens um sechs, samstags, sonntags, die Leute sahen ihre Frauen ja nicht mehr, verpaßten Fußballspiele und Geburtstagsfeiern. Das ist wirklich totale Motivation! Der Katz erzählte mir an einem der letzten Tage, daß seine Frau ihn gefragt habe: War's ihr Wesen oder war's ihr Aussehen, was dich dazu gebracht hat, das alles zu machen?"

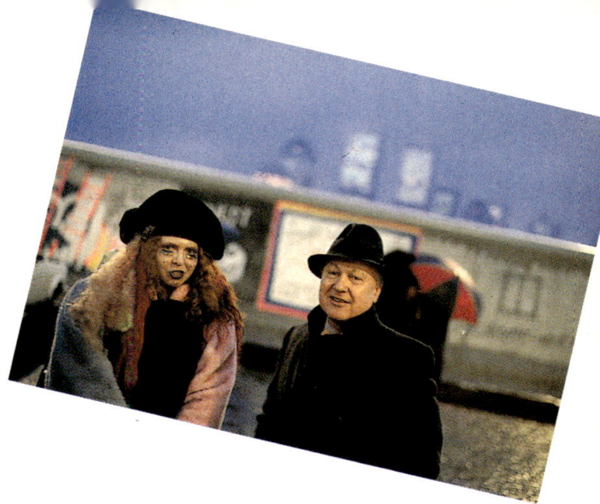

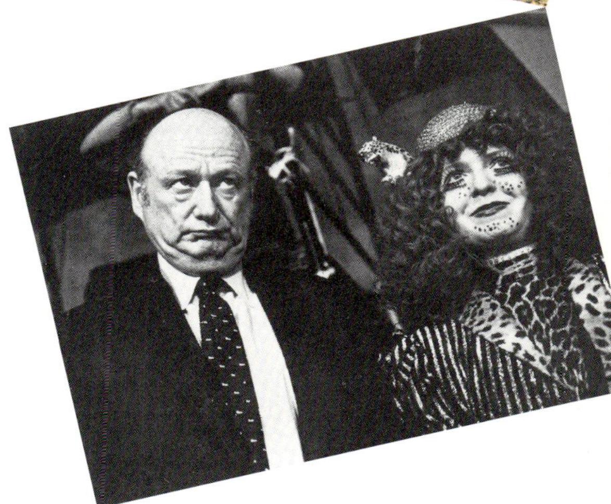

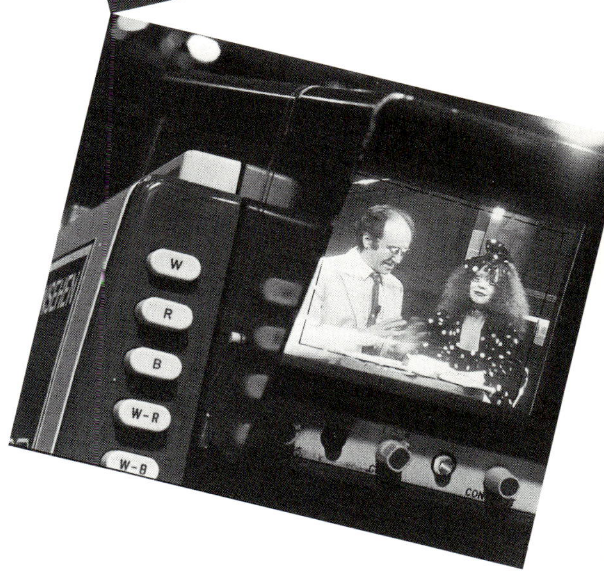

★

Es nieselt mal wieder. Um elf Uhr vormittags ist die Pressekonferenz im Römisch-Germanischen Museum angesetzt. Eine große Konferenz mit 150 Leuten; den Schult will jeder erleben, der sagt immer so unverschämte Sachen. Früh um sieben entdecken wir Elke mit einem Sprechfunkgerät in der Hand am Rheinufer an der Deutzer Brücke. Sie wartet auf den Taucher, der ihr *Die Welle* am Mittelpfeiler festmachen soll. Man kann ihre Befindlichkeit daran ablesen, wieviel Haar sie braucht. Bei Streß braucht sie sehr viel Haar. Elke im Morgennebel – bleiches Gesicht, roter Mund, ein Bild wie von Munch. Sie winkt uns zu. Kein Grund zur Aufregung, sie hat ja noch drei Stunden Zeit.

Gerät sie denn nie in Panik? Hat sie keine Nerven? Offenbar nicht. Typisch die Geschichte: Nach New York wollte sie vor Jahren eine sechs Meter lange Rolle einführen. Was das sei, wurde sie im Kennedy Airport gefragt. Das sei ein Teppich. Gut, den müsse sie verzollen. Sie trete am Broadway auf, sagte Elke, und könne nur singen, wenn sie auf diesem Teppich stehe. Na, dann solle sie jetzt mal singen, sagten die Zollbeamten. Da hat sie sich vor denen aufgebaut und gesungen und durfte den Teppich zollfrei mitnehmen.

Typisch auch eine andere Koska-Geschichte: Nicht mal der absolute Alptraum jeder Hausfrau wirft sie um, wegen Grippe ein lang geplantes Dinner verschoben zu haben, und dann ruft ein wichtiger Mann aus Bonn – in diesem Fall wichtig für Schults nächstes China-Projekt–, dem das Vorzimmer die Absage offenbar nicht weitergegeben hat, von der Autobahn aus an und sagt, er sei in zehn Minuten da, er freue sich auf den Abend.

Sie hatte gerade noch Zeit, aus dem Bett zu springen, sich zu schminken, die Perücke aufzusetzen und im großen schwarzen Eßsaal die Lichterbäumchen und das Tonband mit dem Vogelgezwitscher in Aktion zu setzen, da stand er schon in der Tür. Während Schult ihn durch sein Museum geführt habe, erzählt Elke Koska, sei sie in die Küche gestürzt, um alle auffindbaren Reste zu verwerten, Pasteten in den Ofen zu schieben, kleine Windbeutel zu backen und sie als Appetizer mit pürierter Räucherforelle zu füllen. Sodann die

mit
Thomas M. Messer,
Ed Koch und
Alfred Biolek

than to have people notice that she is sick –, back out, powder on her face, for dessert a couple of strawberries quickly dipped into melted chocolate, and chatted again. The guest didn't notice anything. She made him feel as if the dinner-just-for-him-alone should be understood as a compliment.

★

HA Schult's perfect muse. I can't remember ever having seen her in a bad mood or hearing her complain about anything. It can seem a bit uncanny at times, like when she explains that she never argues with people (except Schult, but that is something different). She tries to convince people, up to the very end, that it is the only solution. Argue? Never.

It's possible that she uses her extroversion to establish a certain distance. That doesn't have to be a contradiction. I asked her if there aren't days when she doesn't feel like dressing in the whole Koska costume from tip to toe. No, not really. It is routine, belongs to her, she does it in 15 minutes. But when she is down, depressed – Elke: "I never am," – wouldn't she rather stay at home instead of abandoning herself to the street, that must be exhausting? "It's a question of discipline," she answers. "Because I basically do what I want to do, and would almost say, I'm at peace with myself, I am never depressed."

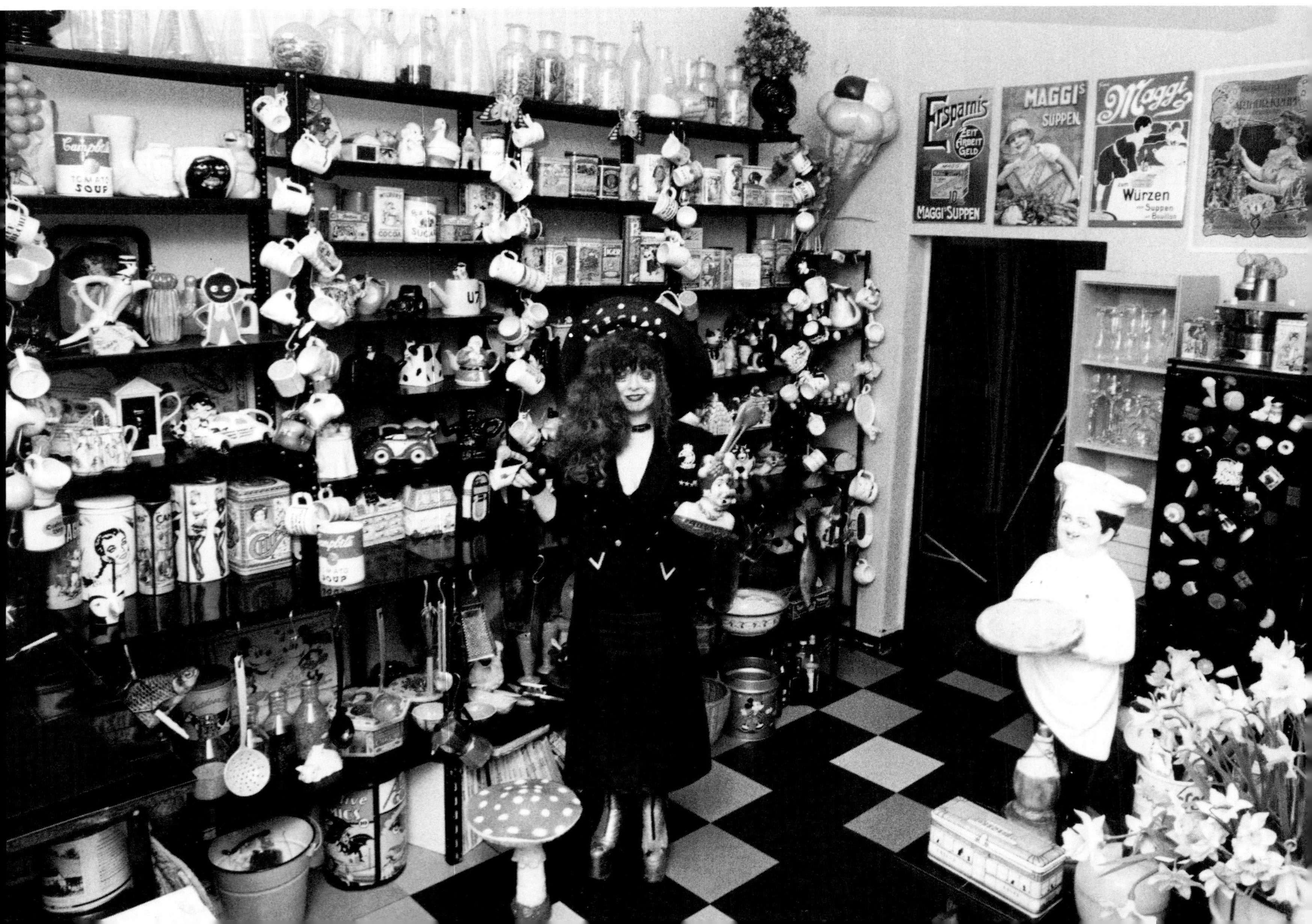

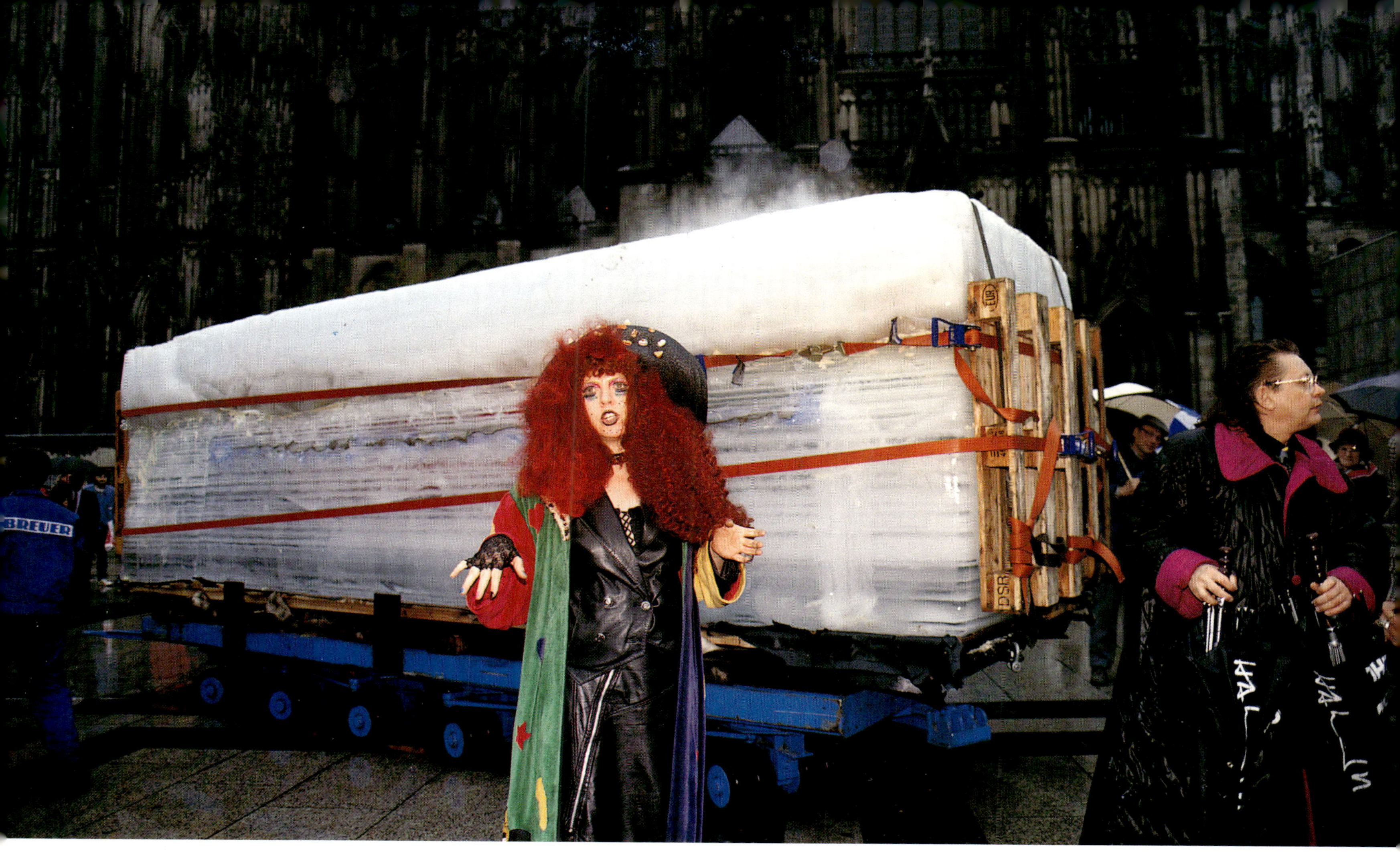

Teller, zack zack, schön garniert alles, reingetragen, geplaudert, zum nächsten Gang und zum Nießen und Husten – sie hasse nichts mehr, als sich Kranksein anmerken zu lassen – wieder raus, Puder aufs Gesicht, zum Dessert noch schnell ein paar Erdbeeren in geschmolzene Schokolade getunkt und wieder nett geplaudert. Der Gast habe nichts gemerkt. Sie habe ihm nahegelegt, das Dinner-für-ihn-ganz-allein als Kompliment zu verstehen.

★

HA Schults perfekte Muse. Ich kann mich nicht erinnern, daß sie je schlecht gelaunt gewesen wäre oder sich über irgend etwas beklagt hätte. Ein bißchen unheimlich kann einem das schon erscheinen, so auch, wenn sie erklärt, sie streite sich nie mit Leuten (Schult ausgenommen, aber das ist etwas anderes.) Sie versuche zu überzeugen, bis zum Schluß, das sei die einzige Lösung. Streiten? Nie.

Möglich, daß sie ihre Extrovertiertheit dazu nutzt, sich Distanz zu verschaffen. Das muß kein Widerspruch sein. Ich habe sie gefragt, ob es nicht mal einen Tag gibt, an dem sie keine Lust hat, das volle Koska-Programm anzuwerfen von Kopf bis Fuß? Nein, eigentlich nicht. Das sei Routine, gehöre zu ihr, das mache sie in 15 Minuten. Aber wenn sie mal ein Tief hat, deprimiert ist – Elke: "Das bin ich nie", – möchte sie da nicht lieber zuhause bleiben, statt sich der Straße auszusetzen, das muß doch anstrengend sein? "Das ist eine Frage der Disziplin", gibt sie zur Antwort. "Da ich im Grunde genommen das tu, was ich tun will, und fast sagen würde, ich ruhe in mir, bin ich auch nie deprimiert."

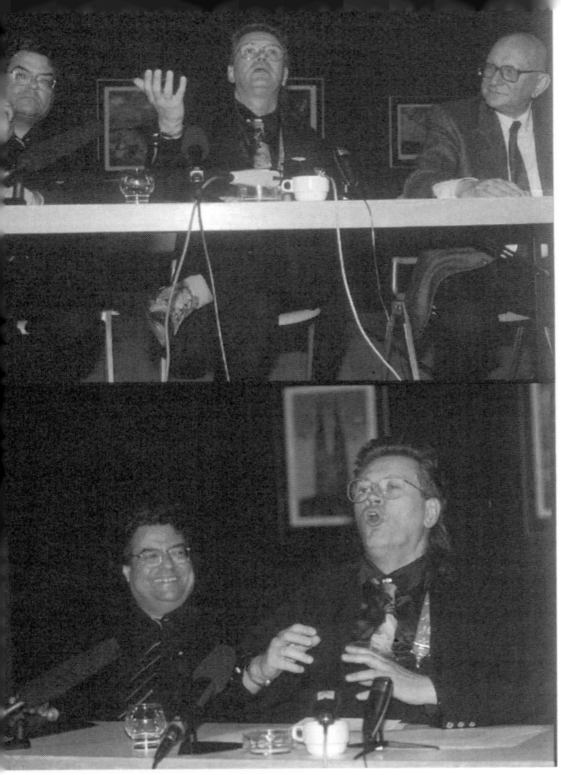

Friday, April 14th, eleven in the morning. It is like in the theater: when the curtain goes up, all the agonies of creation are forgotten. The *Disco car* is repared. *The Wave* is securely anchored on the Rhine. The block of ice is approaching the inner city. A lively crowd at the press conference. Elke Koska, with her "Oh, everything is wonderful!" aura, keeps in the background, as much as is possible for her to keep in the background, and looks confidently at Schult. She knows what a balancing act he has to perform between his action art on the one hand and his responsibility to his sponsor on the other.

Unlike in ASA, where, for instance, Mobil Oil sponsored an opera with a great fanfare and no critic went into the commercial content of the production, the critics in Germany are still disparaging when a patron is known to be standing behind an artist. If the state gives money, it is a subsidy. If the industry does the same thing, it is advertisement. A 'Dirty Dancing' dissonance in a concert of classical music. Behind me a reporter says: "For the million marks that *Fetish Car* costs, the city of Cologne should have built day-care centers." His colleague protests that the city hadn't financed the action, Ford had, whereupon the reporter says, "Well, then Ford could have given the city the money for the day-care centers."

★

HA Schult, in a splendid mood, forestalls questions like: What does it cost? Who pays it? Doesn't that make the artist dependent? by taking the offensive. In a solo effort, difficult to interrupt, emphasized by a gifted exaggeration, a gamble for high stakes, and his well-known habit of bringing as much as he possibly can into conversations, Schult makes his audience laugh with him, not against him. The Volkswagen people in Wolfsburg, he mocks, don't go unpunished, sitting up there and staring at their four smokestacks and having to send their burnt-out designers to Düsseldorf so that they can sniff a little of the real world. He advises the organizers of the Cologne exhibition 'Bilderstreit' a mammoth show of modern art in the Cologne industrial fair grounds, to apply for the position of supervisor of stocks at Ford. He suggests that the city of Cologne have a museum for action art. It doesn't necessarily have to be named after him.

In between, serious things – . . .our century, the century of the car. . . to give viewers something to think about by transforming familiar consumer goods into unfamiliar forms. . .to build images with action art which the viewer fits together in his mind. . .the Ford Fiesta as a democratic car. . .a car for smart people who don't want to show off. City manager Kurt Rossa calls *Fetish Car* the 'art event of the year', Professor Hugo Borger, general director of the Cologne museums, speaks of a 'major cultural event.' The patronage of the Ford firm as a visible form of social commitment is also honored.

And at the end of the successful event, HA Schult gets private and emphasizes his wife's contributions. For 20 years she has done all the

Press Conference
with Klaus Honnef and
'Oberstadtdirektor' Kurt Rossa

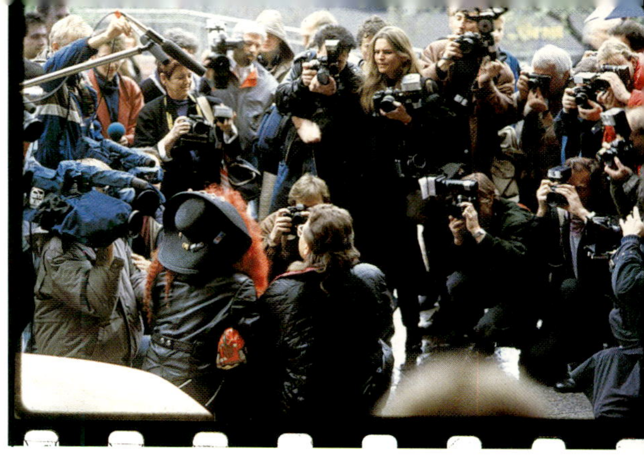

Freitag, 14. April, 11 Uhr vormittags. Es ist wie auf dem Theater: Wenn der Vorhang aufgeht, sind die Schaffensqualen vergessen. Das Disco-Auto ist repariert. *Die Welle* liegt sicher verankert auf dem Rhein. Der Eisblock nähert sich der Innenstadt. Lebhafter Andrang bei der Pressekonferenz. Elke Koska, mit "Oh, alles ist wunderbar!"-Ausstrahlung, hält sich im Hintergrund, soweit das bei ihr möglich ist, und blickt zuversichtlich auf Schult. Sie weiß, welchen Balanceakt zwischen seiner Aktionskunst einerseits und der Verpflichtung gegenüber seinem Sponsor andererseits er zu bewältigen hat.

Im Unterschied zu Amerika, wo beispielsweise Mobil Oil mit großer Fanfare eine Oper sponsert und kein Kritiker die Inszenierung nach ihrem PR-Gehalt abklopft, sind die Feuilletonisten in Deutschland immer noch handscheu, wenn hinter dem Künstler ein Mäzen beim Namen genannt wird. Gibt der Staat Geld, ist das Subvention. Tut die Industrie das gleiche, ist es Werbung. Eine Dirty-Dancing-Dissonanz im Konzert der E-Musik. Hinter mir sagt ein Reporter: "Für die Million, die *Fetisch Auto* kostet, hätte die Stadt Köln lieber Kindertagesstätten bauen sollen." Sein Kollege wendet ein, daß die Stadt die Aktion ja nicht finanziert habe, sondern Ford, worauf der Reporter sagt, dann hätte eben Ford der Stadt das Geld für die Kindertagesstätte geben können.

★

Ein glänzend gelaunter HA Schult kommt Fragen wie: Was kostet es? Wer zahlt es? Macht der Künstler sich nicht abhängig? durch Angriff zuvor. In schwer zu unterbrechendem Alleingang, pointiert durch begnadete Übertreibung, hohes Pokern und die bekannten Schult'schen Rundumschläge zieht er die Lacher auf seine Seite. Nicht ungestraft, höhnt er, säßen die Volkswagenleute in Wolfsburg und glotzten auf ihre vier Schornsteine und müßten ihre ausgebrannten Designer nach Düsseldorf schicken, damit die da mal ein bißchen soziales Umfeld schnuppern könnten. Dem Veranstalter des Kölner 'Bilderstreits', der Mammutschau der Moderne in den Kölner Messehallen, empfiehlt er, sich um den Posten des Lagerverwalters bei Ford zu bewerben. Der Stadt Köln legt er ein Museum für Aktionskunst ans Herz, es müsse ja nicht gerade seinen Namen tragen.

Zwischendurch Ernstgemeintes – . . .unser Jahrhundert das Jahrhundert des Autos . . . durch Verfremdung vertrauter Konsumgüter Denkanstöße geben. . . mit der Aktionskunst Bilder bauen, die der Betrachter im Kopf zusammensetzt . . . der Ford Fiesta ein demokratisches Auto . . . ein Auto für kluge Köpfe, die nicht angeben wollen. Oberstadtdirektor Kurt Rossa nennt Fetisch Auto das 'Kunstereignis des Jahres', Professor Hugo Borger, Generaldirektor der Kölner Museen, spricht von einem 'kulturellen Großereignis'. Auch das Mäzenatentum der Firma Ford als sichtbare Form gesellschaftlichen Engagements findet seine Würdigung. Und am Ende der gelungenen Veranstaltung wird HA Schult privat und hebt das Verdienst seiner Frau hervor, die seit 20 Jahren die ganze Planung und Organisation seiner Aktionen mache (abends beim Gala-Diner wird

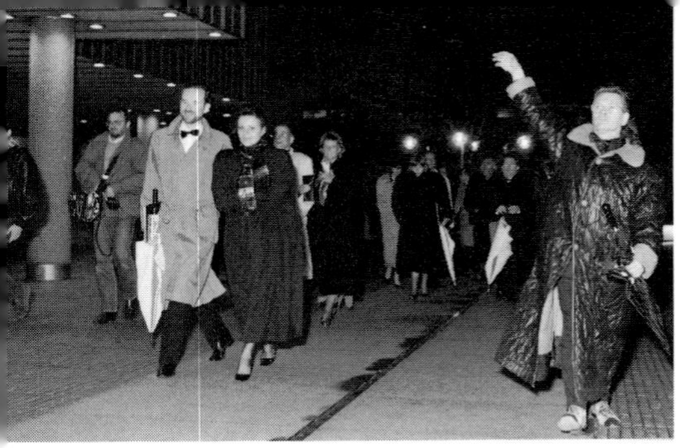

planning and organizing of his actions (during the gala dinner in the evening, he will say: ". . .gone through all this horror with me. . ."). And it seems to me, though I could be mistaken, that his muse has a peculiar shine in her eyes as he finishes: "I would just like to thank her because I love her very much. Elke should really be sitting here instead of me."

Outside, however, at Heinrich Böll Square next to the marble car, where a television interviewer holds a microphone under his nose, he shoos the muchlauded Elke away: "Putzi honey, I'm doing an interview now, we don't need you for that." But a clever muse ignores things like that. And if she did notice it, she wouldn't take it personally unless she has complexes, "and," says Elke, "I don't have them." She is, incidentally, once again busy explaining to viewers how many layers are painted on top of eachother.

★

Throngs of visitors wander across the cathedral plate, searching for the ten transformed cars as if they were Easter eggs. Every [fourth] Cologner had seen his action, Schult calculates at the end, a total of 500 000 came altogether. A boy on his skateboard between Museum Ludwig and the cathedral stonemasonry calls to a friend: "Hey, over there's another of those cool cars!"

For three days, I listened to the voice of the people. The most popular car has proved to be the block of ice, which Schult and Koska had originally wanted to be abstract and elegant. But now that it stands cracked on the Roncalli Square, and the children can stick their arms up to their shoulders into the crevasse, where the red body is already visible, they think that the "harshness, the brutality, which makes the unbelievable power of ice clear," is almost better.

It's very unfortunate that HA can not experience it all himself. On the evening of the opening dinner, however, he gets a nerve spasm on the right side of his face. He can't speak and looks distorted. In the neurological clinic, the doctors say a stroke is suspected, (which was not confirmed the next day during a thorough examination). But Schult is not allowed to have any more stress in the next weeks, so that he will recover totally. Elke crosses the cathedral plate with him in the evening when it is dark. He is very happy to see his work but is also very sad.

And he is in such a good phase right now, says Elke Koska at night in the hotel. In top form. In creative top form. She is pensive, regrets the irony that Schult can't enjoy his success, now, when he is capable of it, because for 22 years he was never really able to enjoy anything, not really. Since she has known him, he has been enormously vulnerable, self-critical, on the verge of a nervous breakdown while he creates, so that she wrapped him in cotton to keep everything away from him that might upset him: a bad review in a newspaper, an article in praise of another artist, pressing deadlines, financing problems, everything.

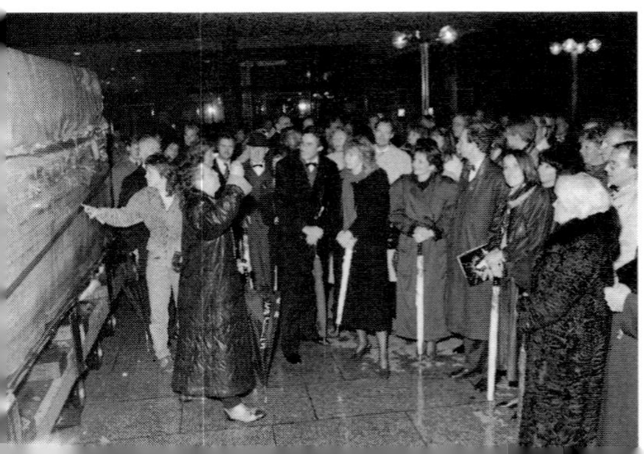

er sagen: " . . . diesen ganzen Horror mit mir durchsteht"), und es will mir scheinen, aber ich kann mich da täuschen, daß seine Muse einen eigenartigen Schimmer in ihren Augen hat, als er schließt: "Ich möchte ihr einfach danken, weil ich sie sehr liebe. Eigentlich müßte Elke hier sitzen und nicht ich."

Draußen allerdings, auf dem Heinrich-Böll-Platz beim Marmorauto, wo ihm ein Fernsehinterviewer das Mikrophon unter die Nase hält, scheucht er die Vielgepriesene weg: "Putzi, jetzt kommt ein O-Ton, da brauchen wir dich nicht." Doch so etwas überhört eine kluge Muse. Und falls sie es hört, nimmt sie es nicht persönlich, es sei denn, sie hätte Komplexe, "und die", sagt Elke, "hab ich nicht." Im übrigen ist sie schon wieder damit beschäftigt, Besichtigern zu erklären, wieviele Schichten da übereinander gemalt worden sind.

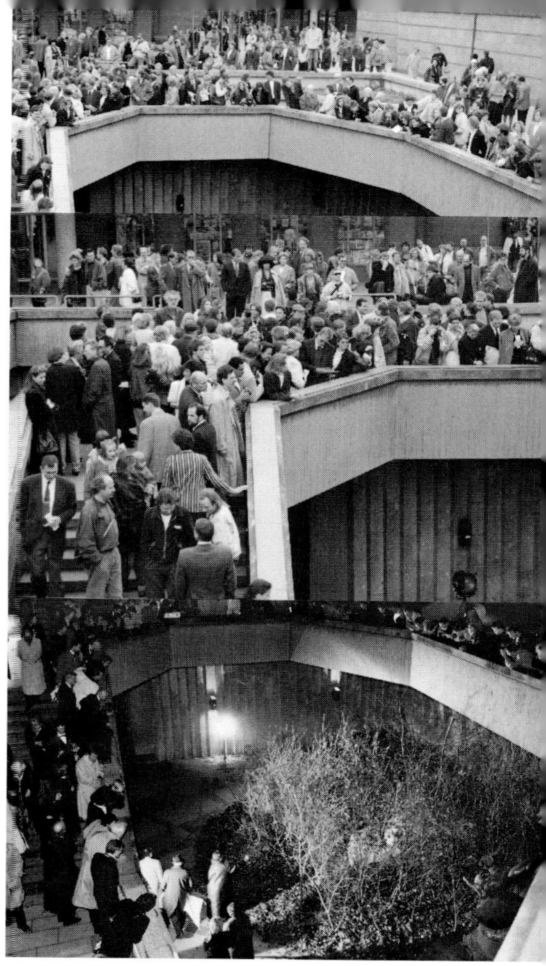

★

Die Besucher ziehen in Scharen über die Domplatte, die zehn verfremdeten Autos wie Ostereier suchend. Jeder Kölner habe seine Aktion gesehen, errechnet Schult am Ende, insgesamt kamen 500 000. Ein Junge auf seinem Skateboard zwischen Museum Ludwig und Dombauhütte ruft einem Freund zu: "Ey, da hinten is noch so'n geiles Auto!"

Drei Tage lang habe ich Volkes Stimme gehört. Die größte Ausbeute ergab der Eisblock, den Schult und Koska ursprünglich abstrakt und elegant hatten haben wollen. Aber nun, da er geborsten auf dem Roncalliplatz steht und die Kinder ihren Arm bis zur Schulter in die Gletscherspalte stecken, wo schon die rote Karosserie sichtbar ist, finden sie "das Rüde, Brutale, das einem die unglaubliche Gewalt des Eises klarmacht", fast noch besser.

Ein Jammer für HA, daß er das alles nicht selber erleben kann. Aber am Abend des Eröffnungs-Dinners bekommt er einen Nervenkrampf in der rechten Gesichtshälfte. Er kann nicht sprechen und sieht entstellt aus. In der Neurologischen Klinik sagen die Ärzte, es bestehe Verdacht auf Schlaganfall (der sich bei einer gründlichen Untersuchung am Tag darauf nicht bestätigt). Doch Schult darf keinen Streß mehr haben in den nächsten Wochen, damit er wieder ganz gesund wird. Abends bei Dunkelheit geht Elke mit ihm über die Domplatte. Er freut sich sehr, sein Werk zu sehen, ist aber auch sehr traurig.

Dabei sei er gerade jetzt in einer so guten Phase, sagt Elke Koska nachts im Hotel. In Höchstform. In kreativer Höchstform. Sie ist nachdenklich, bedauert die Ironie, daß Schult seinen Erfolg nicht auskosten kann, jetzt, wo er dazu fähig wäre, denn 22 Jahre habe er nichts genießen können, nicht richtig. Seit sie ihn kenne, sei er ungeheuer verletzbar gewesen, selbstkritisch, am Rande seiner Nerven beim Bildermachen, so daß sie ihn in Watte gepackt habe, um alles von ihm fernzuhalten, was ihn hätte stören können: Unangenehme Post, eine schlechte Kritik in der Zeitung, einen lobenden Artikel über einen anderen Künstler, Terminzwänge, Finanzierungsschwierigkeiten, alles.

I always found it exaggerated, unnatural, to create a protective area in which no breath of life could penetrate. "I know," says Elke Koska, "it also isolated him. But it was the only way, as he can be thrown off track by any trivial little thing, for him to be creative." Until he – in a country with a foreign language, without his background, without continuity and without any new themes – fell into an existential down in tough New York: "That was an absolute crisis. It is basically normal for someone who has worked so hard so many years. Every artist has to go through it, many never find themselves again, but instead only reproduce themselves.

★

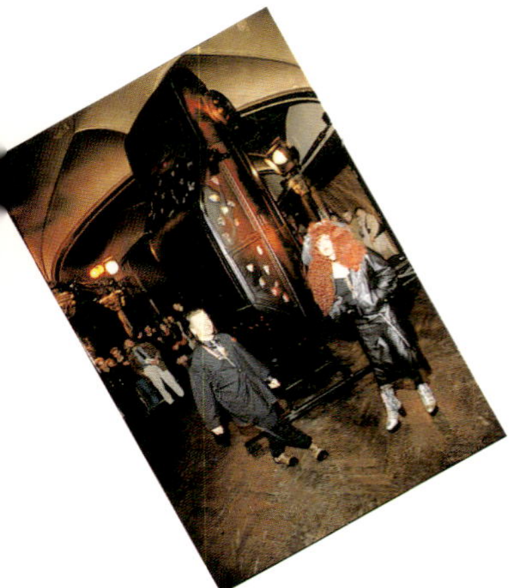

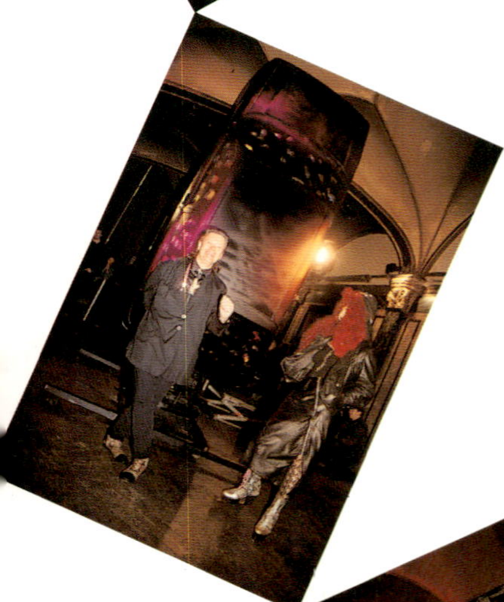

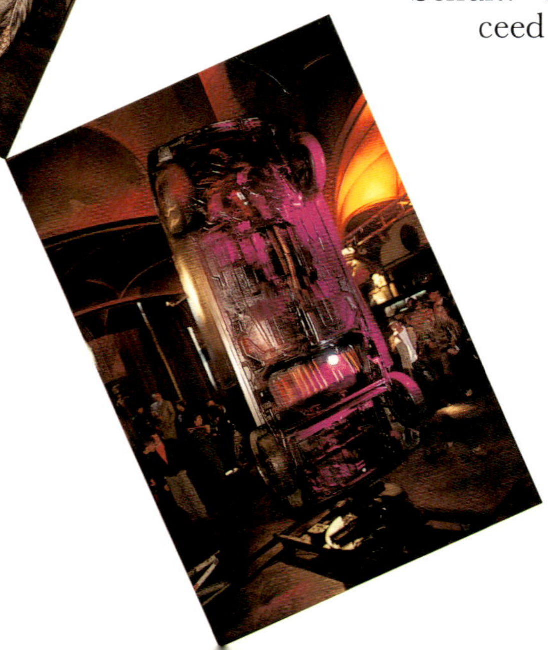

But he was in the process of losing his identity. Yes, and then the wrapping-up-in-cotton didn't help any more either. He somehow needed a change in the way we lived together, too, so that he could become more independent. By doing that, he has become much more direct, it's very good for him. You have to consider that Schult never entered a store to buy shoes for 22 years, for instance. I ordered them and then exchanged them twice. He was not capable of strolling around town for an hour.

Now he drives to Stuttgart for a radio show, and people have gathered in front of the station, for him, against him. It's one o'clock, and the stores close at two on Saturday. Then he picks one of his fans from the crowd and says, you have to show me where there's a store that sells teapots here. And then he had the person drive in front of him (she laughs) and he came back from this Stuttgart thing with six teapots for my collection."

Up to a year ago, she said to herself every morning: You are the most beautiful woman, the smartest, the most competent. Now he says it to her. Since his metamorphosis, he has even thought up a new name for her: "Zuckerblüte", Sugar Blossom.

He has become more understanding. I know, I'm too loud, he says. I talk too much. Too hectic. I get on your nerves, I'm sorry.

The dinner in the Römisch-Germanisches Museum, arranged by Elke Koska complete with little light trees and bird twitterings, occurs to me, where one director of Ford asked another, how he came across Schult. "He presented his project to me," he said, "and I didn't succeed in interrupting him the first five minutes. And that did it."

Ich hatte dies immer als übertrieben empfunden, als unnatürlich, einen Schutzraum zu schaffen, in den kein Windzug des Lebens eindringen durfte. "Ich weiß", sagt Elke Koska, "das hat ihn auch isoliert. Aber es war für ihn, der durch eine Kleinigkeit aus der Bahn geworfen werden konnte, die einzige Möglichkeit, kreativ tätig zu sein. Solange, bis er im knallharten New York - in einem fremden Sprachraum, ohne seinen Hintergrund, ohne Kontinuität und ohne ein neues Thema - in ein existenzielles Tief hineingeriet: Das war die absolute Krise. Im Grunde ist das normal für jemanden, der so lange Jahre hindurch soviel geschaffen hat, das muß jeder Künstler überwinden, viele finden nie mehr zu sich, sondern reproduzieren sich nur noch selber.

★

Aber er war dabei, seine Identität zu verlieren. Ja, und da fruchtete das In-Watte-Packen dann auch nichts mehr. Da brauchte er irgendwo auch die Veränderung im Zusammenleben, damit er selbständiger werden konnte. Dadurch ist er viel direkter geworden, das ist sehr gut für ihn. Du mußt bedenken, daß der Schult in 22 Jahren nie ein Geschäft betreten hat, um sich Schuhe zu kaufen, zum Beispiel. Die habe ich kommen lassen und zweimal umgetauscht. Er war nicht in der Lage, mal eine Stunde zu bummeln.

Jetzt fährt er nach Stuttgart zu einer Funksendung, draußen haben sich Leute versammelt, für ihn, gegen ihn, es ist ein Uhr, bis zwei Uhr sind die Geschäfte offen am Samstag, da pickt er sich einen seiner Fans raus und sagt, du mußt mir jetzt zeigen, wo hier Geschäfte mit Teekannen sind. Dann hat er den vor sich herfahren lassen (sie lacht) und kam aus dieser Stuttgarter Sache mit sechs Teekannen für meine Sammlung zurück."

Bis vor einem Jahr habe sie sich jeden Morgen gesagt: Du bist die Schönste, die Klügste, die Tüchtigste. Jetzt sage er ihr das. Seit der Wandlung habe er sich sogar einen neuen Namen für sie ausgedacht: Zuckerblüte.

Er ist einsichtiger geworden. Ich weiß, ich bin zu laut, sagt er. Ich rede zuviel. Zu hektisch. Ich nerv euch, das tut mir leid. Mir fällt das Dinner im Römisch-Germanischen Museum ein, ausgerichtet von Elke Koska samt Lichterbäumchen und Vogelgezwitscher, bei dem ein Ford-Direktor einen anderen fragte, wie er an Schult gekommen sei. "Er hat mir seine Sache vorgetragen", sagte der, "und mir ist es nicht gelungen, ihn in den ersten fünf Minuten zu unterbrechen. Da war's passiert."

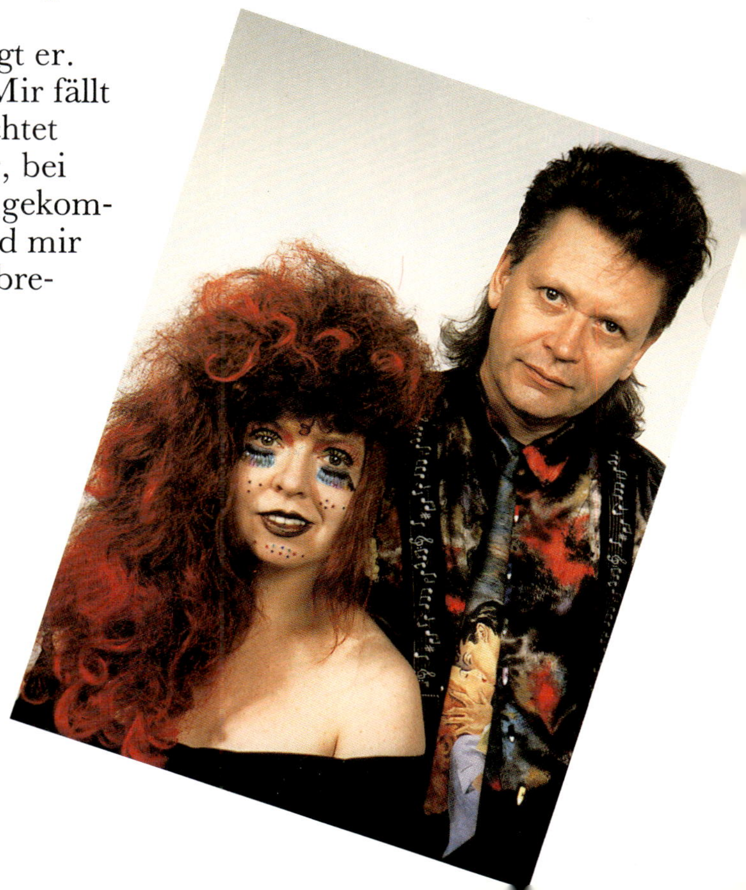

Anmerkungen

1 Georg F. Schwarzbauer, 'HA Schult. Der Macher', Köln 1978, S. 311
2 Klaus Honnef, 'Verkehrskultur', Recklinghausen 1972, S. 84
3 'HA Schult. Der Macher', S. 391
4 Jens Christian Jensen, ebda., S. 381
5 Eberhard Roters, ebda., S. 378
6 a.a.O.
7 'Now! Überdosis New York', München-Luzern, 1984, S. 17
8 Jürgen Mau, 'Die Stadt ist ein Körper', Hamburg-Bonn 1989, S. 4
9 Roters a.a.O., S. 377
10 HA Schult, Pressemappe 'Fetisch Auto', Köln 1989
11 Klaus Honnef, 'Verkehrskultur', a.a.O., S. 8
12 HA Schult, 'Now! Überdosis New York', S. 15

Photos

Thomas Höpker
S. 13 (Fig. 2 + 3)/S. 28/29/S. 34 (Fig. 2)/S. 35/S. 42 (Fig. 1)/S. 43 (Fig. 2 + 3)/S. 47 (Fig. 1 + 4)/S. 49 (Fig. 2)/S. 55–105/S. 114/115/S. 116/S. 118/S. 119 S. 141/ S. 125/S. 131/S. 137 (Fig. 4)/S. 139 (Fig. 1)/ S. 141/ S. 143/S. 146

Thomas Lüttge
S. 12 (Fig. 1 + 3)/S. 14/15/S. 16 (Fig. 1 + 3)/S. 24 (Fig. 1)/S. 30 (Fig. 1)/S. 45/S. 46/S. 47 (Fig. 2)/S. 128 (Fig. 1)/S. 129/S. 130 (Fig. 2 + 3)/S. 133/S. 138 (Fig. 2)

Harry Shunk
S. 12 (Fig. 2)/S. 20/21/S. 26/S. 32/S. 33 (Fig. 1–3)/ S. 34 (Fig. 1)/S. 47 (Fig. 3)/S. 130 (Fig. 1)/S. 139 (Fig. 2)/S. 147 (Fig. 2)

Peter Neumann
S. 122/S. 123/S. 124 (Fig. 2)/S. 126/S. 127 (Fig. 1, 2, 3, 4, 6)/S. 135/S. 136 (Fig. 2–4)/S. 137 (Fig. 1–3)/ S. 142/S. 144/S. 145

Inge Oppenhoff
S. 111/S. 113/S. 117

Elke Koska
S. 33 (Fig. 4)/S. 40/41/S. 119 (Fig. 1)/S. 127 (Fig. 3)/ S. 132 (Fig. 1)/S. 151

Stefan Moses
S. 13 (Fig. 1)/S. 18/19

Heinz-Günter Mebusch
S. 49 (Fig. 2)/S. 110/S. 132 (Fig. 2)/S. 134/S. 147

Friedrich Stark
S. 86/87/S. 146

Wolfgang Burat
S. 48

Kurt Loose
S. 120/S. 124 (Fig. 1)

Jürgen Schön
S. 138 (Fig. 1)

Archiv HA Schult-Museum für Aktionskunst
S. 16 (Fig. 2)/S. 17/S. 24 (Fig. 2)/S. 25/S. 27/S. 30 (Fig. 2)/S. 31/S. 38/39/S. 42 (Fig. 1)/S. 43 (Fig. 1)/ S. 98/99/S. 122/S. 123 (Fig. 2)/S. 128 (Fig. 2)/S. 139 (Fig. 3)

Impressum

Lektorat:	Dr. Michael Schmidt
Redaktion:	Elke Koska
Gestaltung:	HA Schult
Übersetzung:	Lisa Harries
	Dr. Charlotte Schoell-Glass
Grafik:	Laudert Digi Design
Produktion:	Ekkehard Stier
	Karl-Ludwig Wever
Herstellung:	Momme Martin Christians
Satz, Druck + Verarbeitung:	TSB Tiefdruck Schwann-Bagel, Düsseldorf/Mönchengladbach
Repro:	Laudert GmbH & Co., Vreden
Papier:	'BVS matt', Scheufelen GmbH + Co. KG, Lenningen

ISBN 3-546-48181-X

Thomas Höpker ist ein Name, den man nennen muß, wenn es um die weltbesten Fotografen geht.

Seitdem er 1959 bei der 'Münchner Illustrierten' seine Laufbahn begann, reiste er in jeden Winkel der Welt und brachte die Welt in Bildern zurück. Er ist ein Fotograf mit soziopolitischer Wirkung, so gab 1973/74 seine Foto- und Fernsehdokumentation über die Dürrekatastrophe in Äthiopien den Anstoß zu der großangelegten STERN-Aktion 'Rettet die Hungernden'.

1974–76 war er mit seiner Frau Eva Windmöller STERN-Korrespondent in Ost-Berlin. Dann ging er nach New York, wo er drei Jahre Art Director von GEO/USA war. 1986 kehrte er für drei Jahre als Art Director des STERN nach Hamburg zurück. Jetzt lebt er wieder als freier Fotograf in New York.

Über seine Arbeit sind zahlreiche Fotobücher erschienen. Anläßlich einer Wanderausstellung mit 180 Fotos aus 25 Jahren kam 1985 das umfangreiche Buch 'Thomas Höpker: Ansichten' heraus. Mit seiner fotografischen Sehweise hat er entscheidenden Einfluß auf die nachfolgende Fotografen-Generation genommen.

Nach "NOW – Überdosis New York" und "New York ist Berlin" ist "Fetisch Auto" seine dritte Zusammenarbeit mit HA Schult, mit dem vielleicht aufregend schönsten Ergebnis . . .

Eva Windmöller ist ein gewaltiges Stück deutsprachigen Journalismus. Ihre Porträts großer Politiker-Persönlichkeiten und ihre Reportagen als STERN-Korrespondentin aus dem 'anderen' Deutschland sind heute schon Legende.

Seit Beginn der 60er Jahre kämpfte sie mit journalistischen Mitteln in umfangreichen Beiträgen wie 'Die Frau an seiner Seite', 'Ehen in Deutschland', 'Die geschiedene Frau' oder 'Die Geliebte' im STERN für die Emanzipation der Frauen und moderierte sechs Jahre die ZDF-Fernsehserie 'Ehen vor Gericht'.

Aufgeschlossen für das Neueste fand sie mit ihrem stets wachen journalistischen Geist immer wieder Gelegenheit, um im STERN ausführlich über Künstlerpersönlichkeiten wie Christo, Andy Warhol oder HA Schult zu berichten.

So kam sie 1989 aus Australien mit der sensationellen Reportage über die Ureinwohner-Kunst der Aborigines, die sie gemeinsam mit ihrem Mann Thomas Höpker für den STERN gemacht hat, zurück. Beide beschworen damit vor unseren von der Gegenwart strapazierten Augen unvergleichbare Bilder verbliebener Mythen und Geister aus versunkenen Welten.

Nach 10 Jahren als STERN-Korrespondentin in New York lebt sie dort heute als freie Autorin und macht ganz aufregend anregende Bücher.

Klaus Honnef ist Ausstellungsmacher aus Leidenschaft und Passion. Seit seiner Arbeit für den 'Gegenverkehr' im Aachen der 60er ist er immer wieder für großartige Ausstellungsüberraschungen gut.

So machte er bereits 1970 mit 'Umwelt-Akzente' das Eifelstädtchen Monschau zum Gesamtkunstwerk und schuf seitdem mit 'Verkehrskultur', 'Back to the USA' und 'Der Schein des Objektiven' unvergleichbare Ausstellungsereignisse von langanhaltender Wirkung.

Seit 1968 bereitete er in Deutschland den Begriffsboden für die Concept Art vor und begleitet seitdem engagiert den Kunst-Dialog zwischen dem Rheinland und New York. Durch sein jahrzehntelanges Engagement für die Fotografie hat er einen entscheidenden Beitrag geleistet zur Emanzipation dieses Mediums als Kunst.

Als Autor zahlreicher, trendmachender Aufsätze und Bücher, und als Mitorganisator der documenta 5 und documenta 6 zählt er heute zu den international renommiertesten Ausstellungsmachern. Er lebt mit seiner Frau, der Kunsthistorikerin Gabriele Honnef-Harling in Bonn, ist Ausstellungsleiter am Rheinischen Landesmuseum und Professor für Theorie der Fotografie an der Universität Kassel.

Thomas Höpker, his name always falls when one is talking about the world's best photographers.

Since he began 1959 his career at the magazine 'Münchner Illustrierte' he traveled to the four corners of the world, from where he brought back parts of it in his pictures. His work as a photographer was influential, both politically and socially. His photographic and TV documentation of the desastrous drought in Ethiopia in 1973/74 initiated STERN magazine's far-reaching campaign 'Save the Hungry'.

From 1974–76, together with his wife, Eva Windmöller, he was STERN's correspondent in East Berlin. He then went to New York as art director of GEO/USA. In 1986 he returned to Hamburg for three years as art director of STERN. Now he lives in New York where he is working as a free-lance photographer.

His work is published in many photobooks. A comprehensive book, entiteled 'Thomas Höpker: Ansichten' was published on the occassion of a traveling exhibition, showing 180 photographs from 25 years of work. His way of seeing the world through the photo-lense influenced the entire following generation of photographers.

Eva Windmöller is identified with a powerful segment of German journalism. Her portraits of politicians, her reports as a correspondent of STERN from the 'other' Germany are already legendary.

Since the early Sixties she fought for women's liberation with substantial contributions to STERN magazine such as "The Woman at His Side", "Marriages in Germany", "The Divorce" or "The Mistress". For six years, she also did a TV series for the German Television station ZDF: "Marriages in Court".

Open-minded and interested in all things new, she always found way to write about artists such as Christo, Andy Warhol or HA Schult for STERN magazine.

In 1989 she returned from Australia with a sensational report on the art of the Aborigines, a project for STERN, on which she collaborated with her husband, Thomas Höpker. Thus, together they conjured up singular pictures of the remaining myths and ghosts from a lost world that are a revelation to our jaded eyes.

After ten years as a correspondent for STERN in New York, she lives there today as an author of exciting and stimulating books.

Klaus Honnef is passionately engaged in designing and preparing exhibitions of contemporary art. Beginning with his work for 'Gegenverkehr" in Aachen in the early Sixties his exhibitions always presented a fresh and stimulating view.

Already in 1970 he turned the small town Monschau in the Eifel mountains into a Gesamtkunstwerk and since then with 'Verkehrskultur', 'Back to the USA' and 'Der Schein des Objektiven' has created unsurpassed and widely influential art events.

Since 1968 he has been working for a better understanding of Concept Art in Germany and has actively participated in the art-dialogue between the Rhineland and New York. Decades of continuous work for artistic photography are his contribution to the establishment of this medium as an art-form.

Author of numerous trend-setting articles and books, and one of the organizers of the documenta 5 and 6, he is one of the internationally most renowned organizers of exhibitions. He and his wife, the art-historian Gabriele Honnef-Harling, live in Bonn, where he directs exhibitions at the Rheinisches Landesmuseum. He is also professor for the theory of photography at the University of Kassel.

HA Schult zählt zu den bedeutendsten Künstlern der Gegenwart. Seit 20 Jahren steht er mit seinen Aktionen im Brennpunkt der Kunstdiskussion.

1939 geboren, wuchs er in Berlin auf und studierte 1958–61 an der Düsseldorfer Kunstakademie. Er hat die Kunstbegriffe 'Macher' und 'Biokinetik' erfunden und die soziale Fauna von Städten und Landschaften in den Mittelpunkt seiner Aktionen gestellt, so das Ruhrgebiet, das Rheinland, ganz Deutschland, Venedig, Berlin, New York und Köln. Seit 1987 arbeitet er an einer Aktion für Peking.

Dadurch, daß er als erster Künstler in Europa das Ungleichgewicht des ökologischen Haushalts zum Hauptthema seiner Arbeit machte, leistete er einen entscheidenden Beitrag zu einem geschärften Umweltbewußtsein.

Seine Arbeiten wurden auf allen Kontinenten gezeigt und sind im Besitz zahlreicher internationaler Museen, öffentlicher und privater Sammlungen. Er nahm zweimal an der documenta teil.

1986 schuf er für den Eingang zum Plenarsaal des Deutschen Bundestages sein großes Bildobjekt "Deutsch-Land", an dem täglich mehrere tausend Besucher vorbeiziehen. Im gleichen Jahr entstand in Essen das 'HA Schult-Museum für Aktionskunst'.

Elke Koska hat zwanzig Jahre mit ihrer positiven Kreativität die Arbeit von HA Schult begleitet und beeinflußt. Davor hat sie in München Schauspielerei studiert und mit vielen Regisseuren des 'Neuen Deutschen Films' gearbeitet. Sie spielte beim 'Living Theatre', bei Faßbinder und war die Jeannie im Musical 'Hair'. Ihre Hauptrolle bis heute jedoch ist die der 'Living Sculpture' auf der Alltags-Bühne und natürlich die der Muse und des Organisationsgenies bei allen HA Schult-Aktionen.

Wichtige Aktionen

1969: *"Situation Schackstraße"* – in München ging die Kunst für die Umwelt auf die Straße und *"Biokinetische Situationen"* – Pilzkulturen im Museum Morsbroich, Leverkusen. 1970: *"Aktion 20 000 km"* – in 20 Tagen 20 000 km mit dem Auto für die Kunst durch Deutschland. 1972: *"Biokinetische Landschaft und Soldat"* – Ereignis-Tableau für die documenta. 1974: *"Beckenbauers Müll"* – gestohlen, zu Kunst gemacht und im Münchner Lenbachhaus ausgestellt. 1976: *"Venezia vive"* – Papier-Meer auf dem Markusplatz. Venedig, 1977: *"CRASH!"* – Flugzeugabsturz auf weltgrößtes Müllfeld in New York und Satellitenübertragung zur Eröffnung der documenta. 1978: *"Ruhr-Tour"* – Kunsttrip zwischen Realität und Imagination durch Europas größter Industrieregion 1980: *"Jetzt! Zeit..."* – Dialog der Zeiten zwischen Retrospektive im Museum Ludwig und Auto-Rodeo im Amphitheater von Xanten. 1983: *"NOW"* – New York als gigantische Realitäts-Collage und Papier-Fluß auf der Washington Street. 1984: *"Zerbrochene Träume"* – Schaufenster-Aktion zum Bonner Kunstsommer. 1985/86: *"New York ist Berlin"* – Kunsttrip zwischen Imagination und Realität vom Guggenheim Museum zum Brandenburger Tor zu Füßen der Uno und zur Berliner Mauer vor Wallstreet, 'Dialog der Mauern' via Satellit. 1989: *"Fetisch Auto"* – Ereignisteppich der Künste.

Literatur:

"Die Schult-Frage", DuMont Schauberg, Köln, 1970.

"HA Schult. Der Macher", Rheinland Verlag, Köln, 1978.

"NOW! Überdosis New York", Verlag C. J. Bucher, München/Luzern, 1984.

"New York ist Berlin", HA Schult-Museum, Essen, 1986.

HA Schult is one of the most important contemporary artists. His actions were in the focus of art-discussion for the past 20 years.

Born in 1939, he grew up in Berlin and studied 1958–61 at the Art Academy in Düsseldorf. He invented the terms 'Macher' and 'Biokinetik' which have become part of the discourse on contemporary art. His actions centre around the social fauna of cities and regions such as the Ruhr, the Rhineland, all of Germany, Venice, Berlin, New York and Cologne. He has been preparing an art action for Peking since 1987.

Because he was the first European artist to deal with the ecological imbalances in his work, he is a major contributor to today's new ecological awareness.

His works were on show on all continents; they are in many public and private collections all over the world. He participated twice at the documenta.

In 1986 he created the large picture object "Deutsch-Land" for the entrance hall of the German Parliamentary Building (Bundestag), which ist passed daily by several thousand visitors. In the same year the 'HA Schult-Museum für Aktionskunst' was founded in Essen.

Elke Koska influenced the work of HA Schult with her positive creativity for twenty years. Before that she had studied the dramatic arts in Munich and worked with many directors of the 'New German Film'. She played at the 'Living Theatre', with Faßbinder and was Jeannie in the musical 'Hair'. However, until today, her leading part was that of a 'Living Sculpture' on the stage of every-day life, and, of course, of a muse and genius of organization for all actions of HA Schult.

Important Actions

1969: *"Situation Schackstraße"* – in Munich, art turned out on the streets in response to the environmental threats and *"Biokinetische Situationen"* – fungi grown in the Museum Morsbroich in Leverkusen. 1970: *"Aktion 20 000 km"* – within 20 days a trip of 20 000 kilometres with the car through Germany for art. 1972: *"Biokinetische Landschaft und Soldat"* – event tableau for the documenta. 1974: *"Beckenbauers Müll"* – garbage stolen, turned into art and exhibited in Munich's Lenbachhaus. 1976: *"Venezia vive"* – paper sea on the Piazza San Marco in Venice. 1977: *"CRASH!"* – an airplane crash into the world's biggest garbage dump in New York and satellite transmission into the opening of the documenta. 1978: *"Ruhr-Tour"* – an art trip between reality and imagination in Europe's largest industrial area. 1980: *"Jetzt! Zeit..."* – dialogue of different times between the retrospective in the Museum Ludwig and the car rodeo in the amphitheater in Xanten. 1983: *"NOW"* – New York as a gigantic collage of reality and a river of paper in Washington Street. 1984: *"Zerbrochene Träume"* – action in shop-windows during the Art Summer in Bonn. 1985/86: *"New York ist Berlin"* – an art trip between imagination and reality from the Guggenheim Museum to the Brandenburg Gate at the feet of Uno, to the Berlin Wall near Wallstreet – 'a dialogue of walls' via satellite.

Literature:

"Die Schult-Frage", DuMont Schauberg Publisher, Cologne, 1970.

"HA Schult. Der Macher", Rheinland Publisher, Cologne, 1978.

"NOW! Ueberdosis New York", C. J. Bucher Publisher, Munich/Luzern, 1984.

"New York ist Berlin", HA Schult-Museum, Essen, 1986.

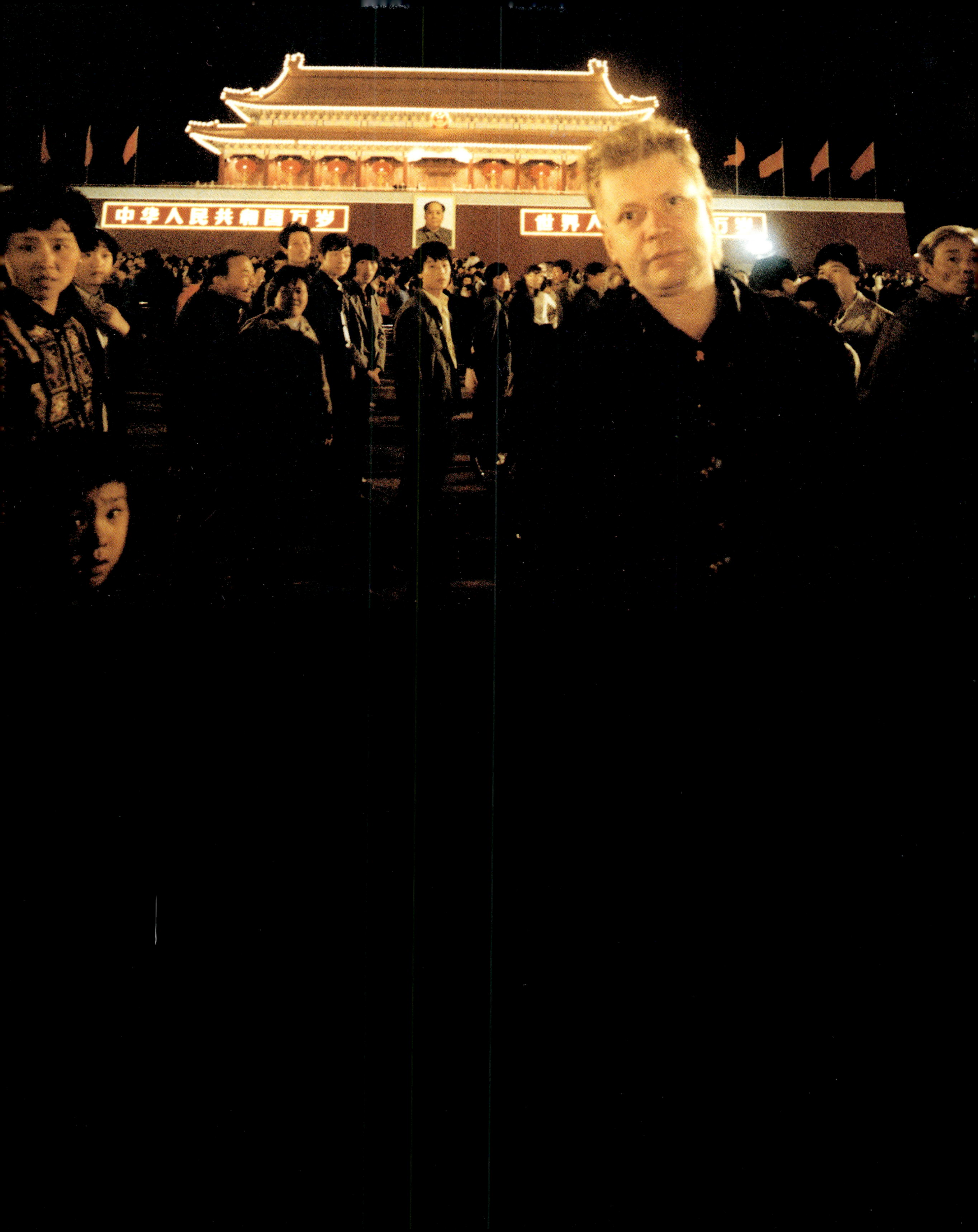
中华人民共和国万岁

The flaps of the dust-jacket show the series of prints "Fetisch Auto" which HA Schult produced in 1989 in a limited edition of 100.

Die Innenseiten des Buch-Umschlags zeigen den Grafik-Zyklus "Fetisch Auto" von HA Schult, der 1989 entstanden ist.

CLAASSEN